KrebsLeben

Die Kombination der Möglichkeiten

Miriam Reichel

1. Auflage 10/2017
2. Auflage 01/2020
3. Auflage 09/2021

www.cajus-verlag.de

Covergestaltung & Bilder: Michael Reichel,
Lektorat: Bianca Gubalke
Druck: omb2 Print GmbH, München
Printed in Germany
Facebook: "Die Krebsschere"
www.miriam-reichel.com
ISBN: 978-3-945176-04-7

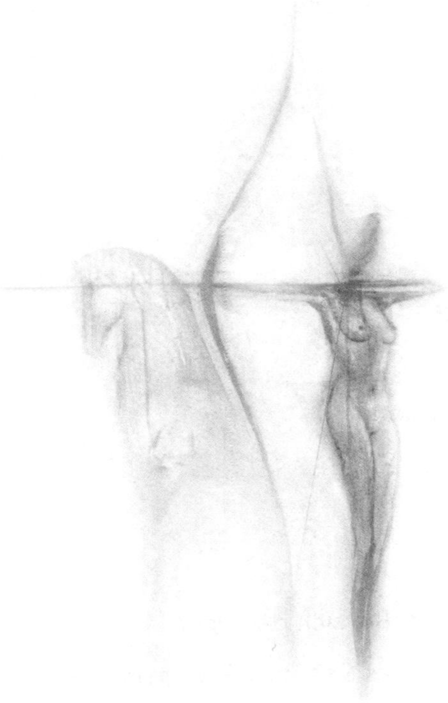

für meine Söhne

Inhaltsverzeichnis

I. Vorwort

Wer sich gegen Krebs wappnen will, darf nicht in der Defensive bleiben, sondern muss sich um Aufklärung bemühen.

Lieber Leser, liebe Leserin,

mit diesem Buch möchte ich versuchen, ein kleines bisschen Licht ins Dunkel zu bringen und mich um genau diese Aufklärung zu bemühen, damit Sie nicht in der Defensive sind. Es soll weder ein Behandlungstipp sein noch den Ersatz eines Arztbesuches darstellen.

Meine persönliche Geschichte ist einfach nur mein Weg. Er stellt weder eine Therapieform dar, noch erhebt er Anspruch auf Richtigkeit. Ich tat das, was ich mit meinem damaligen Wissen für angemessen erachtete. Es gibt heute mit Sicherheit richtigere, bessere, vernünftigere, fundiertere oder eben andere Wege. Dennoch hat mein Weg mich vor dem Tod bewahrt und mir die Möglichkeit gegeben, mich 16 Jahre später durch das Schreiben dieses Buches noch einmal ausführlich mit dem Thema Krebs zu befassen und eine ganz andere Seite des Themas kennenzulernen. Damals war es für mich der beste Weg.

Ich möchte in diesem Buch keine Marschrichtung angeben, sondern einzelne Möglichkeiten aufzeigen. Möglichkeiten, über die man sich genauer informieren kann und die als Anregung dienen sollen. Sie werden vielleicht die ein oder andere Therapieform finden, die Ihnen ganz persönlich als sinnvoll erscheint, oder Ihnen vielleicht auch neu ist. Es soll ein Anstoß sein, ohne Angst Fragen stellen zu können und über eine Vielzahl verschiedener

Wege nachzudenken, um auf diese Weise den eigenen zu entdecken. Es kann auch dazu dienen, dass Sie sich am Anfang zunächst erst einmal selbst darüber klar werden, was Sie alles *nicht* möchten, denn schließlich geht es um Sie - Ihren Körper, Ihre Gesundheit, Ihr Leben.
Auch musste ich - sowohl während meiner Krankheit als auch jetzt - feststellen, dass eine ungemeine Unwissenheit in Bezug auf diese Erkrankung herrscht.

Jeder hat einmal etwas gehört, das er gerne, und auch durchaus penetrant, empfiehlt. Selten sind die Aussagen fundiert; meist verwirren sie den Patienten nur. Oft wird alles versucht, von dem man gehört hat, dass es helfen soll. Vitamine, Kräuter und Mixturen werden wahllos in dubiosen Dosen eingenommen. Manche Menschen sind auch einfach gleichgültig und kümmern sich nicht darum, welche Wechselwirkungen entstehen können, ob es überhaupt eine Wirksamkeit gibt, oder ob man am Ende vielleicht das genaue Gegenteil dessen bewirkt, das man anstrebt, indem man den Krebs nährt. Wenn nichts zum erhofften Ergebnis führt, ist die Enttäuschung groß und man kommt zu dem Schluss, dass Krebs eben unheilbar sei. Aber dem ist nicht so!

Meine eigene Geschichte ist der beste Beweis dafür, dass Krebs heilbar ist! Auch Sie können sich heilen oder zumindest in einer guten Koexistenz leben. Sie müssen aber um Ihre Krankheit wissen, sich ein genaues Bild darüber machen, und dann einen Weg der Heilung einschlagen - und strikt verfolgen - von dem Sie wirklich überzeugt sind. Das erfordert Kraft und eine Menge Arbeit. Sie werden nicht nur gegen Ihre Krankheit kämpfen müssen, sondern auch gegen sogenannte ‚gutgemeinte' sowie gegensätzliche Meinungen, und dass oft im engsten Familien- und Freundeskreis. Aber am meisten werden Sie mit Ihren Gedanken kämpfen! Es ist das ‚Kopfkino', das uns bei dieser Erkrankung besonders zu schaffen macht. Da wir aber lernen können, mit unseren Gedanken umzugehen, liegt es auch an uns, den Krebs zu besiegen.

Wie Sie sehen, ist das Buch in zwei Teile aufgeteilt. Am Anfang erzähle ich Ihnen meine persönliche Geschichte, damit Sie sehen, dass ich weiß, wovon ich rede. Ich habe es selbst erlebt. Ich bin diesen schwierigen Weg selbst gegangen und ein Buch, wie dieses - als verständnisvoller Ratgeber, geistiger Leitfaden und zur seelischen Unterstützung - hätte mir nicht nur sehr geholfen, sondern auch Zeit und allerhand Nerven gespart! Wenn Sie sich jedoch nur für die einzelnen Therapieformen interessieren, dann können Sie direkt zum zweiten Teil übergehen, wo ich Ihnen ein wenig dessen aufzeige, was an Heilungsformen angeboten wird.

Ihr erster Schritt nach dem Schreck sollte sein, nicht in Panik zu geraten, sondern sich einen Überblick der diversen Methoden und Möglichkeiten zu verschaffen, die man - einzeln oder kombiniert - zur Heilung anwenden kann.

Ich hoffe, dass auch Sie Ihren Weg finden und Ihre Krankheit überwinden!

Ich wünsche Ihnen viel Erfolg!

II. Meine Geschichte

„Heute ist der Krebs an der Reihe, die Krankheit zu sein, die nicht anklopft, bevor sie eintritt.[1]"

Warum sollte man ein weiteres Krebsbuch lesen? Oder warum ein weiteres schreiben? Vielleicht, weil uns gesagt wird, dass wir bald, statistisch gesehen, die 50% Quote erreichen werden? 50% aller Menschen werden früher oder später an Krebs erkranken, so sagt man. Jeder von uns wird also jemanden kennen, der an Krebs leidet, oder wird selbst betroffen sein. Aber wir haben selbstverständlich die Möglichkeit, dieses zu beeinflussen. Dies ist aber nicht der Grund, warum Sie dieses Buch lesen sollten, sondern ein ganz einfacher: Es gibt ein Happy End!

Vorweg möchte ich Ihnen den wichtigsten Rat geben: Konzentrieren Sie sich auf ein Happy End! Suchen Sie sich Therapien, mit denen andere Menschen wirklich erfolgreich waren. Bei Erfolg spreche ich nicht von einer kurzfristigen Verbesserung, sondern von Heilung.

Unter einer erfolgreichen Behandlung verstehe ich, dass die Erkrankten ihr Leben gesund und mit körperlicher Fitness weiterleben können und nicht aufgrund der Krankheit, oder deren Nebenwirkungen, nur noch ihre Tage überstehen. Und gerade aus diesem Grund empfehle ich Ihnen, sich auf ein „Happy End" zu konzentrieren und sich Geschichten von Personen anzuschauen, die es geschafft haben, wieder gesund zu werden und zu bleiben. Aus eigener Erfahrung weiß ich, dass nichts schädlicher ist als der Fokus auf Statistiken oder die Annahme, dass man bald sterben wird.

---

1 Susan Sonntag, "Krankheit als Metapher", Hanser Verlag

Deshalb sollten Sie dieses Buch lesen, und deshalb habe ich dieses Buch geschrieben.

16 Jahre später kann ich definitiv von einem Happy End sprechen. Aber wie in jedem Film setzt das Happy End ein Drama voraus. Es gab einige kleine Vor-Dramen, aber von denen werde ich vielleicht später erzählen.
Das eigentliche Drama fand statt, als mich der Orthopäde zu einem MRT in eine Röntgenpraxis schickte.

Der Film begann, als der Arzt im Januar 2004 in den Raum trat, um mit mir die Bilder zu besprechen und einleitend fragte: „Haben Sie in Ihrer Familie Krebskranke oder Krebstote?"

Ich weiß nicht, ob dies eine vorgegebene Überleitung auf das Thema Krebs aus dem Lehrbuch war, ich weiß nur, dass ich genauso reagiert habe, wie es im Lehrbuch nachzulesen ist: „Nach dem Erhalt einer sehr negativen Diagnose kann sich der Patient noch maximal eine Minute konzentrieren."

Ich erinnere mich noch daran, dass ich nicht das Gefühl hatte, dass es um mich ging, sondern um eine Aneinanderreihung von Untersuchungen, die scheinbar nichts mit einem Menschen zu tun haben. Aber wie gesagt, auch ich konnte mich maximal eine Minute konzentrieren. Nach dieser Minute fühlt man sich in etwa so, als hätte jemand mit einem Baseballschläger auf einen eingeschlagen und als gäbe es dazu nichts weiter zu sagen. Man erträgt schweigend.

Ich weiß noch, dass es nach Meinung des Arztes eindeutig war, dass ich keinen Bandscheibenvorfall hatte, sondern meine Knochen vom Krebs durchzogen waren. Auch ich konnte die zahlreichen Schatten auf den Bildern in meiner Wirbelsäule sehen und

so langsam setzte sich in mir die Erkenntnis durch, dass ich nun ein gigantisches Problem hatte. Seiner Meinung nach sollte man nun herauszufinden, wo der Primärtumor lag. Folglich galt es, eine Biopsie zu machen, Blutuntersuchungen, eventuell ein PET CT oder andere Bildgebungsverfahren. Vielleicht sagte er noch das ein oder andere, aber ich nahm es nicht mehr wahr.
Ich erinnere mich noch an die grauen Rollos und die vielen Bildschirme mit meinen gefleckten Knochen, aber ich könnte noch nicht einmal mehr sagen, ob der Arzt groß oder klein war. Ich empfand ihn als emotionslos - aber vielleicht auch nur deshalb, weil ich so emotional war.

Er entließ mich nach einem sehr kurzen Gespräch mit einem Arztbrief in der Hand. Auf diesem stand, dass aufgrund der vielen pathologischen Speicherherde von einem metastasierten Tumorleiden auszugehen sei. Betroffen waren auf den ersten Blick: LWK 1, 3, 5, S1, BWK 9, 12, Becken, Hüftgelenk, Femur, Neuroforamen[2] sowie Leber und Milz. Lunge verdächtig.
Aus der ärztlichen Obhut entlassen, dachte ich auf der Straße erst einmal über die Frage nach. In meiner gesamten Verwandtschaft gab es nur einen einzigen Krebsfall.
Dieser ereignete sich bei meinem hypochondrischen Großvater im Alter von 86 Jahren, als er nach erfolgreichem Fieber- und Blutdruckmessen beschloss, mit voller Gesundheit aufzustehen, um direkt neben seinem Bett mit Krebs im Endstadium zusammenzubrechen und zu sterben. Er konnte gerade noch einen Notruf absetzen. Die Ärzte schafften es, ihn wiederzubeleben und sein Leben, um weitere sechs Wochen zu verlängern. Diese verbrachte mein Großvater äußerst verärgert in einem

---

2 Die Nerven treten rechts und links an der Wirbelsäule durch Öffnungen zwischen den Wirbeln durch. So eine Öffnung zwischen zwei Wirbeln wird "Neuroforamen" genannt.

Krankenhaus, um dann schließlich doch gehen zu dürfen, nachdem man sein Leben um viele Untersuchungen bereichert und ihm eine Diagnose verkündet hatte, von der er nicht im Entferntesten etwas ahnte. Weitere Fälle hatte ich in meiner Familie nicht zu verzeichnen.

Da ich aber nicht 86, wie mein Großvater war, sondern nur 32, entschied ich mich, dass ein "Alterskrebsfall" keinen Hinweis auf ein erhöhtes Krebsrisiko darstellt oder gar eine genetische Disposition. Auch ist die Idee der genetischen Disposition umstritten.

Nachdem ich meinem Mann weinend die vermeintliche Diagnose mitgeteilt hatte, rief ich noch auf der Straße meinen Homöopathen an, der mich wie ein Mensch behandelte und mir einen Termin gab, zu dem ich meine Aufnahmen mitbringen sollte.

Zu Hause tat ich das, was wohl alle in dieser Situation tun würden, und las erst einmal nach. Mit juristischer Akribie kam ich zu folgenden drei möglichen Schlüssen:

<u>Variante eins:</u> Es handelt sich um eine Fehldiagnose, die im Laufe der folgenden Untersuchungen aufgeklärt wird. Zum Beispiel vertauschte Bilder. Die Variante der Variante war, dass es sich um gutartige Zysten handelte, die ich auf den Bildern gesehen hatte und nicht um Krebs.

<u>Variante zwei:</u> Primärtumor Brustkrebs mit Knochenmetastasen. Durchschnittliche Überlebensrate: Zwei Jahre. Brust- und Prostatakrebs haben eine Häufigkeit von Knochenmetastasen von 85%.

Knochenmetastasen führen in vielen Fällen zu erheblichen Schmerzen und Instabilitäten im betroffenen Knochen, so dass es auch ohne Unfall zu Knochenbrüchen kommen kann. Schmerzen und Instabilität könnten in meinem Fall also ein Hinweis sein. Auch ein Lungenkrebs könnte den Primärtumor darstellen, was die Prognose verschlechtern würde.

Die dritte Variante war Knochenkrebs. Aufgrund meiner Schmerzen wäre dieser dann schon weit ausgebreitet. Zu Knochenkrebs las ich zuerst, dass die Heilungschancen nicht sehr groß waren. Dafür sprach, dass der Knochenkrebs eher in jungen Jahren auftritt und sehr schmerzhaft ist. Dagegen aber eher die Beteiligung von Leber, Milz und Lunge.

Ich hatte zwar seit 2002 einen Knoten unterhalb des Schlüsselbeines, aber da man mir diesen als Lipom diagnostiziert hatte, ging ich nicht von Brustkrebs und einem metastasierten Lymphknoten aus. In Anbetracht meiner misslichen Lage entschied ich mich für Variante eins. Die Fehldiagnose durch vertauschte Bilder schloss ich aus, aber eine Fehldiagnose nicht. Vorläufig entschloss ich mich dazu Knochenzysten zu haben. Das war unangenehm, aber nicht tödlich, und eine Wahrheit, mit der ich besser leben konnte.

Am nächsten Tag erläuterte ich meinem Homöopathen meine verschiedenen Diagnosetheorien und war relativ erstaunt, wie wertfrei er meine Aussagen behandelte. Weder sagte er mir, dass meine Folgerungen völliger Quatsch waren, noch dass irgendetwas richtig oder falsch wäre.

Er fragte mich vielmehr, welche Behandlungsformen für mich in Frage kämen - was wiederum mich erstaunte, da ich noch nicht einmal eine Diagnose hatte. Als ich ihn auf die Diagnose ansprach, fragte er mich wiederum, wie wichtig mir diese sei und ob ich mir Gedanken gemacht hätte, welche Folgen ich aus einer

Diagnose ziehen würde?

Er erklärte mir, dass - je nachdem welchen Weg ich zur Behandlung einschlagen würde - grundsätzlich unterschiedliche Diagnosen die Voraussetzung wären.
Sollte ich mich zum Beispiel für eine Chemotherapie oder Bestrahlung entscheiden, so wären natürlich eine Knochenpunktion, Szintigramm, eventuell ein CT oder PET CT, sowie zahlreiche Blutuntersuchungen Voraussetzung. Auch Bluttransfusionen könnten vor der Chemotherapie erforderlich sein.
Alle erlangten Werte würden ein gewisses Schema ergeben, das dann zu einer besonderen Medikamentenabfolge, oder einer Operation mit Bestrahlung, oder mit Chemotherapie, mit Hormontherapie oder ohne, führen würde.

Eine Chemotherapie würde auch meinerseits eine große Disziplin voraussetzen, nicht nur mit dem Umgang der Nebenwirkungen, sondern auch der genauen Einhaltung der Einnahme der Medikamente bzw. Infusionen. Die Chemotherapie halte sich an einen gewissen Zyklus der jeweiligen Krebszellen und müsste auch danach verabreicht werden. Auch sollte man die Anzahl der Zyklen, die dem vorgegebenen Programm entsprechen, wahrnehmen. Man könnte sich nicht auf halbem Weg umentscheiden, weil einem z. B. die Nebenwirkungen zu hoch sind oder die Therapie zu mühsam. Diese Entscheidung sollte man also vorher treffen.
Wollte ich mich zum Beispiel aber der chinesischen Medizin zuwenden, wäre eine ganz andere Form der Diagnose Voraussetzung und ich müsste dies mit einem Spezialisten besprechen, der sicherlich einen völlig anderen Ansatz hätte.

Ebenso verhielte es sich bei der Homöopathie. Ein Homöopath behandelt eine Brustkrebspatientin, die z. B. sehr schwach ist, schlank und blass und dem Leben verzagt gegenübersteht, anders, als eine lebenslustige, kräftige Patientin, die immer ein rotes Gesicht hat, aber starke Schmerzen. Hier erarbeite man sich einen Gesamteindruck des Patienten aus vielen einzelnen Befindlichkeiten. Man erlange diesen durch viele Fragen und nicht durch ein festgesetztes Schema.

So gäbe es z. B. beim Hautkrebs Patienten, die man mit Thuja C 30 heilt, aber genauso viele, die man mit ganz anderen Mitteln kuriere. Es wäre also völlig falsch, die Schlussfolgerung zu ziehen, dass man bei Hautkrebs Thuja C 30 verwendet, auch wenn es vorkäme.
Des Weiteren gäbe es natürlich extrem viele Therapieformen, die teilweise auch kombiniert angewendet werden könnten.
Er gab mir also zuallererst die Aufgabe, mich zu bilden und mir Gedanken darüber zu machen, welche Richtung mich überzeugte und welche ich einschlagen wollte, um dann die geeignete Diagnose stellen zu lassen. Er entließ mich deutlich stabiler und mit einer Aufgabe, die es abzuarbeiten galt, was mir besser gefiel, als über meine Lebenserwartung nachzudenken. So ging ich in die nächste Buchhandlung und kaufte mir: „Krebs. Wege zur Heilung".[3]

Und so bildete ich mich fort. Während meine Kinder im Kindergarten waren, verbrachte ich die Zeit mit Lesen. Ich überlegte mir, welche Form der Therapie ich wählen würde und welche Aussichten ich auf Heilung haben könnte.
Noch bevor ich mich zu einer Therapieform entschieden hatte, konzentrierte ich mich auf das für mich Naheliegende, nämlich meine Ernährung.
Erst vor einem halben Jahr hatte ich eine 18 Tage - Tee (!)

---

3 "Krebs, Wege zur Heilung" von Michael Lerner, Piper Verlag

Fastenkur gemacht und mich schon davor mit Ernährung beschäftigt. Ich machte diese Kur aufgrund eines enormen Hautjuckreizes, der mir als Neurodermitis diagnostiziert wurde, wie sich später aber herausstellte, ein Symptom meiner Krebserkrankung war. Das Fasten hatte für mich viele positive Aspekte, ich hatte aber nicht die Leichtigkeit, die die meisten beim Fasten empfinden. Mein Fastenhoch hielt sich relativ niedrig und ich konnte auch nicht sagen, dass Essen irrelevant wurde.
Daher schloss ich das reine Fasten für mich aus. Ich ging davon aus, dass nach meiner 18 Tage Fastenkur mein Darm soweit gereinigt war, wie es durch Fasten möglich ist. Mein Ziel, meinen Juckreiz zu beseitigen, hatte ich mit der Kur erreicht.

Ich hatte aber schon von verschiedenen Theorien bezüglich der Einflüsse des Fastens z. B. auf die Chemotherapie und deren Nebenwirkungen gelesen, oder auch über das Aushungern der Krebszelle oder den Einfluss des pH-Wertes des Menschen auf die Krebszelle. Meine Ernährung umzustellen, lag also auf der Hand. Für das reine Tee- oder auch Saftfasten war ich jedoch nicht gemacht, auch wenn es mit Sicherheit eine tolle Sache ist. Ich bin ein stark vom Essen abhängiger Mensch.

Zufällig las ich die Geschichte eines Mannes, dem man aufgrund einer schweren Krebserkrankung nur noch ein paar Monate gab. Er zog auf eine Farm und ernährte sich ein Jahr lang ausschließlich von Möhren. Nach diesem Jahr wollte er noch einmal wissen, wie es um ihn stand - und der Krebs war nicht mehr nachweisbar. Es ist gleichgültig, was dieser Mann auf der Farm tat oder ob es daran lag, dass er auf eine Farm ging und sein Leben veränderte, oder ob es die Möhren waren; es bestand auf jeden Fall die Möglichkeit, aufgrund der Änderung von Umständen eine Veränderung des Krankheitsbildes zu erzeugen.
Ich entschloss mich daher, zuallererst meine Nahrung um-

zustellen, und dann über eine geeignete Therapie nachzudenken. Ich hatte schon vor meiner Erkrankung extrem viel gelesen, unter anderem, weil ich in meiner Jugend chronisches Asthma hatte. Man hatte mir eines Tages eröffnet, dass ich nicht älter als 22 oder 23 werden würde, und aufgrund der vielen Medikamente, die ich einnahm, keine Kinder bekommen würde. Ich wollte sowohl älter als 23 werden, als auch Kinder haben! So fand ich durch das viele Lesen einen Lösungsweg und war mit 23 kein Asthmatiker mehr und absolut medikamentenfrei. Und mit 25 Jahren wurde ich Mutter. Aber das ist eine andere Geschichte.

Diese Vorgeschichte führte aber dazu, dass ich nicht ganz aus dem Tal der Ahnungslosen kam, da ich bereits viele Bücher über Heilung gelesen hatte. Mir waren weder die Meditation noch die Belastung durch Gifte und deren Ausleitung noch die verschiedenen Naturheilverfahren fremd. Ich musste mein Bücherregal also nur wieder durchgehen, ein bisschen erweitern, und mich an vieles erinnern.

Mein Mann konzentrierte sich auf eine Diät für mich, die meinem Körper im Falle, dass ich an Krebs erkrankt sein sollte, die optimale Heilungsmöglichkeit gab. Im Falle einer chronischen Entzündung meiner Knochen, die auch eine Vorstufe des Krebses darstellen könnte und Schmerzen erzeugen kann, sollte sie ebenfalls helfen. Es galt also, dem Körper die Möglichkeit zu geben sich zu heilen - was immer es war. Dafür sollte ich einen pH-Wert über 7 erlangen, ferner Enzyme wie Bromelain und Papain zu mir nehmen und Vitamin C. Die Ernährung sollte entzündungshemmend sein und möglichst auf die Blutversorgung des eventuellen Tumors Einfluss nehmen.

Diese Diät war sehr ernüchternd und begleitete mich fast zwei Jahre. So aß ich ausschließlich - und ich meine tatsächlich ausschließlich und nicht zusätzlich:

- Bio-Papaya (meist vier am Tag)

- Bio-Ananas (meist zwei am Tag)
- Zwei Biozitronen oder mehr
- Bio-Kohl (hier gab es eine gewisse Abwechslung, da es alle Kohlgewächse umfasste, roh oder kurz gekocht oder als Saft)
- Bio-Bitterschokolade aus Afrika ab 80%
- Leinöl.

Zur Abwechslung gab es noch Bio-Beeren und verschiedene Arten von Tee. Da biologisch angebaute Beeren allerdings einer Saison unterliegen, waren sie kein fester Bestandteil meines Ernährungsplans.

Mein Speiseplan war also sehr übersichtlich und enthielt vor allem nicht: Fleisch, Milchprodukte, Zucker oder andere Kohlenhydrate. Um es einfacher auszudrücken: er enthielt gar nichts - und die wenigen erlaubten Lebensmittel im Überfluss.

Hin und wieder gab es einen Wildkräutersalat mit Löwenzahn, Papaya, Avocado oder als Variante mit Ananas. Aber im Allgemeinen gab es diese sechs Lebensmittel und nichts anderes... und das für sehr, sehr lang.

Des Öfteren überraschte mich mein Mann noch mit rohem Knoblauch, was ich für die schrecklichste Idee überhaupt hielt! Da ich aber in einer Familie aufgewachsen war, die meines Erachtens gar nicht wusste, wie man mit Gesundheit oder Krankheit umging, hielt ich meinen Mund und aß rohen Knoblauch[4].

Knoblauch ist ein natürliches Antifungizid und bietet Schutz vor Bakterien und Viren, so las ich, was diesen etwas sympathischer machte. Gegen Viren wurde er besonders im 1. Weltkrieg eingesetzt. Knoblauch ist aber auch bekannt dafür, die Zellteilung bei

---

4 Pinto, J. T. and others, 1999. Effects of garlic thioallylic derivatives on growth, glutathione concentration, and polyamine formation of human carcinoma cells in culture.
American journal of Clinical Nutrition 1995: Antiproliferative effect of garlic constituents in human breast cancer cells. Oncology Reports 2, 787-91

Prostata- und Brustkrebs zu reduzieren bzw. zu verhindern[5]. Gleichgültig, was ich von ihm hielt, Knoblauch war gut für mich.

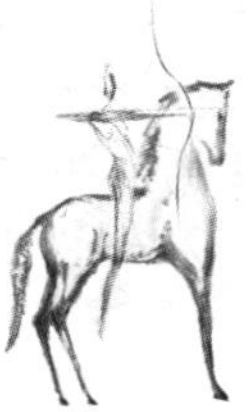

Die nächsten Wochen waren extrem schwierig. Ich war plötzlich in eine Situation geraten, die ich nie in Erwägung gezogen hätte. Natürlich war mir klar, dass man mit der Geburt keine Garantie für ein problemloses Leben bekam, dennoch ging ich so wie jeder andere normale Mensch davon aus, dass nicht alles auf einmal durch eine Krankheit - zumal eine fatale - in Frage gestellt würde. Insbesondere nicht, wenn man eine junge Familie hatte!
Viele Dinge relativierten sich, andere wurden extrem präsent.
Ich erkannte weder mich noch mein Umfeld wieder. Menschen, von denen ich erwartet hätte, dass sie mich in einer derart dramatischen Lebenslage stützen würden, konnten dem Anspruch nicht standhalten. Alles, was ich vorher über mich selbst gedacht oder an Ideen hatte, wie ich in einer ähnlichen Situation vorgehen würde, wurde hinfällig. Hatte ich vorher noch geglaubt, dass sich im Fall eines Falles ein medizinisches Problem mit einer medizinischen Lösung beseitigen ließe, so war dies im Falle meiner Krebserkrankung nicht mehr ganz so eindeutig.
Lösungsmöglichkeiten, die ich einstmals für sinnvoll hielt, waren plötzlich nicht mehr gegeben. Schließlich kam ich an einen Punkt, wo ich alles in Frage stellte.
Meine Gedanken kreisten also ausschließlich um meine Krankheit. Die einzige Ablenkung bestand daraus, einen Heilungsweg oder eine Heilungsform zu finden. Ich habe zu der Zeit nicht

5 www.3mistral.co.uk/garlic/cancerhtm

mit vielen Menschen gesprochen, zumal es auch sehr schnell klar war, auf welche Art und Weise alle anderen handeln würden. Sie würden sich ausführlich untersuchen lassen, um dann eine Chemo- oder Strahlentherapie durchzuführen. Niemand konnte aber wirklich aufzeigen, warum? Ohne dass ich es begründen konnte, hatte ich einen enormen Respekt vor der Chemotherapie und noch deutlich mehr vor einer Strahlentherapie.

Bei der Chemotherapie hatte ich Furcht vor der Vergiftung meines Körpers. Bei dem Gedanken an eine Strahlentherapie geriet ich in Panik, durch die Bestrahlung wieder an Krebs zu erkranken.
Menschen, die sich intensiv mit der Strahlung auseinandergesetzt hatten, waren an dieser zugrunde gegangen, ob das Marie Curie war, Emil Grubbe, Anna Röntgen, oder später die sogenannten „Radium Girls" - jene Fabrikarbeiterinnen in den USA, die Zifferblätter von Uhren mit selbstleuchtenden Radiumfarben bemalten und meist an den Folgen verstarben.
Natürlich sind mittlerweile etwa 100 Jahre vergangen und der Umgang mit der Strahlung ist ein anderer als zu Wilhelm Conrad Röntgens Zeiten. Dennoch ist bekannt, dass die Strahlung im zweiten Weltkrieg auch zur Sterilisation oder zur Erzeugung von Krebskrankheiten eingesetzt wurde, also eine Bestrahlung den Krebs auslösen kann. Kurz - es war eine Methode, die ich gar nicht einschätzen konnte, und die mir daher Angst machte. Hinzu kam, dass ich Menschen kannte, die nach einer Bestrahlung Probleme mit ihrer Schilddrüse oder Nervenschäden bekamen, und andere, die eine neue Krebsart entwickelten. In meiner damaligen Situation empfand ich das alles als ausgesprochen beängstigend.
Da Operation, Chemotherapie und Bestrahlung aber die drei Säulen der Schulmedizin darstellten, setzte ich mich zuerst mit diesen auseinander, angefangen mit dem naheliegenden: der

Chemotherapie. Je mehr ich mich jedoch mit der Chemotherapie beschäftigte, desto größer wurde mein Respekt vor ihr. Dabei ging es mir nicht allein um die Therapie mit all ihren Nebenwirkungen, sondern auch die Möglichkeit, durch die Therapie wieder an Krebs zu erkranken,[6] sowie die Tatsache, dass die Therapie zum Tod führen konnte[7] - manchmal sogar schon im ersten Monat der Behandlung.
All das machte es mir nicht leichter, diesen Weg zu gehen. Ich hatte den Eindruck, mich zwischen der Pest und Cholera entscheiden zu müssen! Wirkliches Vertrauen in diese Therapieform konnte ich nicht entwickeln.
Die Studien, die ich dazu las, verstärkten eher mein Misstrauen. Auch fragte ich mich, ob ich resistent[8] gegen die Behandlung sein könnte oder unter der Behandlung werden würde und sie mir in diesem Falle nur schaden würde. Zu einer Heilung führt die Chemotherapie nur bei einigen wenigen Krebsarten und die Chance darauf wird durch Metastasen sehr verringert.[9] Ansonsten spricht man von Lebensverlängerung. Aber all das wäre natürlich abhängig von meiner Krebsart, die ich noch nicht kannte.

Obwohl meine Ausgangslage nicht zwingend positiv war, so bestand doch ein weiterer Grund dagegen darin, dass mein Kinderwunsch nicht ganz abgeschlossen war. Auch die Tatsache, dass Ärzte und Schwestern, die in der Onkologie arbeiteten, mit höherer Wahrscheinlichkeit an Krebs erkrankten, schreckte mich ab, denn schließlich würde ich die Medikamente intravenös

---

6 Paolo Boffetta and John M. Kaldor „SecondaryMalignancies following Cancer Chemotherapy" Acta Oncologica 1994, Vol 33, No.6, Pages 591-598

7 The Lancet Oncology; http://www.thelancet.com/journals/lanonc/article/PIIS1470-2045(16)30383-7/fulltext

8 https://de.wikipedia.org/wiki/Chemotherapie

9 http://med.stanford.edu/news/all-news/2016/08/more-chemo-drugs-dont-improve-treatment-of-rare-bonecancer.html

bekommen, mit denen die Schwestern nur umgingen[10], und dadurch schon zu einer höheren Prozentrate als andere Krankenschwestern an Krebs erkrankten. Laut damaliger Aussage der Weltgesundheitsorganisation (WHO) zog auch ein Großteil der Menschheit immer noch Heilmittel auf Pflanzenbasis vor, sodass es vielleicht sogar eine fragwürdige Entscheidung sein konnte. Pflanzen als Heilstoffe wurden seit über 3.000 Jahren verwendet.[11]

Dieser Idee konnte ich mich nur anschließen. So entschied ich mich vorerst dagegen - und somit auch gegen eine Diagnose.

„Die Arzneikunde umfasst drei Stücke: die Krankheit, den Kranken und den Arzt. Der Arzt sei ein Diener der Heilkunst; der Kranke soll zugleich mit ihm der Krankheit entgegenwirken." [12]

Mein Homöopath nahm meine Entscheidung, wie alle folgenden, ohne Bewertung hin.
Während all der Jahre, die ich bei ihm in Behandlung war, setzte er mich nie in irgendeiner Form unter Druck. Den einzigen Druck, den er auslöste, war mich zu bilden und selbst mein bester Arzt zu sein. Er machte mir allerdings auch klar, dass es nicht ausreiche zu wissen was man nicht will, sondern, dass ich mich auf das konzentrieren sollte, was ich wirklich wollte. „Mach einen Plan und zieh ihn durch!"
Die nächste Frage, die sich stellte, war die der konkreten Diagnose. Mit der vorläufigen Entscheidung gegen die Chemothera-

---

10 Kjaer TK, Hansen J. „Cancer incidence among large cohort of female danish registered nurses." Scand J Work Environ Health. 2009; Seattle times „lifesaving drugs may be killing health workers" 10.07.2010
11 Jane Plant, „The no-Dairy Breast Cancer Prevention Programm", Seite 19
12 Hippokrates

pie war die Diagnose nicht mehr so wichtig, da andere Heilungsformen mit anderen Diagnosen arbeiten.

Die Diagnose an sich war in zweierlei Hinsicht für mich schwierig. Zum einen war es der medizinische Apparat, durch den man gehen musste – ein Vorgang, der kaum als positiv zu bewerten war und die meisten Untersuchungen sind nicht gesundheitsfördernd. Zum anderen stellte sich mir die Frage, wie ich mit der Antwort und einer schulmedizinischen Diagnose mit allen Konsequenzen, und der mit Sicherheit gegebenen Lebenserwartung, umgehen würde?
Ich bemerkte schnell, wie jeder, dem ich von meinem Besuch beim Radiologen erzählte, sofort schlussfolgerte, dass ich Krebs hatte, und im Zweifelsfall nicht mehr lange leben würde. Geschwind wurde ein ungeheuerlicher Druck auf mich ausgeübt, besonders in Hinsicht auf meine zwei kleinen Kinder. Als Mutter hatte ich in diesem Moment das Gefühl zu versagen. Was konnte man seinen Kindern Schlimmeres antun als krank zu sein mit der Aussicht auf einen baldigen Tod? Die gängige Aussage „Du musst leben, wegen Deiner Kinder!" hilft keineswegs weiter und ist eher eine Farce. Niemand erkrankt freiwillig - mit oder ohne Kinder.

Wollte ich also eine genaue Diagnose mit der Folge um das Wissen der Statistiken und, damit verbunden, die Aussicht auf eine plötzlich, von Fremden gesetzte Lebenserwartung?

Sollte ich also Krebs haben, so würde es sich sicherlich entweder um Brustkrebs, Lungen- oder Knochenkrebs handeln. Bei der Anzahl der schmerzenden und betroffenen Knochen in meinem Körper würde es sich wahrscheinlich nicht nur um ein einzelnes Sarkom handeln, das man eventuell gut behandeln konnte, weil es klein und isoliert war. Außerdem hatte ich die Bilder gesehen und den Brief gelesen. Es war unmöglich, die vielen Schatten als ein kleines Sarkom zu deuten. Sollte ich bereits metastasierten Brust- oder Lungenkrebs haben, so würde man mir auch mit Sicherheit keine lange Lebenserwartung prognostizieren.

Wie aber würde ich mit diesem Wissen umgehen? Würde mich eine Statistik umbringen? Würden mich die Aussagen der Ärzte niederschmettern und zum Aufgeben bewegen?
Wie schwer würde es mir fallen, mich gegen eine Meinung aufzulehnen? Und genau das müsste ich tun, wenn ich nicht nur überleben, sondern geheilt werden wollte.
Ich hatte schon einmal die Situation, in der Ärzte mir kein langes Leben voraussagten. Zu jenem Zeitpunkt ging es aber um Asthma. Die Prognose lautete, dass ich 22 oder 23 Jahre alt würde und definitiv keine Kinder bekäme. Damals nahm ich das aber nicht weiter ernst, als dass ich mich von der Aussage bedroht gefühlt hätte. Ein großer Vorteil war, dass man Asthma im Allgemeinen nicht als tödlich ansieht. Zum anderen kann man Asthma auch leichter vergessen als Krebs. Ich habe die beiden Krankheiten niemals als gleich bedrohlich empfunden, auch wenn selbstverständlich ein ernstzunehmender Asthmaanfall einen sehr nahe an den Tod bringt und man sich immer fragt, ob man es überleben wird oder nicht!
Vor allem dann, wenn die Anfälle stundenlang andauern. Trotzdem kann man es auch vergessen. Man kann hoffen, dass man eine Lösung findet oder man leichter Luft in einem anderen Klima bekommt. Der Krebs aber ist immer bei einem. Keine Reise verändert die Situation. Ich fühlte mich von einer Krebsdiagnose deutlich mehr bedroht. Mein Mann hingegen hatte sich immer von meinem Asthma mehr bedroht gefühlt.
Ich hatte damals schon einige Bücher von Deepak Chopra[13]

---

13 Deepak Chopra: The Seven Spiritual Laws of Success: A Practical Guide to the Fulfillment of Your Dreams: The A-Z to a Richer Life.

gelesen und ich erinnerte mich an die Versuche, von denen er berichtete. Hierbei ging es um das Altern. Man hatte Menschen in einem Altersheim einmal ihrem Alter entsprechend behandelt und einmal so, als wären sie 20 Jahre jünger. Während bei den Menschen, die man genauso behandelte wie zuvor, nichts Besonderes passierte, veränderten sich die Blutwerte und die Beweglichkeit der Menschen, die man behandelte, als wären sie 20 Jahre jünger, bedeutend.
Was also würde mit mir passieren, wenn alle davon ausgehen, dass ich sterbe?
Etwas eindeutiger konnte ich dies in den Vierziger Studien[14] nachlesen, von denen ich in der Gedenkstätte Yad Vashem (Israel) erfahren hatte, und die einen bleibenden, erschreckenden Eindruck auf mich hinterließen. Hier hatte man verschiedene menschenverachtende Versuche gemacht.
Man teilte Eltern gesunder Kinder mit, dass ihre Nachkommen eine tödliche Erkrankung hatten und beobachtete die dadurch entstehenden Todesfälle.

Umgekehrt, infizierte man Menschen mit todbringenden Krankheiten (z. B. gab man ihnen Wasser mit Choleraerregern) oder unterzog sie einer tödlichen oder krebserzeugenden Strahlendosis und erfasste dann, was mit diesen Menschen geschah.
Man unterteilte die Menschen in Gruppen, die um ihre Erkrankung wussten, und die nicht darum wussten. Die Ergebnisse waren niederschmetternd. Das Wissen um eine Diagnose, auch wenn sie falsch ist, kann tödlich sein.
Aber es gab auch Beispiele, bei welchen Menschen der Überzeu-

---

Deepak Chopra: Die heilende Kraft: Ayurveda, das altindische Wissen vom Leben, und die modernen Naturwissenschaften.
Deepak Chopra: Quantum Healing (Revised and Updated): Exploring the Frontiers of Mind/Body Medicine.
14 https://en.wikipedia.org/wiki/Nazi_human_experimentation

gung waren, nicht zu erkranken und dies auch unter Beweis stellten.
So schluckte zum Beispiel Max von Pettenkofer am 07.10.1892[15] im Zusammenhang mit einem Streit mit Robert Koch eine Kultur Cholerabakterien, um zu beweisen, dass er nicht an Cholera erkranken würde, was er auch nicht tat, sondern mit einem Durchfall davonkam. Er vertrat die Ansicht, dass Umweltbedingungen für die Entstehung einer Krankheit von größerer Bedeutung seien als Krankheitserreger. Pettenkofer erklärte, dass wenn X der Keim sei, dann bräuchte er noch Y, das entsprechende lokale Milieu, und Z, die individuelle Empfänglichkeit des einzelnen Menschen, damit die Krankheit zum Ausbruch kommen könne. X allein, so Pettenkofers feste Überzeugung, bewirke gar nichts.[16]
In meinem Fall hieße dies, dass Z, also die individuelle Empfänglichkeit, die Pettenkofer nicht hatte, aber davon überzeugt war, durch eine Diagnose mit eventueller Angabe meiner Lebenserwartung beeinflusst werden könnte.

So entschied ich mich, vorerst in der Ungewissheit zu leben, mit der Möglichkeit, dass es sich in meinen Knochen lediglich um Zysten handeln könnte, und versuchte diese Theorie in meinem Kopf zu etablieren.
Ich weiß nicht, wie lange ich diesen Zustand betrieben hätte, wenn ich nicht im April 2004 durch Zufall die Diagnose erhalten hätte.
Ich hatte mich auf jeden Fall gegen eine konkrete Diagnose entschieden und arbeitete an meiner eigenen Therapieform. Insgesamt konnte ich nicht sagen, dass es mir gut ging oder dass ich eine Verbesserung bemerkte. In Anbetracht dessen was ich hatte, ging es mir aber auch nicht wirklich schlecht, zumindest

---

15 Volker Klimpel (1993), S. 338.
16 http://community.zeit.de/user/klausbinding/beitrag/2010/11/19/hintergrunginformation-zur-aktuellen-cholerasituation

nicht so schlecht, wie es mir hätte gehen müssen. Ich hatte sicherlich 10 kg abgenommen, was mich zu einem sehr dünnen Menschen machte, und hatte einen unerklärlichen Schwangerschaftsbauch.
Oft wurde ich angesprochen in welchem Monat ich denn sei oder was es werden würde...? Meine Rückenschmerzen hielten sich im Rahmen von Schmerzen bei einem Bandscheibenvorfall, sie waren also durchaus erheblich. Da sie sich über Monate hinzogen und ich auch keine Schmerzmittel nahm, war es ein zermürbender Zustand. Nachts hatte ich extreme Schweißausbrüche und benutzte mehrere Bettdecken, die ich dann immer aus dem Bett warf, wenn sie nass waren.

Ich weiß im Nachhinein nicht mehr so genau, wie ich noch einen Haushalt und zwei kleine Kinder, einen Hund und ein Pferd bewerkstelligt habe. Das Reiten hatte ich relativ schnell eingestellt und andere ritten unser Pferd. Trotzdem habe ich es noch besucht und Hund und Kinder waren jeden Tag bei mir.

Weit über ein Jahr vor dem Ereignis beim Röntgenarzt, nämlich im Herbst 2002, saß ich wieder einmal im Kindergarten und verfolgte mehr oder weniger interessiert die Apfelsaftschorle-Diskussion. Da meine Kinder bereits ohne Süßigkeiten, ‚fernsehfrei und biologisch dynamisch' aufwuchsen, wollte ich mich bei „Apfelsaftschorle - ja oder nein" nicht weiter einbringen und spielte leicht gelangweilt an meiner Kette und meinem Dekolleté herum, als ich einen Knoten beziehungsweise eine Erhöhung ertasten konnte. Ich dachte augenblicklich an Krebs und stand den restlichen Abend höchst nervös durch. Am nächsten Morgen gab ich meinen Sohn im Kindergarten ab und ging direkt zum Arzt nebenan und teilte diesem meinen Krebsverdacht mit. Er sagte mir, ich habe ein Lipom und dass es schmerzen würde, wenn es Krebs sei. Da ich keine Schmerzen hätte, hätte ich auch keinen

Krebs.
Ich könnte es wegoperieren lassen. Die Aussage erleichterte mich ungemein und auch wenn ich diese etwas seltsam fand, da ich den Eindruck hatte, dass es Menschen mit und ohne Schmerzen bei Krebs gab. Dennoch war damit die Sache für mich auch abgeschlossen, denn wer hört nicht gerne, was er hören möchte. Ein paar Monate später bekam ich ein zweites „Lipom" (Fettgewebe) unter dem Arm, das immer größer und größer wurde. Ich zeigte es einem Schönheitschirurgen, der ebenfalls ein Lipom vermutete und mir erläuterte, man könne es jederzeit entfernen. Wesentlich später empfand ich den Zustand, relativ dünn zu sein und dabei auszusehen, als sei ich im fünften Monat schwanger, und nun auch noch Fettpolster zu haben, die mir unter dem Arm wuchsen, als unerträglich. Ich entschied mich, im April 2004 dieses operieren zu lassen. Das Fettpolster am Schlüsselbein allerdings nicht, da es eine größere Narbe hinterlassen hätte.

Ich war nur örtlich betäubt und hatte eine Tablette bekommen, sodass ich nicht sehr viel mitbekam. Ich bemerkte allerdings, dass plötzlich eine gewisse Unruhe im OP entstand, ein weiterer Arzt gerufen wurde und ich etwas gespritzt bekam. Später erklärte mir der Arzt am Krankenbett, dass es sich nicht um ein Lipom gehandelt hätte, sondern um einen vergrößerten Lymphknoten. Sie hätten mir diesen entfernen müssen und ihn eingesandt, da dieser nicht in Ordnung war. Mein Kartenhaus stürzte ein. Ohne es zu wollen, erwartete ich nun eine Diagnose.
Nichts ist schlimmer als das Warten auf eine Diagnose. Nie sind Tage so lang. Das Telefon wird zum persönlichen Feind. Den Arzt möchte man lieber nicht sehen. Man möchte mit jemandem sprechen, aber kein Mitleid erfahren. Man möchte auch nicht hören, dass es schon nicht so schlimm sein würde oder dass es immer eine Lösung gäbe. Und schon gar nicht, dass man alles positiv

sehen solle! Man möchte gar nichts. Ich wollte vor allem keine Diagnose, oder besser gesagt, die Diagnose alleine schon, aber nicht die damit verbundenen Statistiken und Prognosen.

Die Diagnose kam wie ein Schlag. Es folgten Untersuchungen und Behandlungsvorschläge. Ich hatte größere Mühe, dem geschäftigen Treiben der Ärzte erst einmal ein Ende zu setzen. Freunde brachten sich ein, die entweder selbst Ärzte waren, oder neue ins Spiel brachten. Ich erhielt Vorschläge um Vorschläge. Krebsspezialisten überall. Ich glaube, ich bin in dieser Zeit kaum einem Menschen begegnet, der nicht wusste, was es zu tun galt. Ab diesem Moment hatte ich ein Etikett, das besagte: Krebs im Endstadium. Oder, um genau zu sein, Stadium IV B, und wie mein Onkologe später sagte: „Gefühltes Stadium V, da liegt man normalerweise unter der Erde. Ich habe noch nie einen Menschen lebend mit dieser ausgebreiteten Form gesehen."
Ich hatte also Morbus Hodgkin. Meine Knochen waren fast alle betroffen, außer mein Kopf, die Unterarme und Unterschenkel. Besonders schlimm waren Becken und Wirbelsäule und es bestand akute Bruchgefahr. Drei Wirbel waren bereits eingebrochen, ein vierter war dabei. An Organen waren befallen: Lunge, Milz und Leber. Meine Leber war doppelt so groß. Um wie viel die Milz größer geworden war, weiß ich nicht mehr. Vielleicht erklärte dies einen Teil meines Schwangerschaftsbauchs.
Ich habe damals nichts über meine Krebsform gelesen und das Buch, welches ich über meine Krankheit geschenkt bekam, im Regal verstaut. Ich wollte weder etwas über meine Chancen wissen noch über den Verlauf der Krankheit noch, wie ich sterben würde. Auch wenn meine Krebsart eine der ‚besten' war, die man sich aussuchen konnte – so die allgemeine Aussage – so war dennoch die Aussicht erdrückend.
Ich habe nur ein einziges Mal gefragt, wie ich sterben würde und die Antwort war: „Wahrscheinlich an einem multiplen

Organversagen. Eventuell durch Ersticken durch Krebswasser im Bauchraum." Als ehemaliger Asthmatiker wäre ein Tod durch Ersticken eine Ironie des Schicksals.

Man erzählte mir, wie gut meine Chancen gewesen wären, wenn ich eine Chemotherapie gemacht hätte, als nur der eine Knoten unter dem Schlüsselbein vorhanden war, und welch gute Chancen man damals bei dieser Krebsart im Anfangsstadium hatte. Die hohen Prozentzahlen überschlugen sich, aber das war ja nun zu spät. Viel zu spät. Morbus Hodgkin ist neben Hodenkrebs die Krebsart, die sich schulmedizinisch am besten behandeln lässt, sofern es das richtige Stadium ist und man nicht durch die Behandlung an Leukämie oder anderen Krebsarten[17] erkrankt oder verstirbt. Ich befand mich also im falschen Stadium mit der Möglichkeit einer Folgekrebserkrankung durch Behandlung.
Nun geschah genau das, was sich sicherlich niemand wünscht: Die Informationen verbreiteten sich wie ein Lauffeuer. München wurde zum Dorf; der Kindergarten zur Nachrichtenzentrale. Man sah mich mitleidig an und diejenigen, die nicht mit Tod und Krankheit umgehen konnten, wichen mir aus. Andere statteten mir noch einmal einen Besuch mit Blumen ab und ich bemühte mich um nette, ungezwungene letzte Gespräche. Ich führte „Du darfst nicht sterben" - Debatten mit Freundinnen und die Krönung war, dass sich manch einer in meiner Familie bereits Gedanken über die Aufteilung meiner Kinder nach meinem Tode machte. Der Einzige, der an mich glaubte, war mein Mann. Ihm kam erst gar nicht in den Sinn, dass ich sterben könnte. Für ihn war ich einfach nur schwer erkrankt und musste die Krankheit überwinden.
Unseren Kindern sagten wir damals lediglich, dass ich Rückenschmerzen hatte. Ich hielt sie für zu klein für eine derartige

---

17 www.krebsgesellschaft.de/onko-internetportal/basis-informationen-krebs/krebsarten/morbus-hodgkin/besonderhei-ten.html

Diagnose und hatte auch Bedenken, wie andere ihnen gegenüber reagieren würden, wenn sie erzählen würden, ihre Mutter hätte Krebs. Ich hatte nicht vor, sie mit Ängsten zu belasten und wenn mein Sohn hin und wieder nachfragte, ob ich sterben würde, sagte ich immer „Nicht heute und nicht morgen."
Vielleicht kam es dadurch, dass ich mich erst einmal zurückzog und so gut wie nie ans Telefon ging. Ich nahm auch keine weiteren Untersuchungen oder Behandlungen vor, sodass mein Umfeld mich immer intensiver beriet, mit dem Ergebnis immer größerer Resistenz meinerseits. Die Tipps waren vielfältig und deren Richtung eindeutig:

- Chemotherapie
- Strahlentherapie
- Milz entnehmen
- Eierstöcke zum Strahlenschutz verlegen
- Teile der Leber entnehmen
- Hyperthermie
- Metallstangen neben der Wirbelsäule
- Misteltherapie (diese wurde immer angebracht, wenn mein Gegenüber dachte, ich wäre alternativ)
- eine Psychotherapie. Diese wäre aus zwei Gründen gut: Zum einen, um mit dem Sterben umgehen zu können, und natürlich, um herauszufinden, warum es einen getroffen hat. Obwohl das eigentlich nicht mehr relevant war, zumal man vom Sterben ausging.
- Um meinem alternativen, biologischen Lebensstil etwas Rechnung zu tragen, wurde mir noch eine Familien-Aufstellung, eine Entgiftung und der ein oder andere Saft ans Herz gelegt.

Diejenigen, die mir wirklich zuhörten, konnte ich an einer Hand abzählen.

Die Theorie der Psyche betraf mich sehr und beschäftigte mich noch über Jahre. Sicherlich kam es vor, dass Menschen schwere Schicksalsschläge erlitten und dann in den nächsten zwei bis drei Jahren Krebs entwickelten. Wenn es so war, dann sollte man sich dies auch ansehen und nicht so tun, als liefe alles bestens. Aber all das betraf mich nicht.
Ich führte eine glückliche Ehe, hatte zwei Wunschkinder, und war gesund. Zumindest bis dahin. Die Frage nach dem „Warum" war damit also noch schwerwiegender und konnte in mir selbst liegen, was die Sache nicht einfacher machte. Ich dachte viel nach, ohne jedoch zu einem Ergebnis zu kommen.

Um dem einen oder anderen einen Gefallen zu tun, machte ich eine Familienaufstellung. Diese war nicht zeitintensiv und zumindest hatte ich etwas getan, was man sich wünschte. Da ich nicht in der Lage war, einen Abend in einer Gruppe zu verbringen und mit Sicherheit auch kein positiver Teilnehmer gewesen wäre, kam der Herr zu mir und die Beteiligten wurden durch Steine ersetzt. Das Ergebnis war eine ungeklärte Problematik zwischen meiner älteren Schwester und mir. Meine ältere Schwester starb bei ihrer Geburt und ich kam 7,5 Jahre später auf die Welt. Wie ich diesen Konflikt aufgebaut hatte oder klären sollte, überstieg meine Vorstellungskraft. Es war der erste und letzte Versuch mittels einer Therapie oder Dritter die Ursache meiner Krankheit herauszufinden. Ich hinterließ einen enttäuschten Familienaufstellungstherapeuten und ebenso einen frustrierten Ratgeber und entschloss mich, meine Unterhaltung mit anderen auf ein Minimum zu reduzieren und mich wieder auf mich selbst zu fokussieren.
Da nun das Kind in den Brunnen gefallen und mir meine Diagnose bekannt war, versuchte ich mich nicht auf das zu konzentrieren, was man mir von außen vorgab, sondern mir meine eigene Wahrheit zu erschaffen. Ich beschäftigte mich ausschließlich mit

Menschen, die eine Krebserkrankung überwunden hatten und las deren Bücher. Die einzige Ausnahme war Ken Wilber's „Mut und Gnade". Ein Buch über die Ehe des Autors, die fast ausschließlich mit dem Thema Krebs belastet war. Nur eine Woche nach Ken und Treyas Hochzeit diagnostizieren die Ärzte bei Treya Brustkrebs. So ist das Buch auch die Geschichte eines Kampfes gegen den Krebs - und gegen den Tod. Leider endete die große Liebe der beiden mit Treyas Tod nach fünf Jahren Kampf. Dennoch gibt das Buch Aufschluss über unheimlich viele Ansätze der Heilung, über das Durchstehen einer Krankheit und auch über den Umgang mit dem Tod, sodass es in meinem Bücherregal einen besonderen Platz einnimmt. Gerade die philosophischen Ansätze unter Einbeziehung der fernöstlichen Denkweise und die vielen Formen des Arbeitens mit dem Bewusstsein sind unheimlich interessant und sehr lesenswert. Nicht grundlos zählt Ken Wilber zu den bekanntesten Vertretern des Neo-Perennialismus (einer post-postmodernen, postmetaphysischen und postrationalen Spiritualität) in Amerika und der Welt.

Ich las also ausschließlich Bücher über Krankheit und Heilung mit "Happy End". Später kamen auch noch viele TED Talks dazu, die teilweise unheimlich inspirierend waren.
Ein uns allen bekannter Mann machte den Anfang. Stephen Hawking. Mit 21 Jahren wurde bei ihm Amyotrophe Lateralsklerose (ALS) diagnostiziert, ein lähmendes Nervenleiden, an dem die meisten Kranken binnen weniger Jahre nach der Diagnose sterben. Stephen Hawking wurde 76 Jahre alt. Die Washington Post beschreibt, was aufgrund der totbringenden Diagnose alles nicht möglich sein sollte, aber dennoch erstaunliche Tatsache ist:
„Hawking sollte nicht in der Lage sein, die Dinge zu tun, die er jetzt tut. Der 73-Jährige sollte keine Meditationen über die Existenz Gottes halten können. Er sollte sich nicht über

künstliche Intelligenz oder die Fähigkeit der Menschheit zur Selbstzerstörung ärgern können. Und er sollte definitiv nicht in der Lage sein, bei den BAFTAS - den britischen Academy Awards - in dem Rollstuhl zu sitzen, der ihn jahrzehntelang getragen hat, und drückte seine Bewunderung für eine kürzlich erschienene Biographie aus, die seinen Kampf huldigte. Aber er tat es doch. Und er tut es."[18]

Die durchschnittliche Überlebensdauer nach einer ALS-Diagnose beträgt zwischen zwei und fünf Jahre. 50% schaffen es, das dritte Jahr nach der Diagnose zu überleben; weniger als 5% haben es zwei Dekaden überlebt. Aber da war Stephen Hawking. Er überlebte seine Diagnose 55 Jahre.
Wie kann man sich das erklären? Manche verkünden, er hatte kein "echtes ALS", was die einfachste Erklärung ist. Andere sagen, er hätte eine außergewöhnliche Personalität. Wiederum andere behaupten, sie seien nie einem Menschen wie Hawking begegnet.
Erstaunlich ist definitiv, dass seine Krankheit lange zu einem relativen Stillstand gekommen ist.[19] Normalerweise ist der Krankheitsverlauf im höheren Alter schneller. In England sterben täglich drei Menschen an ALS, aber Stephen Hawking lebte und arbeitete weiter. Aller Prognosen zum Trotz.
Die Diagnose empfand er, wie viele andere Menschen auch als einen Schock. Auch er fragte nicht nach Details seiner Krankheit, da er das Gefühl hatte, dass man ihm nichts Gutes sagen würde.[20]

---

18 www.washingtonpost.com/news/morning-mix/wp/2015/02/24/how-stephen-hawking-survived-longer-than-possibly-any-other-als-patient

19 Nigel Leigh, professor of clinical neurology at King's College London in Medical Journal in 2002; www.ncbi.nlm.nih.gov/pmc/articles/PMC1123440/

20 Stephan Hawking: „I didn't feel like asking for more details, because they were obviously bad." http://abilities.ca/stephen-hawking-in-his-own-words/

Bekannt ist, dass Stephen Hawking Vitamine supplementiert und Gluten, Öl aus Gemüsen und Fertiggerichte vermeidet. Jahrzehnte verzichtete er auch auf Milchprodukte.[21]
Als positiven Einfluss sah er seine Familie, den Erfolg seiner Arbeit, und die Möglichkeit, trotz seiner Behinderung fokussiert arbeiten zu können. Er betonte immer wieder, dass es seine Faszination für die Physik sei, die ihn aufrechterhalte.[22]
Die Tatsache, dass er seine Ernährung umgestellt hat und Vitamine zu sich nahm, was viele getan haben, deren Geschichte ich gelesen habe, bestärkte mich in meiner kargen Diät, die ich um Vitamin C und die Enzyme Bromelain, Papain und Rutosid erweiterte.

Ein weiteres Buch, das mich sehr bewegte und mir auch Hoffnung machte, war die Geschichte von Eva Maria Sanders.[23] Es ging mir in ihren Büchern nicht unbedingt um ihre Meinung zu einzelnen Therapien oder Vorschlägen, sondern vielmehr darum, dass jemand in einer aussichtslosen Lage die Dinge in die Hand nahm, sich informierte und selbst aktiv wurde, anstatt die Verantwortung an Dritte zu übergeben, in der Hoffnung, dass diese es richtig machen. Eva Maria Sanders hatte Brustkrebs im Endstadium und bereits die Strahlen- und Chemotherapie hinter sich gebracht. Da sie austherapiert war, suchte sie nach anderen Möglichkeiten, um zu genesen. Sie überlebte ihre Prognose um zehn Jahre aufgrund alternativer Wege. Zehn Jahre sind bei

---

21 Professor Hawking supplements his diet with daily mineral and vitamin tablets, and zinc, cod liver oil capsules, folic acid, vitamin B complex, vitamin B-12, vitamin C and vitamin E are said to have been particularly helpful. He also follows a diet free of gluten and vegetable oil and avoids convenience foods; quite recently he started to include a small amount of dairy produce.
22 "I am lucky to be working in theoretical physics, one of the few areas in which disability is not a serious handicap." (Stephen Hawking)
23 Eva Maria Sanders, Leben! Ich hatte Krebs und wurde gesund.

einer Brustkrebserkrankung mit Knochenmetastasen außerordentlich lang. Meiner Freundin hingegen gab man ein Jahr, nachdem ihr Oberschenkel aufgrund der Knochenmetastasen des Brustkrebses durchgebrochen war. Ihr waren zehn Jahre leider nicht vergönnt.

Natürlich war es sehr traurig, dass Eva Maria Sanders sich nicht ganz heilen konnte, aber für mich war ihr Weg damals dennoch eine Inspiration und zum damaligen Zeitpunkt lebte sie auch noch. Ihre Bücher gaben mir das Gefühl, dass es wert war, seinen eigenen Weg zu finden, wirklich an diesen zu glauben, und ihn mit aller Kraft zu vertreten. Bei all der Negativität, die um mich war, hatte ich solche Bücher bitter nötig.
Ein alternativer Weg muss nicht unbedingt ein leichterer, schwererer oder besserer sein. Es ist einfach nur ein anderer Weg. Jeder, der erkrankt ist, muss für sich selbst herausfinden, was für ihn das Beste ist.
Ich bin nicht davon überzeugt, dass man seine Richtung findet, in dem man ohne gründliche eigene Recherche – und daher blind - die nächstbeste annimmt, heißt, ohne wirklich zu wissen, worauf man sich einlässt.

Ich denke, man muss sich definitiv mit dem, was man tut, auseinandersetzen, und dahinterstehen. Der Krebs ist ein harter Gegner. Meiner Überzeugung nach können wir nicht alles beim Alten belassen, uns schnell das ein oder andere Medikament verabreichen lassen, und schon ist alles wieder gut. Wir müssen uns mit uns selbst und unserem Therapieweg beschäftigen. Wir sollten uns fragen, wie wir an diesen Punkt gekommen sind und ob es etwas zu ändern gibt.
Damit meine ich nicht unbedingt nur unsere Psyche, sondern auch Umweltbelastungen, Gifte oder Schadstoffe, die entweder um uns sind oder die wir in unserer Nahrung aufnehmen.

Beziehungen, die uns vergiften. Oder Überzeugungen, die uns erkranken lassen. Wir sollten die Krankheit als Chance sehen und unser Leben aufräumen.

Wenn wir suchen, so finden wir für alles Beweise. Bücher und Internet sind voll davon. Auch gibt es Studien zu und über alles. Für eine Chemotherapie - und dagegen; für eine Strahlenbehandlung - und dagegen. Menschen, die mit der Schulmedizin gestorben sind und welche, die ohne Schulmedizin verstarben. Wir werden auch auf beiden Seiten Überlebende finden und Patienten, die geheilt wurden - und genau auf diese sollten wir uns konzentrieren. Wer einmal jahrelang über eine Erkrankung wie Krebs gelesen hat, der wird feststellen, dass viele Wege nach Rom führen.

Es gibt keine ultimative Krebstherapie, bei der wir eine Tablette schlucken, die nur den Krebs vernichtet und für alle anderen Zellen den optimalen Zellschutz bietet. Und das ohne Nebenwirkungen und mit Erfolgsgarantie. Wenn es eines bei dieser Krankheit nicht gibt, dann ist es eine Garantie. Weder ein Schulmediziner noch ein Alternativmediziner wird Ihnen bei Krebs im Endstadium eine Therapie anbieten können, die in jedem Fall wirkt. Der Krebs ist ein harter Gegner! Bisher haben wir noch nichts gefunden, was wir ihm mit Leichtigkeit entgegensetzen können. Ich habe Menschen kennengelernt, die nur einen Knoten in der Brust hatten, also mit den besten Aussichten auf eine Heilung, aber verstarben. Und es gab andere, deren Aussichten sehr düster waren, die immer noch leben. Daher sollte man sich auf diejenigen fokussieren, die geheilt wurden, und auf diejenigen, die von ihren Therapien überzeugt sind - sofern einen diese Therapien selbst überzeugen können. Diejenigen, die überleben, können interessante Dinge erzählen, wobei das ein oder andere auf jeden von uns anwendbar ist.

Eine Sache z. B. scheint leicht und ist mir bei allen Menschen, die überlebt haben, aufgefallen: Sie wollten leben und sind ihren Weg sehr diszipliniert und konsequent gegangen. Vielleicht kann man es mit dem Dressurreiten vergleichen. Man reitet nach einem gewissen Plan und verfolgt diesen besonders akribisch und diszipliniert, wobei man nicht nur auf sein Pferd achtet, sondern auch darauf, den Spaß an der Sache nicht zu verlieren. Der Plan dient der Gymnastizierung des Pferdes und soll das Optimum aus Pferd und Reiter hervorbringen. Das Pferd wäre in diesem Fall der Körper. Man darf nicht vergessen, dass man keinen Plan ohne seinen Partner – sei es das Pferd oder der Körper - einfach durchziehen kann. Es muss für beide stimmig sein. Und es wird nicht ohne Arbeit gehen. Nur sehr wenige Menschen haben das Glück einer spontanen Remission, ohne irgendetwas getan zu haben. Ich kenne vergleichsweise keinen Reitprofi, der nur einmal die Woche auf's Pferd steigt und jedes Wochenende auf dem Turnier gewinnt. Ich glaube, dass man auf einen Erfolg ohne eigenes Zutun lieber nicht warten sollte, weder bei Krebs noch beim Dressurreiten oder jeder anderen Sportart! Nur, wenn es um sportlichen Erfolg oder um unseren Erfolg im Beruf geht, sind wir bereit zu arbeiten. Wenn es sich jedoch um eine Krankheit handelt, dann glauben wir gerne, jemand anderes könne das für uns übernehmen. Selbstverständlich können wir uns Hilfe holen, aber ganz ohne eigenes Zutun wird es schwierig.

In Eva Maria Sanders Buch fand ich eine Möglichkeit wieder, die ich schon aus meinen Asthma-Zeiten kannte: Das Arbeiten an und mit dem eigenen Geist. Damals habe ich meditiert und hier fand ich es in der Form des Visualisierens und NLP [24] wieder,

---

24 Das Neuro-Linguistische Programmieren (kurz NLP) ist eine Sammlung von Kommunikationstechniken und Methoden zur Veränderung psychischer Abläufe im Menschen, die unter anderem Konzepte aus der Klienten zentrierten.

was mir deutlich leichter erschien. Die Autorin stellte sich vor, wie Panzer die Krebszellen in ihrem Körper zerstörten und machte dies mit einer Therapeutin zusammen, die, so glaube ich, in Köln wohnte. Ich wählte ein anderes Bild. Viele verwenden Farben oder sehen positive Energien, ich aber zog das Kehren vor. Vielleicht erinnerte es mich an die Zeit, die ich in Israel im Kibbuz gearbeitet habe und jeden Vormittag den Wüstensand wegkehren musste. Eine Arbeit, die ich zu Beginn hasste, aber bald lieben lernte. Es hatte etwas Gleichmäßiges, ja sogar Meditatives, und am Ende war immer alles sauber (und am nächsten Tag fing ich wieder von vorne an!). Genau diese Vorstellung übernahm ich. Jeden Morgen und Abend kehrte ich meinen Körper von Kopf bis Fuß. Ich kehrte alles weg, was ich als negativ empfand, oder was ich mir vorstellte, was negativ sein könnte. Ich habe es als eine sehr positive „Arbeit" erlebt.
Es gab mir die Möglichkeit mich zu entspannen und etwas selbst zu tun. Ich kehrte meine Knochen sauber, meine Lungen frei und befreite meine Leber von all dem Müll, damit sie wieder ihre ursprüngliche Größe annehmen konnte.

Gleichzeitig begann ich, meine Glaubenssätze zu überprüfen und besonders mit dem Glaubenssatz: „Ich habe eine tödliche Krankheit." zu arbeiten. Es war mir klar, dass es mit einer Überlebenschance schwierig sein würde, wenn ich gleichzeitig daran glaubte, sterben zu müssen. Das hatte ich ja bereits in den Vierziger Studien und bei Chopra gelernt. Angst kann zu einer Form der Kriegsführung werden.
Es galt also weiter nach positiven Beispielen zu suchen, die mich davon überzeugten, dass ich eine Ausnahme war und es schaffen würde. Während mein Mann einfach aus sich heraus davon

---

Therapie, der Gestalttherapie, der Hypnotherapie und den Kognitionswissenschaften sowie des Konstruktivismus aufgreift.
https://de.wikipedia.org/wiki/Neuro-Linguistisches_Programmieren

überzeugt war, dass ich geheilt würde, tat ich mich schon etwas schwerer. Manchmal wachte ich nachts auf und wusste nicht, ob ich noch lebte oder bereits gestorben war. In diesen Momenten fing ich immer stur an zu kehren und meinen Körper visuell zu reinigen, bis ich wieder wusste, dass ich noch lebte. Dennoch, der Schreck steckte mir jedes Mal in den Knochen. Meine strenge Diät hatte einen weiteren Partner gefunden.

Neben meiner Diät, den Vitaminen und Enzymen, sowie der Visualisierung stand noch Sport auf meinem Plan. Selbstverständlich konnte man das, was ich tat, nicht mit Sport vergleichen. Es handelte sich um Bewegung im Rahmen meiner Möglichkeiten. Ich schlich also mit dem Hund täglich eine Stunde durch den Park. Ich kam nicht sehr weit, aber ich setzte einen Fuß vor den anderen, und das täglich. Trotz großer Schmerzen ging ich weiter. Weitergehen kann Wunder bewirken.
Die größte Problematik meines damaligen Daseins bestand - abgesehen von meinen Schmerzen - in der Einmischung Dritter. Sollten Sie in Ihrem Umfeld einen Krebspatienten haben, so überlegen Sie sich bitte, wie sehr Sie diesem Ihre Überzeugungen überstülpen. Dieses Thema wird in vielen Filmen aufgegriffen - mitunter auch in amüsanter Form. Beispielsweise wird gezeigt, wie ein Krebspatient durch seine Familie allmählich in eine Therapie getrieben wird, die er gar nicht machen möchte. Das mag nett anzusehen sein, aber erleben möchte man es als Krebspatient mit Sicherheit nicht! Das einzig Gute an solchen Filmen ist, dass man sich vielleicht in der einen oder anderen Person wiedererkennt und sieht, was man eigentlich bewirkt, wenn man Menschen zu etwas drängt, das man selbst gerade als sinnvoll erachtet, aber keinesfalls genügend recherchiert hat, und schon gar nicht selbst erlebt hat, um wirklich eine Empfehlung abgeben zu dürfen.

Vollständigkeitshalber möchte ich auch die Internetforen zum Thema Krebs erwähnen, wo sich all dies heutzutage zu einem grausamen Witzstilisiert. Da ist es nämlich völlig egal, ob Sie Hautkrebs an der großen Zehe haben oder einen Tumor hinterm Auge - die Lösung ist wahlweise Methadon, Cannabis oder Vitamin B17! Und hin und wieder streitet man sich über die Anwendung von Natron und Melasse. Jeder hält sich für absolut berechtigt, seine Idee kundzutun und vehement zu vertreten, da er es in einem Magazin gesehen hat oder sogar im Fernsehen. Wer die Ideen nicht annehmen mag, wird meist als dumm abgestempelt. Es wird oft auf schreckliche Art und Weise über Therapieformen und deren garantierte Nebenwirkungen hergezogen, und, wenn man Pech hat, wird einem auch noch ein baldiger Tod prophezeit. Dass es sich hier um Menschen handelt, die sich vielleicht in einer hoffnungslosen Verfassung befinden und verzweifelt nach Heilungsmöglichkeiten suchen, wird dabei völlig außer Acht gelassen.

Es ist nicht einfach für einen kranken Menschen, wenn er sich erkundigt und verschiedene Wege aufgezeichnet bekommen hat, wenn immer wieder das eine in Frage gestellt und das andere empfohlen wird. Es verunsichert ungemein und erfordert noch mehr Kraft des Patienten. Sicherlich ist es schwierig sich zurückzuhalten. Als meine Schwiegermutter sieben Jahre nach mir an Krebs erkrankte, hatte ich 1.000 Tipps für sie.
Nur wenn der Kranke keine Tipps haben möchte, so hält man schlicht seinen Mund. Natürlich kann man den einen oder anderen Vorschlag machen, oder nachfragen, ob sich der andere schon in diese oder jene Therapie eingelesen hat.
Meine Schwiegermutter tat in etwa das Gegenteil von mir. Und so wie sie meinen Weg Jahre zuvor erleiden musste und für mich wirklich eine Unterstützung darstellte, so musste ich auch ihren Weg akzeptieren und ertragen. Deshalb habe ich mich auch mit

ihren Ideen auseinandergesetzt. Dies war daher sehr interessant, weil sie ihn fast wöchentlich wechselte, wobei sie ihre Säulen - Operation und Chemotherapie - beibehielt und zwischendrin immer sehr schwankend war.

Es dauerte ein Jahr von der Diagnose bis hin zu ihrem Tod. In diesem Jahr konnten wir auch ganz nah miterleben, wie schwierig es sein kann, wenn man keine wirkliche Marschroute hat und kein Vertrauen. Ich habe in dieser Zeit sicherlich zehn Stunden in der Woche mit ihr telefoniert und ich glaube, ich kannte viele ihrer Höhen und Tiefen, Ängste und Zweifel.
Ich versuchte nie, ihr etwas einzureden, noch etwas auszureden, und sie hat immer betont, wie wichtig es für sie war, nicht zu allem eine Aussage zu erhalten. Keinen Druck zu bekommen. Sie war schon selbst unschlüssig genug. Außerdem war sie ein ganz anderer Mensch als ich und somit wäre mein Weg niemals ihr Weg gewesen und umgekehrt.
Auch der große Altersunterschied zwischen unseren beiden Erkrankungen verändert natürlich auch noch einmal die Situation. Ich glaube nicht, dass sie länger gelebt hätte, wenn sie, ohne davon überzeugt zu sein, meine Programme übernommen hätte. Ich weiß, dass meine Schwiegermutter immer wieder bei meiner Art und Weise der Krankheitsbekämpfung die Hände über den Kopf zusammenschlug und nach jedem Gespräch mit mir verzweifelt eine ihrer Schwestern anrief, in der Hoffnung diese könnten irgendetwas tun, um alles zu ändern. Aber sie hat mich nie bedroht, mir nie ihre Meinung aufgezwungen. Sie hat die Kinder wann immer es ging, zu sich genommen, und mir geholfen, ohne mich in Frage zu stellen. Sie hatte das Glück, dass ihre größten Ängste sich nicht bewahrheiteten und ich überlebte. Wir aber mussten sie in den Tod begleiten und standen an ihrem Bett als sie starb. Alle Kinder und Enkelkinder.

Der Druck meines Umfelds wurde immer größer. Mein Bruder hatte über den besten Freund meines Vaters einen Onkologen vermittelt bekommen. Der Freund meines Vaters war selbst Gynäkologe und Onkologe und sollte sich daher auskennen. Man verschaffte mir ungefragt einen Termin und, um dem Druck nachzugeben, nahmen mein Mann und ich diesen an.
Wie ich schon einmal sagte, komme ich aus einer Familie, von der ich schlicht behaupte, dass sie von Gesundheit gar keine Ahnung hat. Ich stamme aus einer reinen Juristenfamilie, die nicht unbedingt nach links und rechts blickt, wenn es um die Gesundheit geht. Kein Mediziner weit und breit und auch niemand, der sich auch nur dafür interessiert. Der Einzige, der sich auf krankhafte Art und Weise mit Gesundheit auseinandersetzte, war mein hypochondrischer Großvater. In der Familie meines Vaters starb ein Teil sehr früh und mein Vater nahm das als gottgegeben hin. Ab dem 60. Geburtstag hielt er sich für ein Familienwunder, wobei ich sagen muss, mein Vater war ein tatsächliches Wunder. Er war der einzige, den ich kenne, der es geschafft hat, seine Tabletten zu verwechseln, der statt der Diabetes-Tablette die Herztablette schluckt, und trotz starken Zuckers nie seinen Blutzuckerspiegel gemessen hat, da er keine Nadeln mochte. Er verbrachte viel Zeit im Ausland, und um Platz im Koffer zu sparen, kamen all die vielen Tabletten ohne Karton in den Koffer, was hin und wieder zu einer folgenreichen Verwechslung führte oder in der Intensivstation endete. Aus dieser schlurfte er dann blass heraus, gönnt sich hin und wieder etwas Süßes, und warf eine Tablette mehr ein. Zugegebenermaßen funktioniert es. Er wurde fast 83.

Meine Mutter ist etwas sorgfältiger, weiß zumindest im Großen und Ganzen wie man sich einigermaßen gesund ernährt, aber das war es auch. Auch sie schluckt alles Mögliche und kämpft sich so durch. Mal kommt es hier zu Komplikationen und

Nebenwirkungen, und mal da. Ich würde also niemanden innerhalb der Familie um Rat fragen, wenn es um meine Gesundheit ginge. Trotzdem bekam ich selbstverständlich Tipps und jeder einzelne wusste, was ich tun sollte, und es gab auch genügend Ärzte im Freundeskreis.

Mein Schwiegervater hingegen kennt sich aus und schwieg. Er ist mittlerweile 94, spielt immer noch Klavier, wie es sich manch junger Hüpfer wünschen würde, macht täglich seinen Frühsport, trinkt keinen Alkohol und geht regelmäßig schwimmen. Wenn er schwimmt, dann plantscht er nicht, sondern zieht seine Bahnen, fast eine Stunde lang. Zum Schwimmbad fährt er mit dem Fahrrad. Er nimmt keine einzige Tablette und wenn es sein muss, dann wendet er sich nur der Homöopathie zu. Seit über 70 Jahren bereitet er sich zum Frühstück "seine Suppe" zu und brüht sich "seinen Tee" auf. Natürlich nur Kräutertee. Jeder Tee hat seinen Sinn und wird morgens nicht wahllos ins Wasser geworfen.

Seine Suppe besteht aus bestimmten Flocken, Nüssen und Obst, mit etwas heißer Milch darüber. Dies ändert er auch nicht, egal ob wir in einem Hotel sind oder einem Ferienhaus. Er hat über 30 Jahre lang der anthroposophischen Gruppe in Stuttgart angehört, vermutlich fast jedes Werk von Rudolf Steiner gelesen, und sich auch mit der anthroposophischen Medizin auseinandergesetzt. Im Krankheitsjahr seiner Frau las er Steiners Werke über den Tod. Er ließ sie tun, was sie für richtig hielt, und unterstützte sie. Nur wenn sie ihre fünf Löffel Zucker in ihren Cappuccino rührte, spürte man die Kritik in seinem Blick.

Wir sprachen über Heilung und tun es noch immer. Er mischte sich bei meiner Krankheitsgeschichte nicht ein und machte keinen Druck. Ganz im Gegenteil. Ich ging aus jedem Gespräch mit ihm gestärkt heraus - genau das sollte man im Auge behalten, wenn man mit einem Kranken spricht. Man sollte ihn stärken.

Heute fragen wir uns oft darüber, ob wir hinsichtlich der

Erkrankung meiner Schwiegermutter etwas hätten ändern können. Hätten wir ihr dreinreden sollen? War es sinnvoll, den Magen zu entnehmen oder die Chemotherapie zu machen? Ob all die Quälerei nötig war? Wahrscheinlich war es das, denn jeder muss das tun, was ihm als richtig erscheint. Schade ist es nur, wenn es aus reiner Angst getan wird.

Zurück zu besagtem Termin beim Onkologen. Da der allgemeine Druck nun so anstrengend wurde, gingen wir also zu dem empfohlenen Arzt. Es war ein schöner Sonnentag und wir fuhren zu einer dieser wirklich hässlichen Kliniken Münchens, bei denen der Auftraggeber sicherlich nicht über das Wohlbefinden der Patienten nachgedacht hat und auch dem Auge nichts Gutes tun wollte. Da ich kaum laufen konnte, kamen mir die Wege endlos vor und wir verliefen uns auch noch diverse Male.
Der Onkologe hatte seine Praxis im Souterrain. Es war kein Ort, an dem ich mich wohlfühlte. An unser Gespräch erinnere ich mich nicht weiter und selbst wie der Arzt aussah, habe ich völlig vergessen. Mir blieb eher das Ende im Gedächtnis, das uns zum Gehen bewegte. Er gab mir acht Wochen. Und wenn ich sofort hier in der Klinik bliebe und eine Chemotherapie machen würde noch ein paar Wochen oder Monate länger. Die Chemotherapie sollte stationär stattfinden. Meine Kinder könnte ich selten, bis gar nicht sehen, da ich mich zu leicht bei ihnen anstecken könnte. Wir lehnten ab und wollten gehen.
Da er sicherlich meinem Bruder und Vater zuliebe erfolgreicher sein wollte, versuchte er es noch mit Drohungen. Er baute einen unheimlichen Druck auf und ich bin mir sicher, die meisten Menschen wären sofort dageblieben. Vielleicht war das auch eine Form der Medizin. Bevormundung und Machtausübung kombiniert mit Drohungen einer geringen Lebenserwartung.
Auf dem Weg aus seiner Praxis verliefen wir uns noch einmal in der Klinik und landeten in die Abteilung der Onkologie. Ich sah

einige Menschen, die noch gespenstischer aussahen als ich. Sie gingen mit ihren Infusionen an einem Ort spazieren, an dem ich nicht sterben wollte. Damit war die Entscheidung endgültig gefallen. Lieber würde ich acht Wochen mit meinen Kindern verbringen als ein paar Wochen oder Monate mehr an diesem Ort - und das ohne meine Familie. Ich habe noch nie in meinem Leben eine derartig klare und zweifelsfreie Entscheidung getroffen. Von Heilung hatte er nicht gesprochen.

Die genannten acht Wochen führten zu einer gewissen Freiheit. Es war so kurz, dass es im Grunde egal war, was ich tat. Richtig und falsch waren aufgelöst. Denn wie verhält man sich schon richtig, wenn man am Ende von nur zwei Monaten schließlich doch stirbt und ja im Grunde nur eines will - und das ist Leben! So gesehen war ich nun also frei.

Ich gehe davon aus, dass der Arzt meiner Familie direkt und auf gleich charmante Art meine Lebenserwartung verkündete, denn von der Seite herrschte erst einmal Ruhe. Wir sprachen nie wieder über diesen Besuch.
Komischerweise hat mich die Aussage des Arztes nie so sehr angegriffen, wie ich es vorher angenommen hatte. Genau dies war ja was ich nicht wollte: Eine Diagnose und ein Ende mit Zeitangabe. Erstaunlicherweise hatte seine Zeitangabe nicht die Folge, von der ich vorher glaubte, die sie haben würde. Irgendetwas in meinem Kopf schaltete um und ich unterschied ganz klar zwischen seiner und meiner Zeit. Meine Zeit hatte mit der Zeit, die ich gemäß seiner Zeitangabe noch leben würde, gar nichts zu tun. Sie betraf mich nicht. Vielleicht wäre ich gestorben, wenn ich dortgeblieben wäre, vielleicht auch nicht. Diese Option kam mir nie wieder in den Sinn.

Ironischerweise starb besagter Arzt an Krebs. Nicht in der

Zeitspanne, die er mir vorausgesagt hatte, aber vielleicht in der, die er sich selbst prognostiziert hatte. Er hätte also so oder so nicht mehr für meine Behandlung zur Verfügung gestanden. Aber das erfuhr ich erst sehr viel später und diese Frage hatte sich auch nie gestellt.

Das gleiche Schicksal erlitt leider auch der befreundete Onko-Gynäkologe und der beste Freund meines Vaters, den ich eines Tages im Wald bei meinem Hundespaziergang traf und der mir wutentbrannt erklärte, wie bescheuert ich sei, die beste Behandlung bei seinem Kollegen auszuschließen. Leider war das unsere letzte Begegnung, bevor er starb.

Mein Homöopath gab mir wieder zu denken. Ich liebte unsere Gespräche und buchte grundsätzlich mindestens eine Stunde oder, in Anbetracht meiner davonlaufenden Zeit, auch gerne mal zwei. Da wir ja nun ein Zeitlimit gesetzt bekommen hatten, dass uns beiden nicht wirklich imponierte, kam der Moment, in dem man sich über die wichtigen Dinge unterhielt. Eines dieser wichtigen Dinge, war die Frage, was ich von meinem Leben wollte und was ich gerne tun würde.

Wer Jura studiert hat weiß auf jede Frage eine Antwort zu geben und meine war die typisch vorgefertigte, die jeder gerne hörte - bis jetzt zumindest. Ich wollte also meine Kinder aufwachsen sehen, mit ihnen ihr Abitur feiern und vielleicht noch mein erstes Enkelkind erleben dürfen. Ich wollte meinen Mann sehen, wie er seine Schwiegertochter zum Altar führte, aber auch das war ja aufgrund der vielen Religionen eine Illusion. Wer weiß, welcher Altar es werden sollte und wen meine Jungs heiraten würden.

Als Mutter fand ich meine Ideen durchaus lobenswert. Und da Mütter, die es ihren Kindern antaten, krank zu sein und eventuell auch noch zu sterben, es besonders nötig haben, alles richtig zu machen, wie es mir andauernd vermittelt wurde, empfand ich diese als die perfekte Antwort.

Mein Homöopath sagte nur kurz, dass ich nicht wissen könnte, ob meine Kinder mit oder ohne mich glücklicher werden würden, und dass ich ihm das nächste Mal doch Gründe nennen sollte, die nur mich beträfen. Gründe, die ICH tatsächlich umsetzen wollte - nicht meine Kinder für mich. Es ginge nicht darum, dass meine Kinder ihre Schule machten, ihren Lebenspartner fänden und selbst Kinder bekommen würden, sondern um mich. Es ginge auch darum, was ich will - und nicht was ich nicht will - falls ich auf falsche Gedanken käme. Tja, was will man also vom Leben? Wenn man mal so krank ist, scheidet reich werden und ein Haus bauen, Auto kaufen, in Saus und Braus leben oder was einem noch so einfallen könnte, völlig aus. Auch Erfolg relativiert sich vollkommen. Solche Gründe wirken in Anbetracht der Krankheit und eines drohenden nahen Endes tatsächlich viel zu lächerlich. Mit meinem Mann alt werden war nicht schlecht, aber auch das betraf uns - und nicht mich. Ich dachte also scharf nach. Sehr scharf. Ich war erstaunt, dass es nicht so leicht ist, zu wissen, was man möchte. Ja, man will leben und es soll schön sein. Nun, das ist ein etwas vages Ziel. Was ist schön? Nicht gerade aussagekräftig. Jeder NLP-Spezialist oder Mental-Trainer würde einem diese Aussage um die Ohren hauen.
Ich überlegte also sehr intensiv. Ich sinnierte lange, bis ich endlich fand was ich wollte. Es war weder naheliegend, oder spektakulär, noch unbedingt erreichbar - und das auch ohne meine Acht-Wochen-Frist. Aber es war das, was ICH wollte.

Ich kam also zu verschiedenen Erkenntnissen. Die erste war, was ich nicht wollte, und das war „Jurist sein". Mein Jurastudium war ein freudloses Unterfangen gewesen. Da ich allerdings nicht sagen sollte, was ich nicht wollte, sondern was ich wollte, musste ich noch länger nachdenken, bis ich endlich meine drei Dinge aufschreiben konnte, die mir wirklich wichtig waren:

- Bücher schreiben
- über eine Wiese galoppieren
- am Meer wohnen

Vielleicht auch etwas trivial. Zum damaligen Zeitpunkt war das alles sehr weit entfernt und erschien ungreifbar. Alles. Da meine Wirbelsäule in sich zusammenbrach und der Gedanke von Stangen als Stützbalken in meinem Rücken schon ein großes Thema war, war Reiten wirklich weit weg. Man hatte mir bereits gesagt, dass ich nie mehr reiten können würde. Also sehr weit weg. Wer schon mal ein Buch geschrieben hat, der weiß, dass das erste Buch das schwerste ist und eine große Aufgabe darstellen kann. Und wir wohnten in München und nicht am Meer. Mein Mann war bei einer Fernsehproduktion, die nicht plante, ans Meer zu ziehen.
Es waren keine hehren Ziele, aber meine. Aus meiner Sicht auch nicht die einfachsten, aber es war das, was ich wollte.
Ich besuchte meinen Homöopathen also mit meiner Liste und wir waren beide zufrieden.
Und um es kurz zu machen, ich habe alle Ziele erfüllt: Ich habe bis heute 33 veröffentlichte Bücher, über 500.000 verkaufte und zwei Bücherleichen in der Schublade, die auf Wiederbelebung warten. Ich lebe am Meer und ich galoppiere einmal die Woche - nicht über eine Wiese - sondern am Strand entlang! Ich tue das nur einmal die Woche, weil ich als fanatischer Dressurreiter die restliche Zeit auf dem Dressurviereck verbringe. Aber auch dort galoppiere ich genug und die Wiese ist drum herum.
Niemand würde auf die Idee kommen, dass es jemals einen Punkt in meinem Leben gab, an dem das Reiten aus gesundheitlichen Gründen völlig ausgeschlossen war, zumal der Krebs schon meine Knochen gesprengt hatte.
Mir Ziele zu setzen war für mich ein wunderbarer Tipp und ich

kann es nur jedem empfehlen, mit oder ohne Krankheit. Es bringt eine besondere Klarheit und vielleicht sind wir auch erstaunt, dass wir uns gar nicht so viel wünschen, weil wir schon glücklich sind, oder dass ein oder andere doch nicht so wichtig für uns ist.
Eine weitere Frage, die sich natürlich aufdrängt und sich wahrscheinlich jeder stellt, der erkrankt ist, war der Einfluss der Psyche.

Während die einen eine klare Ursache-Wirkungs-Kette von psychischen Einflüssen auf das Immunsystem bis hin zur Krebsentstehung als bisher nicht nachgewiesen ansehen,[25] sind die anderen vom Gegenteil überzeugt.[26]

Das ist ein sehr interessantes Phänomen beim Krebs: Man kann immer für alles Beweise finden. Keine Aussage kann nicht widerlegt werden. Das birgt eine gewisse Freiheit in sich und die Möglichkeit, sich seine eigene Wahrheit zu erschaffen. Da ich nun die Acht-Wochen-Frist gesetzt bekommen hatte, musste ich meine Wahrheit überdenken und anpassen. Vor allem musste ich eine finden, die es mir ermöglichte, wieder gesund zu werden.
Für mich war es nun nicht wichtig, ob es einen Einfluss der Psyche auf eine Krebserkrankung gibt oder nicht, sondern es stellte sich vielmehr die Frage, was sein würde, wenn es einen

---

25 www.krebsinformationsdienst.de/leben/krankheitsverarbeitung/psyche-und-krebsrisiko.php

26 Tjemsland et al., Psycho-Oncology 6: 311, 1997; Sachs et al., J. Neuroimmunol. 59: 83, 1995; Der Anteil von Krebspatienten, die an einer klinisch signifikanten seelischen Störung leiden, wird im Mittel auf über 40% angegeben (z. B. Hosaka et al., Psychiat. Clin. Neurosci. 50:309, 1996; Greer et al., BMJ 304:675, 1992). Depressive Störungen finden sich bei mindestens 25%, eine "Major depression" bei ca. 10% der Patienten mit Tumorerkrankungen
(z. B. Costantini et al., Supp. Care Cancer 7:121,1999; Pasacreta et al., Nurs. Res. 46:214,1997).

Zusammenhang gäbe und ich diesen nicht erkennen würde. Würde meine Heilung eventuell an einem unerkannten psychischen Problem scheitern?

In den letzten Jahren sind mir oft Krebspatienten begegnet und immer sagten sie entweder selbst, oder ihre Freunde, dass alles in Ordnung wäre und sie ein fantastisches Leben haben. Was aber ist, wenn den Patienten irgendein Teilchen des perfekten Lebens zur Krankheit gebracht hat?
Es gibt Beispiele, die erscheinen uns völlig einsichtig, was den Zusammenhang zwischen der Psyche des Menschen und dem Entstehen einer Krankheit anbelangt.
Auch manche Suchtmittel bringen wir mittlerweile mit der Krebserkrankung in Verbindung. Ein Leben mit Alkohol und Zigaretten kann herrlich, mag aber dennoch nicht förderlich sein, wenn ich Lungenkrebs habe. Wenn ich nun den ganzen Tag gestresst bin und daher rauchen muss, und jeden Tag eine Party feiere, auf der ich mich betrinke, dann wird sich das ganz eindeutig nicht positiv auf meine Genesung auswirken. Spätestens in der Chemotherapie werde ich auf den Alkohol verzichten müssen, und wenn das erste Stück Lunge herausoperiert ist, denke ich vielleicht auch über die Zigaretten nach. Hier liegt es also vielleicht eindeutig auf der Hand, dass mein Lebenswandel, mein Stress und mein soziales Leben mich dazu bringen, nicht konform mit meinem Krankheitsbild zu gehen. Auch würden sicherlich einige unterschreiben, dass den Patienten gerade dieser Lebenswandel in die Krankheit getrieben haben könnte. Oft ist es aber nicht so offensichtlich.
Was aber ist mit den vielen Kleinigkeiten des täglichen Lebens, die vielleicht nicht so eindeutig sind? Eine Ehe, die nur besser ist als keine Ehe? Kinder, die zwar unheimlich süß sind, aber den Kranken vielleicht an einer Karriere hindern, die ihm viel wichtiger wäre? Was, wenn das Selbstwertgefühl durch irgendetwas

am Boden ist und dadurch eine Depression entsteht? Oder man ganz einfach schon immer wusste, dass man eines Tages an Krebs sterben würde?

Einer im LANCET publizierten, aufsehenerregenden Studie von Watson[27] kann man entnehmen, dass in einer Fünf-Jahres-Studie festgestellt wurde, dass Brustkrebspatientinnen mit Depressionen eine 3,6-fache Mortalität haben. Hier gab es einen Nachweis für den Einfluss der Psyche auf das Überleben eines Patienten.
Ich ging davon aus, nicht depressiv zu sein, auch wenn nach der Diagnose die Chance recht gutstand, es zu werden. Dennoch stellte sich mir die Frage, ob es einen Grund für meine Erkrankung geben könnte. Wenn ich darüber nachdachte, welche äußeren Einflüsse wie Viren oder Gifte meinen Krebs ausgelöst haben könnten, um diese weiterhin zu vermeiden, so musste ich mir auch Gedanken machen, ob meine Seele der Ursprung sein konnte. Dies war unbequem, aber die logische Konsequenz.

So behauptete z. B. Professor Claus Bahne Bahnson: "Krebskrankheit und Krebssterblichkeit sind ohne Zweifel mit einer Reihe von sozialen, ökonomischen und psychischen Bedingungen verknüpft".[28] Falls es solche Verknüpfungen also gab, musste ich diese erkennen und ändern.

Ich machte mich also auf die Suche und ich muss bis heute sagen, dass ich keine eindeutige Erklärung gefunden habe. Es war gut, dass ich die Juristerei an den Nagel gehängt habe; vielleicht hätte ich mich davon schon viel früher trennen und das Angebot für ein Stipendium an der Journalistenschule annehmen

---

27 Lancet 354:1331, 1999
28 http://www.spiegel.de/spiegel/print/d-40749012.html Spiegelartikel vom 31.10.1977

sollen. Doch das alleine erzeugt keinen Krebs.

Ich führte tatsächlich eine glückliche Ehe und bin auch im gesunden Zustand immer noch mit dem gleichen Mann glücklich verheiratet. Meine Kinder haben mich an nichts gehindert und waren gewünscht. Ich fand nichts, was ich hätte ändern können.

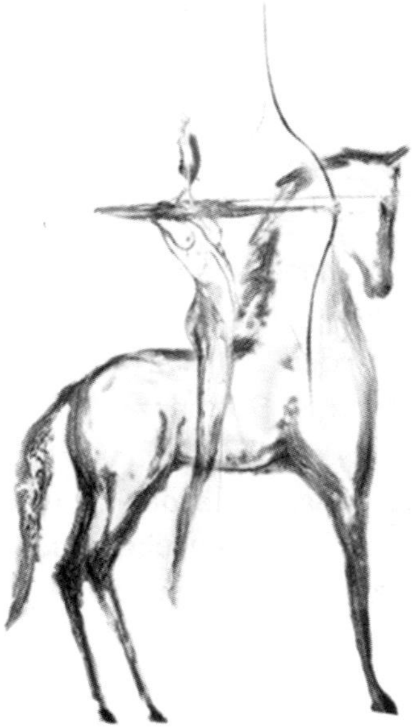

Ich denke also bin ich.[29]

Was aber war, wenn ich dachte, dass ich bald nicht mehr bin? Was, wenn nicht große Lebenserlebnisse zu meiner Krankheit geführt hatten, sondern meine eigenen Gedanken und Überzeugungen? Oder, was wenn ich nur durch einen Zufall oder Virus erkrankt wäre und sterben würde, da ich Überzeugungen annahm, die nicht gut für mein Überleben oder meine Genesung waren, und diese verinnerlichte? Wenn ich eine - von außen kommende Wahrheit - zu meiner machte?

Und da gab es viele.

- „Ohne Chemotherapie sterben Sie innerhalb von acht Wochen."
- „Sollten Sie eine Chemotherapie machen, haben Sie die Chance, noch ein paar Monate zu überleben."
- „Durch die Chemotherapie können Sie ein Rezidiv bekommen und Chemo-resistent werden. Dann gibt es keine Heilung mehr. Die Therapie kann aber Ihre Schmerzen lindern."
- „Viele Menschen sterben an der Chemotherapie30, insbesondere im ersten Zyklus. Nierenversagen ist eine Möglichkeit."
- „Ihre Kinder könnten Infektionen übertragen, an denen Sie während der Chemotherapie sterben können."
- Wenn Sie nicht, dann...

Ich könnte Seiten füllen. Es galt also, meine Überzeugungen festzustellen und zu überarbeiten, und meine Psyche zu durchforsten.

---

29 René Descartes

30 Vereinzelte Nebenwirkungen: akuter Blutkrebs (vor allem bei Kombination mit anderen Zytostatika), Herzrhythmusstörungen, Herzinfarkt. http://www.onmeda.de/Wirkstoffe/Etoposid/nebenwirkungen-medikament-10.html

gewesen ist, war, dass ich kein gutes Verhältnis zum Tod hatte. Ich höre oft, dass Angehörige sagen, dass der Krebspatient so gut mit dem Tod umgehen kann und sie ganz offen darüber sprechen. Für mich war der Tod kein Thema, das ich diskutieren wollte. Ich plante weder meine Beerdigung, noch hatte ich ein gutes Verhältnis zum Sterben. Die einfachste Variante für mich war zu überleben. Ich hatte keine Angst vor dem Tod oder Bedenken, dass es Himmel und Hölle gab. Aber selbst, wenn ich an Reinkarnation dachte, wollte ich nicht sterben. Am wenigsten wollte ich sterben. Tot sein fand ich nicht ganz so schrecklich. Der Krebs aber dehnt die Begegnung mit dem Tod in die Länge. Das Sterben definiert die Krankheit noch mehr als der Tod. Sterben wollte ich nicht.

Oft wachte ich nachts auf und dachte ich sei tot oder würde gerade sterben. Nie gab es mir ein Gefühl von Entspannung. Im Gegenteil: Ich war immer völlig aufgelöst. Nicht selten träumte ich, dass ich sterben würde, und immer wachte ich erschrocken auf. Manchmal stürzte ich Schluchten hinunter, andere Male wurde ich ermordet. Das zog sich noch lange nach meiner Heilung hin. Ich las viele Bücher über den Tod, aber für mich war nichts hilfreich. Jedes Mal, wenn ich träumte, ich würde sterben, erschrak ich zutiefst.
Es hörte erst dann auf, als mein Homöopath mir erzählte, dass ein australisches Volk davon ausgeht, dass die Seele manchmal auf Wanderschaft ginge, um Dinge zu lernen. Wenn sie zurückkehrt, so glauben die Menschen oft, sie wären gerade gestorben, oder träumen sie würden sterben. Es wäre aber einfach nur das Verlassen des Körpers und der Wiedereintritt in den Körper durch die Seele. Dieser Vorgang wird am Tag des Todes zum letzten Mal geschehen, da sich die Seele dann entschlossen habe, an einem anderen Ort weiterzuleben.
Mit dieser Erklärung war ich sehr zufrieden. Jedes Mal, wenn

es mir wieder passierte, dachte ich an die Seelenwanderung und bald war der Schreck vorbei und ebenso mein nächtliches Sterben.

Bei meinen unendlich vielen Asthmaanfällen war ich dem Tod immer sehr nah gewesen. Einmal hatte man mir in der Intensivstation Valium gespritzt und wohl das gefäßerweiternde Mittel Theophyllin etwas überdosiert.
Mein Herz begann zu rasen und die Stimmung wurde deutlich angespannt. Das Problem bei einem starken Asthmatiker ist immer, so viel Theophyllin zu spritzen, dass er nicht erstickt, aber auch nicht an den Nebenwirkungen stirbt. Besonders schwere Theophyllinintoxikationen können tödlich enden.

Vielleicht aufgrund des Valiums sah ich die ganze Situation von oben. Meine Gedanken rasten und ich war absolut unfähig, etwas zu tun. Es war, als gäbe es zwei ICHS. Einmal diejenige, die in der Intensivstation lag, und einmal diejenige, die noch denken konnte und über der Liegenden schwebte. Damals hatte ich das Gefühl, dass man mich völlig außer Gefecht gesetzt hatte und ich nun einfach zusehen müsste, wie ich starb und alle nervös wurden. Ich war handlungsunfähig geworden. Ein schrecklicher Zustand. Ein Zustand, in den ich nie wieder geraten wollte. Besonders negativ dabei war, dass ich nicht ruhiger wurde und auch nicht all das, von dem ich gelernt hatte, dass ich es für das Überleben benötigte, loslassen konnte. Nur wer loslassen kann überlebt. Zusätzlich konnte ich alles hören. Jedes Flüstern, jedes Problem der Ärzte. Die zusehende Miriam hatte auch keine Schmerzen oder Luftnot. Ich war nur machtlos.
Während meiner Anfälle erkannte ich irgendwann, dass die Anfälle genau dann aufhörten, wenn ich tatsächlich akzeptierte, dass ich nun sterben würde. Sehr, sehr spät kam immer der Moment, wo ich dachte, gut, dann ist es so. Ab da erholte ich mich

und bekam irgendwann wieder Luft. Nachdem ich dies erkannt hatte, versuchte ich, diesen Punkt in späteren Anfällen schneller zu erreichen, um loslassen zu können. Damals habe ich es gut geschafft und auch mein Asthma unter anderem dadurch in den Griff bekommen. Meine Anfälle, die bis zu acht Stunden anhielten, verkürzten sich, bis ich keine mehr bekam.

Bei meiner Krebserkrankung fiel es mir aber sehr schwer, in irgendeiner Weise loszulassen und die Möglichkeit des Todes anzunehmen.
Es gab Phasen, da konnte ich es und dann gab es wieder Phasen, da war ich sehr weit entfernt.

Das nächste Mal, als ich dachte, dass ich ab sofort gut mit dem Tod umgehen könnte und mir bei dem Gedanken nicht mehr mulmig wurde, war, als ich meine Schwiegermutter, gemeinsam mit meiner Familie, in den Tod begleitete. Sie tat sich sehr schwer zu sterben. Auch wenn sie nicht mehr ansprechbar war, so sah man ihr den Kampf an. Kurz vor ihrem Tod wurde ihr Ausdruck viel, viel friedlicher. Sie hing am Leben und kämpfte am Schluss enorm. Dennoch schien sie jedoch am Ende sanft einzuschlafen - was mich unheimlich beruhigte.

Nachdem meine Schwiegermutter gestorben war, saßen wir mit meinem Schwiegervater an ihrem Bett und er erzählte uns über das ägyptische Totenbuch und auch über das Leben nach dem Tod nach Rudolf Steiner. Wir waren weit über zwei Stunden an ihrem Bett und ich versöhnte mich ganz langsam mit dem Tod.
Aus meinen damaligen Überlegungen und aufgrund meiner Asthmaerfahrung zog ich zwei Folgerungen:

- Ich müsste mich mit dem Tod anfreunden und
- Glaubenssätze, die mich am Überleben hindern, aufgeben.

Das hieß schon mal, dass ich davon ausgehen müsste, dass das Gespräch mit dem Onkologen nur ein Meinungsaustausch war und kein Austausch von Wahrheiten. Um also die acht Wochen zu überleben und geheilt zu werden, musste ich mich von seiner Meinung distanzieren und selbst eine haben, die mich überleben ließ. Ich müsste der Überzeugung sein, geheilt zu werden. Und ich musste einen Plan haben.

Auch nach meiner gesetzten Frist behielt ich die Prinzipien, mit denen ich begonnen hatte, bei. Ich aß ausschließlich Ananas, Papaya, Kohlgewächse und hochprozentige Schokolade und schluckte etwas griesgrämig den Knoblauch, den mir mein Mann jeden Morgen anbot. Zusätzlich gab es noch Floor Essence und Lapacho Tee, grünen Tee sowie Unmengen reines Wasser. Alles, was ich aß, kam aus biologischem Anbau, um Pestizide zu vermeiden und auch Mineralstoffe zu erhalten, die aufgrund des heutigen Anbaus nicht mehr in Obst und Gemüse vorkommen.[31] Auch hielt ich an meiner Einnahme von Enzymen, Vitamin B17 und Vitamin C fest. B17 nahm ich in Kuren in Form von Aprikosenkernen zu mir. Alles andere war von meinem Ernährungsplan gestrichen. Zusätzlich visualisierte ich und versuchte mindestens eine Stunde täglich spazieren zu gehen.

Außerdem nahm ich das Kieser-Training mit in mein Programm auf, um meine Knochen zu stärken und durch leichte Belastung einen schnelleren Aufbau meiner Knochendichte zu erlangen. Dazu musste ich allerdings erst einen Arzt besuchen und zahlreiche Dokumente unterschreiben, dass ich alles auf eigene Gefahr machen würde. Niemand wollte mich dort wirklich haben. Da ich aber anscheinend ein Sturkopf bin, gewöhnten sich alle Beteiligten an meine Anwesenheit, die ich sicherlich drei Jahre

---

31 "Food for Thought: Fabulous Food That Won't Kill You" von Phillip Day

pflegte. Da ich davon ausging, dass sich der Krebs zurückziehen würde, war es wichtig, die dadurch entstehenden Leerräume in meinen Knochen wieder aufzufüllen und Stabilität zu erlangen. Knochenmasse wuchs besser unter leichter Belastung.

Ich war und bin der festen Überzeugung, dass es einen großen Einfluss der Ernährung auf die Krankheit gibt. Man hat nicht nur an der Oxford University, sondern auch an der Harvard University, am „British Department of Health" und auch bei der „U.S. Food and Drug Administration" festgestellt, dass mindestens 30% aller Krebsarten ernährungs-basiert sind. Wenn Sie sich die Weltkarte über Krebserkrankungen ansehen, so werden Sie feststellen, dass z. B. Brust- und Prostatakrebs in asiatischen Ländern viel seltener vorkommen als in den USA.
Zieht allerdings ein Asiate um und nimmt die Essgewohnheiten der Amerikaner an, so erhöht sich das Risiko wiederum. Leider ist allerdings das Brustkrebsrisiko inzwischen auch in Asien – in genau den Gebieten, in denen es zur Übernahme der westlichen Ernährungsweise gekommen ist - angestiegen. So erhöhten sich die Fälle in China von **einer** Frau von 10.000 Menschen, die im Jahr **1995** an Brustkrebs starb (gegenüber einer von zwölf Frauen in England) auf **39,1** im Jahre **2020.**[32] Deutschland hat im Vergleich 82,2 Brustkrebsfälle auf 100.000.
Trotzdem ist die Brustkrebsrate sogar in Hiroshima und Nagasaki geringer als in westlichen Ländern, wobei man bedenken muss, dass beide Städte mit Nuklearwaffen angegriffen worden sind. Zusätzlich zu üblichen, umweltbedingten Krebskrankheiten würde man also erwarten, auch einige strahlungsbedingte Fälle zu finden. Daraus kann man den Umkehrschluss ziehen, dass wenn Frauen aus westlichen Ländern in das industrialisierte, verstrahlte Hiroshima zögen, sich das Risiko einer Brustkrebs-

---

32 gco.iarc.fr/today. Cancer today 2021

erkrankung um die Hälfte reduzieren würde, wenn sie die Lebensweise der Japanerinnen übernähmen. Neben Umweltfaktoren, Luftverschmutzung und Verstädterung muss es also noch einen weiteren Faktor geben. In China nennt man den Brustkrebs die „reiche Frauen Krankheit", da reiche Frauen, die sich auch die Essgewohnheiten der Europäer leisten konnten, daran erkrankten. Die Chinesen beschreiben sämtliche westlichen Nahrungsmittel - und zwar alles, angefangen von Eiscreme und Schokoladeriegel bis zu Spaghetti und Fetakäse - als "Hong Kong-Essen", weil es früher nur in der ehemaligen britischen Kolonie erhältlich war, nicht aber auf dem restlichen chinesischen Festland.
Forscher entdeckten in den 1980er Jahren, dass nur 14% der Kalorien in der durchschnittlichen chinesischen Kost vom Fett stammten, im Gegensatz zu fast 36% in der des Westens. Chinesen essen auch keine Milchprodukte.
Eine Studie an der Harvard Universität belegte, dass für Frauen das Gebärmutterkrebsrisiko größer ist, wenn sie Milchprodukte essen.[33] In China und Japan nimmt man das Protein oft in der Form der Sojabohne zu sich und viele Wissenschaftler halten dies für eine Krebsvorsorgemaßnahme. Die Sojabohne enthält viele Phytoestrogene, also keine Östrogene im chemischen, sondern im pflanzlichen Sinn. Sie besitzen strukturelle Ähnlichkeit. Zu den sekundären Pflanzenstoffen gehören unter anderem Isoflavone und Lignane. Aufgrund ihrer Fähigkeit, an Östrogenrezeptoren zu binden und dadurch ähnliche Effekte wie körpereigene Östrogene auszulösen, wird Phytoöstrogenen die Möglichkeit nachgesagt, klimakterische Beschwerden zu mildern und das Osteoporoserisiko zu senken. Phytoöstrogene sind somit mit der Wirkung der Hormonersatztherapeutika vergleichbar. Sie haben eine ähnliche Wirkung wie Tamoxifen, das bekannteste

---

33 Cramer, D. W. and others 1989. Galactose consumption and metabolism in relation to the risk of ovarian cancer. Lancet 2, 66-71

Präparat in der Brustkrebstherapie. Der hohe Verzehr in Fernost könnte also ein Grund für das geringe Brustkrebsrisiko sein, vorausgesetzt natürlich, es ist **ökologisch produziert** und **nicht genmanipuliert**. Es kann also in einer Krebsdiät von Vorteil sein.

Die ‚Mayo Clinic' in Rochester, Minnesota, geht davon aus, dass Menschen, die täglich fünf Portionen von Obst und Gemüse essen (Gemüse aus der Kohl-Gruppe), ihr Krebsrisiko um 50% reduzieren.[34]

Je mehr ich über Ernährung las, desto klarer wurde mir, dass ich auf dem richtigen Weg war. Da ich nirgends eine Diät fand, bei der Fleisch eine heilende Wirkung auf Krebs haben sollte, war es für mich nur richtig, dass ich mich davon komplett trennte und mich auf die Lebensmittel konzentrierte, die eine eindeutige antioxidante oder antigiogenese Wirkung haben und für den Krebs ein Hindernis darstellen. Fleisch und Milchprodukte können sich aufgrund der heutzutage den Tieren zu gefütterten Hormone negativ auf unser Krebsrisiko auswirken. Dies ist besonders bei Brust- und Prostatakrebs von Bedeutung. (Wachstumshormone IGF-1, rBGH).

Seit den 50ger Jahren wissen wir durch Professor Richard Doll[35] aus Großbritannien, dass es eine Verbindung zwischen Tabakgenuss und Lungenkrebs gibt. Ebenso, dass viele Krebsarten durch die Umwelt, unsere Essgewohnheiten, Chemikalien, Umweltgifte und virale oder bakterielle Infektionen ausgelöst werden. Somit musste ich diese Faktoren ausschließen.

---

34 The No-Dairy Breast Cancer Prevention Program, Jane A. Plant, 2002 Seite 116
und BMJ 2014; 349 doi: https://doi.org/10.1136/bmj.g4490 (Published 29 July 2014)

35 https://de.wikipedia.org/wiki/Richard_Doll: Sir William Richard Shaboe Doll (*28. Oktober 1912 in Hampton, Großbritannien; † 24. Juli 2005 in Oxford) war ein britischer Forscher, der als einer der ersten einen Zusammenhang zwischen dem Rauchen und Lungenkrebs entdeckte.

Der Einfluss der Acht-Wochen-Frist war erstaunlich gering. Vielmehr hatte mir der Besuch beim Onkologen sehr klar gemacht, was ich nicht wollte und wie ich nicht sterben wollte. Ich hatte nicht das Gefühl, dass seine Frist meiner Wahrheit entsprach, und somit griff sie mich auch nicht wirklich an. Ich musste weniger tun, als erwartet. Dennoch wurde mir immer klarer, dass ich mich auf Wege konzentrieren musste, die Heilung versprachen, um überhaupt geheilt werden zu können. Meiner Meinung nach war es sehr unwahrscheinlich, dass mich jemand heilen würde, der glaubte, ich sei in acht Wochen tot.

Ich fokussierte mich auf die verschiedenen Wege der Heilung, von denen ich damals wusste und versuchte, aufgrund meines aktuellen Wissens das herauszusuchen, was mich am meisten überzeugte.

Neben meiner Ernährung, und damit auch meiner Darmsanierung, deren Beginn mein 18-Tage-Fasten war, ließ ich noch über Blutbilder kontrollieren, ob ich Gifte in mir trug. Da ich sehr gute Zähne habe, war Amalgam bei mir kein Problem. In meinem Blut konnte man jedoch „Xyladecor" und „Xylamon" feststellen, ein bekanntes Holzschutzmittel, das heute als krebserregend[36] eingestuft wird und damals auch schon als „gesundheitsgefährdend" galt.

Mittlerweile werden diese als eine mögliche Ursache für Morbus Hodgkin und viele andere Krebsarten angesehen. Ich war in einem Holzhaus aufgewachsen, welches mit diesen Mitteln gestrichen worden war.

Die Tatsache, dass man diesen Stoff in meinem Blut nachweisen konnte, ohne dass ich diesen erwähnt oder überhaupt daran

---

36 IARC Monographs evaluate DDT, lindane, and 2,4-D, 23. Juni 2015.
Herold: Innere Medizin: eine vorlesungsorientierte Darstellung: unter Berücksichtigung des Gegenstandskataloges für die Ärztliche Prüfung: mit ICD-10-Schlüssel im Text und Stichwortverzeichnis. Gerd Herold, Köln 2013, ISBN 978-3-9814660-2-7

gedacht hatte, erstaunte mich. Ebenso konnte man Aluminium nachweisen, der Trägerstoff der meisten Impfungen. Ich ließ alle Gifte in einer Praxis ausleiten, die sich darauf spezialisiert hatte.

Weiter galt es mögliche Ursachen zu finden und diese, soweit es ging, zu beseitigen.

Als Risikofaktoren meiner Krebserkrankung werden insbesondere Virusinfektionen diskutiert. Mehrere Untersuchungen haben gezeigt, dass ein Zusammenhang zwischen der Entwicklung eines Hodgkin-Lymphoms und dem Epstein-Barr-Virus (EBV), dem Erreger des Pfeifferschen Drüsenfiebers, bestehen könnte[37]. Bei 50% aller Erkrankten lässt sich das EBV nachweisen; in Entwicklungsländern sogar bei 90%.[38] Bei mir war es nachweisbar.

Die Behandlung des EBV ist schwierig und ich habe damals nichts gefunden, was ich erfolgreich hätte tun können, außer mein Immunsystem zu stärken. Es handelt sich dabei um den gleichen Virus, der auch für Herpes verantwortlich ist. Viel später fand ich dann ein homöopathisches Mittel, das ich einsetzte.

Ein weiterer Hinweis erschien 2002 im Lancet, der Belege dafür veröffentlichte, dass es einen Zusammenhang von Lymphknotenkrebs, dem Non-Hodgkin-Lymphom, Knochenkrebs, Lungenkrebs, Hirntumoren und verunreinigten Polio-Impfungen gab. Verantwortlich sollte hier das sogenannte SV40-Affenvirus sein. Dieses Virus fand Dr. Michele Carbone von der Loyala Universität in der überwiegenden Zahl von Lungentumoren. Zuvor hatte man dieses Virus nicht im Menschen festgestellt. Es fanden über 60 Laborstudien statt. Dieses Virus war eine Verunreinigung von Antipolioseren und wurde mit der Impfung über-

---

37 www.krebsgesellschaft.de/onko-internetportal/basis-informationen-krebs/krebsarten/morbus-hodgkin/ursache-und-risikofaktoren.html
38 https://de.wikipedia.org/wiki/Hodgkin-Lymphom#Ursache

tragen.[39] In Amerika fand man das Virus in 30% aller Polio-Impfungen. Auch deutsche Impfstoffe waren belastet.[40] In Studien wird von einem Experiment an der Menschheit gesprochen. Ich war auch gegen Polio geimpft. Ich konnte nicht mehr tun, als zu hoffen, dass die Ausleitung der Gifte funktionieren würde. Wie auch immer es geschehen ist, das Kind war nun in den Brunnen gefallen, ich war erkrankt und ich musste einen Weg finden, um aus meinem tiefen Loch wieder herauszukommen.
Ich las zahlreiche Studien und Bücher über den Nobelpreisträger Linus Pauling und seine Hochdosis Vitamin C Therapie, die ich auch vollzog.[41] Die Vitamin C Therapie mit 10-15 Gramm täglich, ist umstritten, wie alles bei der Krebsbehandlung, mir aber tat sie gut und das war für mich völlig ausreichend. Mittlerweile häufen sich die Studien über den positiven Einfluss von Vitamin C sowohl zusammen mit einer Chemo- oder Strahlentherapie als auch ohne, wobei mittlerweile festgestellt wurde, dass es in intravenöser Form deutlich besser wirkt als oral eingenommen.

Später ging ich auf intravenöses Vitamin C über mit 1x pro Woche 15 Gramm und schluckte an den anderen Tagen aber weiterhin Vitamin C oder nahm es über die Nahrung auf. Über zwölf Monate hatte ich zwei 15 Gramm Infusionen wöchentlich bei meinem späteren Onkologen (heute gibt man häufig auch 30 oder 60 Gramm). Die Argumentation von Linus Pauling war für mich überzeugend, auch im Hinblick auf Knochenheilung,

---

39 Oncogene (2004) 23, 6535-6540 Polio Vaccines, SimianVirus 40 and human cancer: the epidemiologic evidence for a causal association (SV40)
40 http://www.naturalnews.com/033584_Dr_Maurice_Hilleman_SV40.html: Merck vaccine scientist Dr. Maurice Hilleman admitted presence of SV40, AIDS and cancer viruses in vaccines, http://jvi.asm.org/content/77/9/5039.full
41 Linus Pauling: **Vitamin C and the Common Cold** in 1970, followed by **Vitamin C, the Common Cold and the Flu** (1976), **Vitamin C and Cancer** (1979), and **How to Feel Better and Live Longer** (1986).

Stabilisierung der Knochen und als Radikalfänger.

Ansonsten zog ich mich noch mehr zurück und konzentrierte mich auf diejenigen, die mir einen Heilungsweg anboten. Dabei versuchte ich, in mir die unumstößliche Wahrheit zu erzeugen, dass ich überleben würde.
Ich hatte das enorme Glück, dass mein Mann immer davon überzeugt war und nie daran zweifelte. Für ihn gab es keine andere Option. Er unterhielt sich mit niemanden darüber, was nach meinem Tod wäre, denn für ihn stellte sich diese Frage nicht. Ich lebte und würde überleben. Wann immer ich daran zweifelte, konnte ich in ihm sehen, dass er anderer Meinung war. Ich kann mir nichts Mühsameres vorstellen als einen Partner, der sich langsam auf den Tod vorbereitet, während man selbst um sein Leben kämpft. Ich wäre sicherlich nicht in der Lage gewesen, auch noch gegen seine Überzeugungen anzukämpfen. So hatte ich es deutlich leichter.
Was mich weiterhin viel beschäftigte, war das Erkennen von Überzeugungen. Wie alle Menschen, so hatte auch ich Millionen von Überzeugungen und ich machte mich an die Arbeit, diejenigen herauszufiltern, die mich an meiner Genesung hindern könnten. Hin und wieder schrieb ich mir z. B. alle „Abers" auf, die mir einfielen, wenn es um meine Heilung ging. Ich besah sie mir und wenn ich sie nicht selbst direkt widerlegen konnte, las ich so lange, bis sie widerlegt waren, oder wendete mentale Techniken an, um mich davon zu trennen.

„Abers" gab es leicht und viele:

- Ein großes „Aber", das eindeutig auf der Hand lag, war, dass jeder dachte, ich würde sterben und dies natürlich auch mit ein paar schlagkräftigen Argumenten begründen konnte.
- In dem Stadium, in dem ich war, gab es keine Heilung mehr.
- Vielleicht kann man es schaffen, aber kann ich es schaffen?

- Was, wenn ich das Falsche tat...?
- Ich sah definitiv nicht wie das blühende Leben aus.
- Meine Knochenschmerzen waren fast unerträglich.
- Statistisch gesehen hatte ich aufgrund der Verbreitung in meinem Körper - bei der Beteiligung von fast allen Knochen (außer Unterschenkel, Füße, Unterarme und Hände), sowie Lunge, Leber und Milz - keine lange Lebenserwartung.

Und, und, und. Wenn man einmal anfängt, kann man alles in Frage stellen. In solchen Momenten half es, sich auf Menschen zu konzentrieren, die es geschafft hatten. Sie ahnen gar nicht, wie viele es davon gibt! Eines zeichnet diese Menschen alle aus: Sie hatten alle ein Ziel (z. B. einen Marathon laufen in New York, einen Flugschein zu machen oder noch ein Kind zu bekommen; sie hatten eine „Wunschliste") und alle waren extrem willensstark und diszipliniert.
Ich zog mein Programm sehr konsequent durch. Ich trank keinen Milchkaffee, ich aß keine Gummibärchen, gönnte mir weder Pommes noch ein Eis. Nun mögen Sie sagen, dass es einem doch jedweden Spaß am Leben nimmt. Richtig einerseits, andererseits habe ich jetzt sehr viel Spaß am Leben. Ich tue das, was ich will: Ich reite jeden Tag, ich lebe am Meer und schreibe mit Blick auf das Meer. Ich habe also - für eine weniger spaßige Zeit - sehr viel zurückbekommen. Und ganz ehrlich, es geht um eine Krankheit. Auch eine Chemotherapie ist weder ein Spaß noch eine Heilungsgarantie. Zugegebenermaßen ist sie deutlich leichter als eine harte Diät und mentales Training, denn schlussendlich setzt man sich hin, lässt sich mit Chemie abfüllen, erträgt die Nebenwirkungen und muss niemals nachdenken oder eigene Verantwortung übernehmen. Ein durchaus angenehmer Zustand.

Und außerdem, wenn wir Spaß im Leben über ein Eis definieren, dann müssen wir so oder so mal wieder alles überdenken. Der

Spaßfaktor ist während einer Krankheit sehr gering. Manche Psychologen behaupten, die Krankheit möchte uns etwas sagen und auch eine Änderung in uns erzeugen. Wenn das so ist, so waren meine Diät, meine Visualisierung, mein Mentaltraining und das Überdenken und Auflösen meiner vorgefertigten Glaubenssätze eine große Änderung. Ein gesunder Geist zieht einen gesunden Körper nach sich.
Oder: „In einem gesunden Körper wohnt ein gesunder Geist".[42]
Da mein Körper nun erkrankt war, war es ein guter Anfang, mit meinem Geist zu beginnen. Wenn man anfängt, sich mit seinem Geist auseinanderzusetzen, so sind klare Strukturen, wie z. B. eine einfache Diät, sehr von Vorteil. Gehirn und Darm sind eng verbunden, oder einfacher gesagt, ein voller Bauch studiert ungern. In diesem Fall würde ich es aber nicht darauf beziehen, dass wir nach dem Essen träge sind, sondern, dass es eventuell schwierig werden kann, sich einerseits mit Nahrungsmitteln zu vergiften und andererseits eine geistige Klarheit erreichen zu wollen. Selbstverständlich mag das für den Alltag und unser normales Leben gleichgültig sein, nicht aber in dem Moment, in dem wir um unser Überleben kämpfen. Dazu kommt, dass sich der Krebs gerne von unseren ernährungsbedingten „Unarten" ernährt. Er mag das gebratene Fleisch, die Pommes und den Zucker so gerne wie wir. Zucker mag der Krebs sogar so gerne, dass er als Trägerstoff bei einem PET CT (Positronen-Emissions-Tomographie), einem modernen Bildgebungsverfahren[43],

---

42 „Ein gesunder Geist in einem gesunden Körper". Mens sana in corpore sano. Juvenal
Decimus Iunius Iuvenalis (deutsch Iuvenal oder Juvenal) war ein römischer Satirendichter des 1. und 2. Jahrhunderts.
43 "Damit der Körper funktioniert, braucht er Energie. Die Energie wird in den Zellen produziert. Wichtigster Energieträger ist Traubenzucker (Glukose), der aus der Nahrung gewonnen wird. Sehr viele Krebszellen haben einen besonders großen Energiebedarf und verbrauchen mehr Traubenzucker als die meisten gesunden Zellen. Diesen Unterschied macht man sich bei der PET zunutze."

verwendet wird. Hierbei wird im radioaktiven Fluor markierter Traubenzucker verwendet, der sich in den Krebszellen absetzt, so dass diese sichtbar werden.
Mein Fazit war also: Wir sollten Klarheit schaffen - in unserer Ernährung, unserem Geist, unseren Überzeugungen, und auch was unsere sportlichen Aktivitäten anbelangt.
Übergewicht, schlechte Ernährung, Sportlosigkeit und psychische Probleme sind ein idealer Nährboden für jede Krankheit. Wenn ich manche Menschen im Restaurant beobachte, frage ich mich, ob sie gar nicht an sich denken, sondern zu den 50% gehören möchten, die eines Tages an Krebs erkranken?

Wenn Sie einmal eine Diät durchziehen, die auf Ihre Gesundheit ausgerichtet ist, werden Sie dieses Gefühl zu schätzen wissen. Sie werden auch Veränderungen in Ihrer Psyche feststellen. Ich denke, dass meine sehr einfache und karge Diät meine Stimmung deutlich unterstützte. Es gibt genügend Lebensmittel, die Unwohlsein und Depressionen[44] erzeugen können. Selbst wenn wir also den Einfluss unserer Ernährung auf den Krebs nicht anerkennen können, so sollten wir auch unsere Stimmungen beobachten, die durch Lebensmittel gelenkt werden und keinesfalls hilfreich während einer Erkrankung sind.
Nachdem ich weder nach zwei noch nach drei, vier oder fünf Monaten tot war, wurde mir immer klarer, dass sich meine Wahrheit manifestiert hatte und ich mich auf dem für MICH richtigen Weg befand - und mein 8-Wochen-Onkologe die falsche Annahme vertreten hatte.
Was meine Überzeugungen anging, so tat ich im Grunde nichts anderes als mein Mann jeden Tag bei seinem Beruf in der

---

https://www.krebsinformationsdienst.de/untersuchung/pet-technik.php
44 „Beating Stress, Anxiety And Depression: Groundbreaking ways to help you feel better" by Professor Jane Plant, Janet Stephenson

Fernsehproduktion: Er schnitt den Teil weg, der gerade nicht passend für die Fernsehsendung, den Fernsehsender oder die allgemeine Meinung war. Statt den Filmausschnitt zu löschen oder wegzuschneiden, grenzte ich Meinungen aus, die sich gegen meine Lebenserwartung richteten. Ich las solche Berichte nur aus Interesse oder zum Verständnis, wie eine solche Überzeugung entstehen konnte, nicht aber, um mich von meinem Weg und meiner geschaffenen Wahrheit zu trennen. Wenn ich über meine Krankheit las, dann um die Ursachen herauszufinden und diese ändern zu können. Sehr viel fand ich dazu allerdings nicht, außer die genannten Gründe: Holzschutzmittel, Aluminium und Quecksilber aus Impfungen (Trägerstoff), Epstein Barr Virus und SV40 aus Polio Impfungen. Ich lebte nicht mehr in dem Haus, in dem ich aufgewachsen war, die Polioimpfung war geschehen und mit Epstein Barr kann jeder täglich in Berührung kommen.
Ich konnte also nur noch hoffen, dass die Ausleitung von Giften und Viren erfolgreich war, wobei ich nichts fand, wie man wirklich Herr des Epstein Barr Virus wurde - außer der Stärkung des Immunsystems. Heute hingegen weiß ich, dass meine Diät auch perfekt zur Beseitigung des EBV Virus war.

Trotzdem: Es sind immer die Umstände, die uns erkranken lassen, und meist die Beharrlichkeit, mit der wir entweder den Giften ausgesetzt sind, wir schlecht essen oder unserer Psyche schaden. Daher wandte ich die gleiche Beharrlichkeit an, um wieder zu genesen.

Man kann es auch Sturheit nennen. Aber: Ich habe in meinem Leben gelernt, wenn man etwas wirklich will und verfolgt und es nicht außerhalb jeglicher Lebenswahrscheinlichkeit ist, kann man es erlangen. Das Schöne bei Krebs ist, dass es so viele Meinungen und Überzeugungen gibt wie Menschen.

Selbstverständlich lag es völlig außerhalb jeglicher Lebenswahrscheinlichkeit für sehr viele Erdenbewohner, dass ich geheilt würde, inklusive aller Ärzte, denen ich begegnet bin, außer meinem Homöopathen, der als klassischer Homöopath natürlich auch Arzt ist. Andererseits - und das sind vielleicht, so werden Sie sagen, die Spinner - bei diesen fand ich neue Ideen und hier war eine Heilung möglich. Wenn man erst einmal zwischen Tod und ‚Heilung möglich' wählen muss, dann ist es klar, wohin man sich wendet, wenn man leben will.
Und, als kleines Kind lernt man schon: Bekomme ich das Eis nicht von meiner Mutter, dann versuche ich es doch mal bei meinem Vater. Wenn beides nicht hilft, schreie ich ganz laut, oder leide und weine und dann werden wir mal sehen, was aus dem Eis wird! Viel hat sich nicht geändert.
Da mir genügend Ärzte erklärt hatten, dass es nichts mehr wird, konnte ich mich mit Leichtigkeit abwenden, denn schließlich wollte ich leben. Ich ging, bildlich gesprochen, von Mutter zu Vater. Schreien musste ich nicht. Ich bekam Antworten.
Die Auswahl ist zu Beginn nicht groß. Wenn Sie allerdings anfangen, sich mit Ihren Möglichkeiten zu befassen, dann lernen Sie mehr und mehr.

Ich lese jetzt seit über 15 Jahren über Krebs und interessiere mich dafür. Ich kann Ihnen gar nicht sagen, was es alles gibt. Vieles, was belacht wurde, ist mittlerweile anerkannt. An anderes haben wir uns gewöhnt. So gab es in der Schulmedizin, was die Heilung von Krebs anbelangt, sehr wenig Erfolge und leider immer noch keine Krebsart, die zu 100% geheilt wird. Man spricht maximal von Lebensverlängerung. Wie es scheint, hat man sich damit abgefunden, nicht heilen zu können. Wir nehmen es hin, da der Krebs eben eine besonders schwere und komplizierte Krankheit ist. Wir hinterfragen es nur selten und meist nur dann, wenn diese Wahrheit nicht gut für uns ist, weil wir im

Endstadium erkrankt sind und entweder noch ein paar Jahre gut leben möchten oder aber eine Genesung erzielen wollen. In diesem Moment werden wir offen. Wer nicht den Tod vor Augen hat, kann niemanden wirklich belehren, wie es ist, wenn man dem Tod sehr nahe ist. Niemand. Ich halte es also für sehr gewagt, wenn man bequem und gesund in seinem Lehnstuhl sitzend Tipps über diesen Zustand abgibt, oder Menschen verurteilt, die nach einem Ausweg suchen. Dennoch tun die Menschen das nur zu gerne, wie ich es am eigenen Leib erfuhr. Heutzutage kann ich es im Internet, in Buchrezensionen oder bei ‚Fragen über Krebs' andauernd lesen.

Jeder weiß, wie es geht, oder aber, wie es garantiert nicht geht! Es wird kommentiert und geschimpft, was das Zeug hält! Manche, die nicht einmal in der Lage zu sein scheinen, eine Grippe souverän zu meistern, wissen aber natürlich, wie man sich bei Krebs fühlt, diesen heilt oder eben nicht heilt. Wenn ich nicht betroffen bin, kann ich auch ganz leicht sagen, dass etwas nicht heilbar ist.

So wie einen eben auch nur ein Krieg vor der eigenen Haustür betrifft, nicht aber in einem fernen Land.

Die Anzahl derjenigen, die sich intensiv mit dem Thema auseinandergesetzt haben, bevor sie ihre Meinung verkünden, ist dagegen gering.
Wie oft werden Menschen angegriffen, die sich - nachdem sie austherapiert waren - anderen Methoden zugewandt haben?

Aber was sollen sie tun, wenn man sie mit dem Tod bedroht und sie nicht sterben wollen?
Ich frage mich, wie man sich auch nur anmaßen kann, eine Kritik zu üben? Jeder hat das Recht, alles auszuprobieren; niemand

benötigt dazu noch einen unqualifizierten Kommentar.

Wenn man sich aber von Platituden wie „die Schulmedizin", „die Alternativmedizin", „diese Quacksalber", „das kann nicht sein, weil nicht sein kann, was nicht sein darf" trennt, dann findet man viele interessante Wege. In der Schulmedizin und auch in der Alternativmedizin. Überall. Man sollte diese Wege hinterfragen, sich gründlich informieren, und einen Standpunkt einnehmen. Eben genau den Standpunkt, den man mit seinem aktuellen Wissen vertreten kann, aber diesen dann auch verfolgen. Jeder Weg kann der richtige sein, wenn er selbstbestimmt und aus Überzeugung beschritten wird - und nicht aus Unwissenheit und Angst.

Selten bin ich so bedroht worden wie in der Zeit meiner Krankheit. Dazu gehörten Ärzte, die noch vor mir starben. Oder Menschen, die selbst krank waren und über Jahre nichts an ihrem Zustand geändert haben. Und es gab diejenigen, die eigentlich nicht wussten, wovon sie sprachen. Dennoch: Alle wussten, wie es geht. Alle konnten Druck ausüben. Allen war es sehr wichtig, dass ihre Meinung übernommen wurde. Es geht aber um einen Patienten, um einen Kranken, und nicht um das Vertreten einer Meinung. Es geht im wahrsten Sinne des Wortes um Leben und Tod.

Meine Lösung dazu war das völlige Ausgrenzen und ein Rückzug auf mich selbst.

Interessierte mich die Überzeugung eines Menschen, so befragte ich ihn oder konsultierte einen Vertreter dieser Meinung. Ansonsten unterhielt ich mich über den Kindergarten, die Kinder, das Pferd oder den Hund. Ich führte entweder „sichere Gespräche", die es dem anderen schwer machten, mir Tipps zu geben oder aber ich unterhielt mich mit Menschen, die sich tatsächlich mit der Materie befasst und etwas zu sagen hatten. Sie ahnen gar nicht, wie geschickt ich wurde!

Wie oft hatten mir Laien und auch Ärzte erklärt, ich müsste dringend die Milz herausnehmen lassen (mit Lunge und Leber taten sie sich etwas schwerer, aber wer braucht die Milz? Das Entnehmen der Milz war aber bei meiner Krankheit schon lange überholt.) Oder eine Strahlentherapie machen? Eine Strahlentherapie oder Operation schlug mir noch nicht einmal mein 8-Wochen-Onkologe vor. Vielleicht, weil es etwas zu viel zu bestrahlen gewesen wäre? Andere wollten, dass ich Hyperthermie[45] in Verbindung mit einer Chemotherapie machen sollte.
Zum damaligen Zeitpunkt machte man dies jedoch bei meiner Krebsart nicht; noch nicht einmal das Hyperthermie-Zentrum empfahl diese Therapie in meinem Fall. Wenn man sich für eine Chemotherapie entscheidet und die richtige Krebsart hat, ist die Hyperthermie allerdings eine Möglichkeit, das Leben zur verlängern und die Chemotherapie zu verstärken. Professor Dr. Rolf Issels aus München hat auf diesem Gebiet weit geforscht und einen sehr guten Weg der Behandlung entwickelt. Ich wollte aber Heilung, nicht nur Lebensverlängerung. Und ich wollte keine Chemotherapie. Dafür wurden am Zentrum für Hyperthermie einige andere Dinge gelobt, die ich bereits machte und die mich bestärkten, wie z. B.:

- Hochdosis Vitamin C
- Bioresonanz zum Ausleiten von Giften, Parasiten, Pilzen, Allergien und anderen Störungen.
- Darmsanierung und basische Diät.

---

45 Hyperthermie bedeutet Überwärmen des Körpers oder einzelner Körperteile. Die Therapie soll vor allem die Wirksamkeit von Chemotherapie und Bestrahlung verstärken. Die Hyperthermie gehört bisher nicht zu den Standardverfahren gegen Krebs.

Hier wurde auch die Insulin Potenzierte Therapie (IPT) angeboten, bei der die Chemotherapie mittels Insulins direkt an der Krebszelle wirken soll. Da die entarteten Zellen des lymphatischen Systems einen höheren Grundumsatz haben als normale Körperzellen, sind sie bestrebt, Zucker nach einer Periode der Unterzuckerung schneller aufzunehmen. Der Mechanismus erfolgt über sog. Insulinrezeptoren.
Da Tumorzellen im lymphatischen System wesentlich mehr Rezeptoren besitzen als normale Körperzellen, kann eine Chemotherapie somit effektiver auf die bösartigen Zellen wirken. Zum Zeitpunkt meiner Erkrankung steckte diese Therapie allerdings noch in den Kinderschuhen und wurde nicht als gängige Therapieform empfohlen. Auch beinhaltete sie eine Chemotherapie, der ich feindlich gegenüberstand. Daher hörten sich diese Tipps alle nett an, basierten aber immer auf dem, was ich nicht haben wollte.
Anders war es bei den Freunden, die tatsächlich schon einmal einen Menschen in den Krebstod begleitet hatten oder die einem Krebskranken wirklich beigestanden sind. Eine meiner Freundinnen hatte bereits ihre Mutter verloren, die andere Mutter starb ein paar Jahre nach meiner Erkrankung. Sie schickten oder stellten mir hin und wieder Dinge vor die Tür, die sie für gut hielten, unterstützten mich mit meinen Kindern und hörten mir zu. Diesen Menschen war ich sehr dankbar. Sie zeigten mir in Maßen Dinge, die es gab, und verurteilten mich nicht, wenn ich diese nicht sofort annahm. Sie hatten wahres Verständnis. Sie halfen mir wirklich.

Obwohl ich das Gefühl hatte, dass meine Therapie griff, so konnte man es nicht unmittelbar feststellen. Ich hielt zwar mein Gewicht, war aber dennoch sehr dünn und hatte immer noch Schmerzen. Ebenso gab es auch noch Schweißausbrüche und auch Fieberschübe.

Ich konnte nachlesen, dass Patienten oft, wenn sich der Krebs verringerte, nicht besser aussahen, sondern erst einmal schlechter und sich auch nicht unbedingt wohler fühlten. Dies könnte auch daran liegen, dass die abgestorbenen Krebszellen sehr giftig sind.

Normalerweise kommt es im Körper jeden Tag zur Apoptose[46], d. h. Zellen, die nicht gesund sind, sterben ab. Es ist eine Art Zellselbstmord. Dieser widerfährt auch der Krebszelle, z. B. bei einer Chemotherapie - wenn diese greift (oft verkleinert sich der Tumor nur, aber die Krebsstammzellen bleiben am Leben) - oder aber wenn ihre Lebensumstände in dem Körper, in dem sie sich befindet, zu schlecht für sie werden.

Dieser Zellselbstmord kann entweder durch das Immunsystem angeregt werden, durch eine Therapie, oder auch bei starker Schädigung des Erbguts. Normalerweise findet diese immer in unserem Körper statt. Es können sich täglich 200 Gramm totes Zellmaterial bilden. Dieses Material wird normalerweise von den Fresszellen aufgenommen und so entsorgt. Wenn Hautzellen oder Schleimhautzellen absterben, so verlieren wir diese direkt. Die Zellen des Darms werden ausgeschieden, alle anderen von den sogenannten Fresszellen aufgenommen. Abgestorbene Krebszellen sind sehr giftig und stellen daher für den Körper eine toxische Belastung dar. Das Gewebe um einen Tumor muss sich, auch nachdem der Tumor abgestorben ist, wieder regenerieren. Das gilt ebenso für die Knochen. Wenn der Tumor schrumpft, kann für diese sogar durch das Weichen von Tumormasse und noch nicht wieder bestehender Knochenmasse eine Bruchgefahr oder Instabilität entstehen. Aus diesem Grund war es mir auch sehr wichtig, mich viel zu bewegen (so weit möglich) und auch mein Kieser-Training zu machen. Meine Gewichte entsprachen in etwa denen, die man einer 90-Jährigen empfehlen

---

46 https://de.wikipedia.org/wiki/Apoptose

würde, aber es ging ja nicht um sportlichen Wettkampf, sondern um Knochen- und Bindegewebsaufbau.

Das Bindegewebe spielt dabei auch keine unerhebliche Rolle. Je stärker das Bindegewebe ist, desto härter ist es für Krebszellen, dieses zu durchdringen und sich weiter auszubreiten (das Gleiche gilt natürlich auch für Muskeln). Es stelle somit einen Schutz unseres Systems dar, hatte mir einmal Herr Dr. Müller-Wohlfahrt erklärt, darum sei Bewegung ein besonders wichtiger Faktor. Viel später las ich sein Buch „Mensch, beweg Dich!" und war froh, es instinktiv richtig gemacht zu haben.[47] Wann immer ich Herrn Müller-Wohlfahrt traf, konnte ich bewundernd anerkennen, wie fit er war - und das auch noch im Alter.
Wir unterhielten uns sehr viel über Gesundheit und kamen zu der Erkenntnis, dass im Grunde immer der gleiche Weg zum Ziel führt: Bewegung, eine gesunde, basenüberschüssige Ernährung und psychische Ausgeglichenheit. Dabei liegt der wahre Wert nicht im theoretischen Wissen, sondern in der praktischen Anwendung!

Bewegung ist essentiell für den Abbau von Schadstoffen und Giften, die wir entweder schon vor der Krankheit in uns hatten und dadurch an Krebs erkrankten, oder die sich wieder ansammeln, wenn die Krebszellen absterben.
Zur Entgiftung haben wir verschiedene Möglichkeiten:
Über die Haut durch Schwitzen. Dieses können wir durch Sport oder Sauna anregen. Beides war in meinem Zustand sehr schwierig. Da ich mich kaum bewegen konnte, kam ich auch selten ins Schwitzen.
Das Kieser-Training schaffte das auch nur in einem sehr

---

47 Mensch, beweg Dich!: So stärken Sie Ihr Bindegewebe 1. Mai 2004 von Michael Scheele und Hans-Wilhelm Müller-Wohlfahrt

geringen Maße. Andererseits litt ich an dem für Morbus Hodgkin typischen Nachtschweiß, nur hätte ich gerne natürlich geschwitzt und nicht aufgrund einer Krankheit.

Über die Lunge und durch unsere Atmung bauen wir weitere Giftstoffe ab. Ich versuchte daher, jeden Tag mindestens eine Stunde spazieren zu gehen und auch bewusst zu atmen. Das Atmen wurde für mich auch immer leichter - trotz des Befalls der Lunge.

Unsere Ernährung ist ein großer Faktor und eine ausgezeichnete Möglichkeit der Entgiftung. Nicht nur durch Darmsanierung, sondern auch durch Diät. Daneben gibt es verschiedene Mittel, um die Leber zu entgiften. Zurzeit sind natürlich auch Saftkuren mit grünen Detox-Säfte mit Ingwer sehr in Mode (schon lange bekannt ist der Gerstengrassaft), die mit Sicherheit ihren Zweck erfüllen, wenn die Gemüse und Obstarten aus biologischem Anbau sind und nicht selbst durch Pflanzenschutzmittel, Bestrahlung, Besprühung zur Haltbarkeit oder durch Antifungizide vergiftet sind.

Zusätzlich kann man der Haut beim Entgiften helfen, indem man basische Voll- oder Fußbäder macht. Wem das nicht möglich ist, der kann auch basische Wickel oder basische Strümpfe über Nacht tragen. Die klassische Basendiät beschreibe ich später.
Eine weitere gute Möglichkeit der Entgiftung ist die Lymphdrainage und auch die Fußreflexmassage.

Ich konnte zwar fühlen, dass sich mein Zustand verbesserte oder aber ich zumindest nicht in unmittelbarer Zeit sterben würde, jedoch war die Verbesserung nicht messbar (da ich auch keine weiteren CT oder MRT Aufnahmen gemacht hatte) und eher eine „gefühlte Verbesserung", die sich nicht in einer

Gewichtszunahme oder weniger Schmerzen äußerte, sondern eher darin zu sehen war, was alles noch nicht passiert war.

Der 8-Wochen-Onkologe hatte mir folgendes Szenario aufgezeigt:

- Knochenbrüche (ich hatte vier gebrochene Wirbel, aber dies geschah lange vor dem Besuch bei ihm).
- Infektionen (hatte ich gar nicht)
- Wasser in der Lunge (konnte ich nicht spüren)
- multiples Organversagen (das hätte dann das Ende bedeutet und war mir auch nicht ersichtlich)
- Ich fühlte auch nicht, dass das Lymphom auf meine Organe drückte (außer natürlich auf meine schmerzenden Knochen, aber hier war das Problem eher, dass das Lymphom in meinen Knochen steckte...)

Kurz: Alle prognostizierten Ereignisse traten bis zu diesem Zeitpunkt nicht ein. Außerdem war ich nicht tot und darin sah ich meinen Erfolg.
Trotzdem wurde der Druck von außen immer stärker und stärker und stellte sich für mich als das größte Problem heraus. Ich denke, hätte ich eine solche Erkrankung noch einmal, würde ich jeglichen Kontakt zur Außenwelt abbrechen. Dies war nur schwierig, da ich zwei kleine Kinder im Alter von drei und sechs Jahren hatte.

Ich gab wieder einmal nach und telefonierte mit einem Onkologen, der ambulante Chemotherapie anbot, und war dieses Mal über das Interesse und Engagement des Arztes erstaunt. Er schaffte es tatsächlich, dass ich mich in der Onkologie wohlfühlte – soweit dieses überhaupt möglich war.
Meines Erachtens hat die Chemotherapie drei große Vorteile:

- Sie ist gesellschaftlich anerkannt und niemand stellt die Therapie in Frage. Auch nicht die Folgen der Therapie. Ganz im Gegenteil: Alle sind glücklich und zufrieden. Ich denke, das liegt an der großen Unwissenheit über diese Therapieform und deren Erfolg oder Misserfolg. Aber es ist ja gleichgültig, warum etwas anerkannt ist, solange man als Patient endlich seine Ruhe hat!
- Die Krankenkasse unterstützt einen in der Zeit mit einer Haushaltshilfe und Kinderbetreuung.
- Man kann die Verantwortung an der Eingangstür des Onkologen abgeben und hat schnell keine Schmerzen mehr. (Dafür haben allerdings viele Menschen Nebenwirkungen, wie man fairerweise erwähnen muss. Und die ein oder andere Nebenwirkung kann zum Tode führen...)

Ich hatte das Glück, durch Zufall den für mich richtigen Onkologen gefunden zu haben und ich bin mir sicher, dass ich seine schwierigste Patientin war! Er nahm sich Zeit, war nett und hatte große Geduld mit mir.

Ich denke, es war ihm sehr schnell klar, dass er nur mit mir zusammenarbeiten konnte und man sich seine Patienten nicht immer aussuchen kann. Nun hatte er leider eine Patientin, die jeden einzelnen Schritt ausdiskutierte, verifizierte, und seiner Medizin ausgesprochen kritisch gegenüberstand.
Er hatte unendliche Geduld und eine enorme Menschenkenntnis. Es tat mir sehr leid für ihn, dass er sich gerade ein Gebiet ausgesucht hat, wo um ihn herum alle Patienten verstarben und der Tod so präsent war, wie es niemand haben möchte. Das hatte dieser gute Mensch wirklich nicht verdient.

Zu seiner Entschädigung für meine Kompliziertheit überlebte ich, und ging somit, wie er sagte, auch als Held in die Krebsstudien zu Morbus Hodgkin ein. Nicht nur, dass ich überlebte! Nein, ich bekam durch die Behandlung weder Leukämie noch andere Krebsarten. Mein Fall ist seitdem beschrieben. Leider als Ausnahmefall.

Wie gesagt, ich war sicherlich ein Nerv tötender Fall! Mein Kompromiss bestand darin, eine Chemotherapie zu machen. Abgesehen davon war ich wohl unerträglich kompromisslos.

Er empfahl eine „Hochdosis-Chemotherapie“ von acht bis zwölf Monaten. Netterweise erklärte er mir, dass diese ganz knapp am Tod vorbei dosiert würde.
Ich entschloss mich zur „Normal-Dosis“ von fünf Monaten.
Einen Chemo-Sensibilitätstest (APO 10, TKTL1) gab es wohl damals nicht, oder der Onkologe bot ihn nicht an. Ob die Therapie also überhaupt wirken konnte, wurde nicht ausdiskutiert. Ich hatte allerdings irgendeine Art von Test schon bei einem Heilpraktiker gemacht, der sich darauf spezialisiert hatte. Dieser ergab die Chemotherapie wäre bei mir unwirksam. Allerdings fand ich bei diesem auch keine Lösung für meine Erkrankung und habe es nicht weiterverfolgt.

Der Onkologe verschrieb mir Morphin.
Ich nahm noch nicht einmal das Rezept mit.
Leider hatte ich vorher gelesen, dass Morphin krebserregend ist und die Überlebenszeit der Patienten verkürzen soll.[48]
Die Untersuchungsvarianten wurden ausdiskutiert; aber ich lehnte einen Großteil aller Untersuchungen ab. Jede Untersuchung, die er mir vorschlug, musste er begründen und mir gleich aufzeigen, zu welchem Ergebnis diese führen würde. Wenn mir das, was er vorschlug, nicht zusagte, ließen wir die Untersuchung

---

48 http://www.focus.de/gesundheit/ratgeber/krebs/news/krebstherapie-morphium-foerdert-tumor-wachstum_aid_455400.html

weg.
Einer dieser Vorschläge, die er mir immer und immer wieder machte, war, mir wegen meiner gebrochenen Wirbel und der Gefahr, dass alles in sich zusammenbrechen könnte, Stangen in meinen Rücken einzubauen. Diese Stangen hätten zu einer Versteifung geführt und auch meine Reiterei beeinträchtigt. Für ihn war dies irrelevant, da er davon ausging, dass ich sowieso nie mehr reiten könnte. Und außerdem musste ich ja erst einmal überleben, um reiten zu können. Für mich war es aber weder irrelevant, ob ich reiten könne, noch fraglich, ob ich überleben würde. Ich ging davon aus nach meiner Krankheit wieder zu reiten. Ich lehnte also ab. Die Vorstellung fand ich absurd.
Ebenso machte er es mir zur Auflage, nicht mehr als maximal ein Kilogramm zu tragen. Nun, die Handtasche einer Frau erfüllt noch nicht einmal diese Voraussetzung. Ich versuchte mich - außer beim Kieser-Training - daran zu halten. Aber jeder, der ein dreijähriges Kind hat, weiß, welche Chance man als Mutter damit hat.
Ich sollte ein PET-CT vor der Chemotherapie machen, eines währenddessen und eines danach, was ich jedoch aufgrund der Radioaktivität ablehnte, bzw. entschied, dass ich nur eines machen würde. Dieses wollte er sich dann für einen späteren Zeitpunkt aufheben. Ein PET-CT hätte das Schema der Chemotherapie nicht beeinflusst und maximal die Baustellen aufgezeigt. Das wäre zwar interessant aber nicht der gefährlichen Strahlung wert gewesen. So verlief also alles nicht wie üblich, aber er lenkte mich ein bisschen in seine Bahnen und ich blieb meinen auch etwas treu. Jeder von uns machte einen Kompromiss.

Bevor die Chemo begann, kam es jedoch noch zu einem für mich sehr bedeutenden Zwischenfall. Meine Tumormarker waren überhaupt nicht so, wie es zu erwarten war. Nun, wenn Tumormarker ausschlagen, so spricht man oft vom Segen der Tumormarker. Wenn sie nicht ausschlagen, dann erklärt man gerne, sie wären nicht immer eindeutig. Nun, man lernt nie aus. Ich hatte also Krebs und meine Tumormarker erfüllten bei mir nicht ihren Zweck.

Chemotherapien sind in verschiedene Programme eingeteilt, denen man folgt. Aus diesem Grund ist es wichtig, dass die Werte den Angaben der Programme entsprechen. Relevant ist dabei, ob sich der Krebs (zumindest bei Hodgkin) oberhalb des Zwerchfells oder auch unterhalb befindet:

- Stadium I: Befall einer einzigen Lymphknotenregion
- Stadium II: Befall von zwei oder mehr Lymphknotenregionen auf einer Seite des Zwerchfells
- Stadium III: Befall von zwei oder mehr Lymphknotenregionen auf beiden Seiten des Zwerchfells
- Stadium IV: Ausgedehnter Befall von Organen außer halb des lymphatischen Systems (z. B. Lunge, Leber, Knochenmark) mit oder ohne Befall von Lymphknoten.[49]

Laut der letzten Untersuchungen und der Gewebeentnahme war ich definitiv im Stadium IV. Auch hatte ich B-Symptome und damit im Stadium 4b. Meine Knochen waren alle befallen - außer Schädelknochen, Unterarme und Unterschenkel - ebenso Milz, Leber und die Lunge beidseitig. An Lymphknoten waren deutlich mehr befallen, als ich wusste, dass diese überhaupt existierten. Aus einem mir nicht bekannten Grunde wollte er aber das Stadium eindeutig festlegen, das meines Erachtens jedoch schon vom 8-Wochen-Onkologen bestätigt war.
Soweit ich es verstanden hatte, starb man auch immer nach Stadium 4, außer man starb vorher an der Behandlung oder einer Begleiterscheinung, mit der der Körper nicht fertig wurde.

---

49 https://www.krebsgesellschaft.de/onko-internetportal/basis-informationen-krebs/krebsarten/morbus-hodgkin/erkrankungsverlauf.html

Trotzdem schien es irgendetwas zu geben, das er anzweifelte. Daher wollte er das Stadium bestätigt haben.
Meine Blutwerte waren anders als erwartet. Damit er sich mit dem Schema der Chemotherapie sicher sein konnte, stimmte ich einer Knochenpunktion zu. Es sollte mir ein Stück Knochen aus dem Becken gestanzt werden, da ich dort anhand der Aufnahmen am meisten „Krebs" hatte. Auch war es wohl ein Punkt, an dem ein Hodgkin-Patient mit ausgeprägten Knochenbefall immer Krebszellen hatte.
In der Knochenpunktion konnte man jedoch keine Krebszellen mehr nachweisen!
Nun, wie Sie sich vorstellen können, war ich kurz davor, auf dem Absatz umzukehren und meinen Sieg zu feiern! Ich ging davon aus, dass meine Krankheit in umgekehrter Reihenfolge heilen würde, also die Knochen zuerst. Wenn dort, wo zuvor der meiste Krebs vorhanden war, nichts mehr nachzuweisen war, und meine Blutwerte zwar schlecht, aber alle Werte nicht zusammenpassten, so musste das bedeuten, dass ich auf dem Weg der Heilung war!

Mein Onkologe war verunsichert, meinte aber, man sollte die Chemo so machen, wie geplant. Es hatte mich eine extreme Überwindung gekostet, diesen Weg überhaupt zu gehen; nun hatte ich das erste Mal das Gefühl, planlos zu sein. Ich muss gestehen, dass ich es als sehr leicht empfand, einfach den Weg zu gehen, der einem vorgegeben wurde.
Ich liebte immer die Besuche bei meinem Homöopathen und würde natürlich, wenn ich mal wieder eine Krankheit hätte, immer zu ihm gehen. Auch wenn unsere ganze Familie ihn schon eine Ewigkeit nicht gesehen hat, so ist er unser Arzt. Dennoch war das Ergebnis bei ihm immer die Eigenverantwortung - und genau diese gibt man an der onkologischen Haustür ab. Ein krasser Gegensatz! Aber es hat - zumindest vorrübergehend – schon

etwas, wenn jemand sagt: „Komm Mädel, da geht's lang!". Wenn man das Ganze jedoch überleben will, muss man selbstverständlich schnell wieder Eigenverantwortung übernehmen, aber für ein paar kurze Momente war es SEHR angenehm.
Eh ich mich versah, war ich in der Mühle. Wir diskutierten noch die Anzahl der Bluttransfusionen aus, doch ich befasste mich mit blutbildender Ernährung und reduzierte die Transfusionen von drei auf eine - was dann auch klappte.
Vor der ersten Chemo hatte ich schreckliches Grausen. Grundsätzlich mag ich schon mal keine Nadeln. Einen Port hatte ich, wie alles andere, auch abgelehnt. So sollte die Therapie über die Vene laufen.
Dazu kam, dass ich all diese „Chemofilme" im Kopf hatte. Und Übergeben mag ich genauso wenig wie Nadeln. Vielleicht werden Sie sich nun denken, das sei doch alles irrelevant in Anbetracht des Todes? Ja und nein. Auch nach zehn Jahren Nachuntersuchung mochte ich noch keine Nadeln. Außerdem bleibt man auch immer noch ein Mensch und sollte sich nicht auf einen ‚Krebskranken' reduzieren. Ich wurde auch nicht mutiger mit meiner Diagnose.
Meine größte Angst waren allerdings nicht die Nebenwirkungen, sondern die Möglichkeit, durch die Chemotherapie entweder zu sterben oder wieder an Krebs zu erkranken.
Ich wollte auf gar keinen Fall geheilt sein und dann wieder mit einer anderen Krebsform von vorne anfangen müssen.
Noch einmal all diese Ängste und Überlegungen wären mir definitiv zu viel. Natürlich störte mich auch die Tatsache, dass sich mein Kinderwunsch durch den Beginn der Therapie erledigt hatte[50], auch wenn es hier sicherlich auch Ausnahmen gibt. Dennoch muss man natürlich überlegen, ob man überhaupt noch über

---

50 https://www.ncbi.nlm.nih.gov/pubmed/20305034
https://www.krebsgesellschaft.de/onko-internetportal/basis-informationen-krebs/therapieformen/chemotherapie.html

Schwangerschaften nachdenken sollte, wenn eine Chemotherapie über alle Eizellen gelaufen ist, so man ein Ausnahmefall ist und nicht seine Fruchtbarkeit mit der Behandlung durch Chemotherapie aufgegeben hat.
Alle anderen Nachteile - wie Haarausfall und die völlige Vergiftung meines Körpers - waren auch nicht unerheblich. Eigentlich war ich mir gar nicht so sicher, wie ich den ersten Acht-Stunden-Tag überhaupt, auf einem Stuhl sitzend, schmerztechnisch durchstehen sollte?
Ich kam bei all den Bedenken zu dem Entschluss, dass ich einfach gut durch diese Therapie kommen wollte und eine derjenigen sein sollte, die geheilt werden. Mit dieser Einstellung musste ich das Ganze nun einfach durchziehen.
Komischerweise ging der erste Tag besser als gedacht. Am Abend stand ich auf, hatte deutlich weniger Schmerzen, fühlte mich wie ein aufgeblasener Luftballon und ging sicherlich drei Kilo schwerer nach Hause, um Kohl-Fußbäder zu machen und an meiner Ananas zu knabbern.

Nachdem ich die ersten drei Chemo-Tage gut überstanden hatte, verzichtete ich auf alle Medikamente, die man so zusätzlich bekommt, angefangen von Spritzen für die Leukozyten, zusätzlichen Antibiotika und was es sonst noch alles so gibt. Das Spektrum ist groß. Dies behielt ich auch bis zum Ende meiner Therapie bei. Ich nahm kein einziges zusätzliches Medikament, außer Bisphosphonate, die ich auch früher einstellte als geplant, aber nach meinem aktuellen Wissen hätte ich auch auf diese verzichten sollen. Eigentlich sollen diese das Skelett vor weiterer Zerstörung schützen und werden bei Knochenmetastasen traditionell verabreicht. Bisphosphonate sind starke Säuren, was wiederum im Gegensatz dazu steht, dass der Krebs im sauren Milieu existiert und nicht im basischen. Auch kann sich die Nephrotoxizität der Bisphosphonate bemerkbar machen, die

Nieren sind aber bereits durch die Chemotherapie stark belastet. Knochennekrosen sind eine weitere Nebenwirkung. Außerdem stehen sie im Verdacht Krebs der Speiseröhre und atypische Knochenbrüche auszulösen. Heute würde ich es mir also sehr genau überlegen.
Ich habe während meiner Therapie an meiner Diät festgehalten und extrem viel Wasser und Tee getrunken. Während die Patienten neben mir bei Cappuccino und Croissant saßen, nagte ich an meinem Kohlblatt.
Zusätzlich habe ich mir an jedem Chemo-Tag und an den Tagen, an welchen ich zum Blutabnehmen kommen musste, eine Vitamin C Infusion[51] mit 15g Vitamin C geben lassen (Kosten etwa 22 €). So kamen Vitamin C Infusionen an Tag 1, 2, 3 (Chemotherapie), 7 (Blutabnahme), 8 (Chemotherapie), 14 (Blutabnahme und Tabletten) dazu, und bei Tag 21 ging es wieder von vorne los. Also sechs Infusionen innerhalb von drei Wochen.
An allen anderen Tagen nahm ich naturidentisches Vitamin C oral ein und hatte durch meine Ernährung schon einen hohen Grundumsatz und kam insgesamt auf über 10 Gramm.
Wenn möglich machte ich Kohl-Vollbäder oder -Fußbäder und auch hin und wieder „Totes Meersalz Bäder" oder Basenbäder. Eigentlich gab es keinen Abend, an dem meine Füße nicht in einem Eimer steckten.

Ich habe meine Chemotherapie auf den Tag eingehalten. Nie hinderten mich meine Blutwerte oder irgendwelche Krankheiten daran. Die Nebenwirkungen hielten sich in Grenzen. Ich verlor meine Haare und meine Fingerspitzen wurden taub. Ansonsten hatte ich keine Komplikationen. Weder Müdigkeit, Nierenprob-

---

51 Ma Y, Chapman J, Levine M, Polireddy K, Drisko J, Chen Q. High-dose parenteral ascorbate enhanced chemosensitivity of ovarian cancer and reduced toxicity of chemotherapy. Sci Transl Med 2014; 6(222): 222ra18. doi: 10.1126/scitranslmed.3007154

leme, Hautprobleme, noch sonstiges aus der breiten Palette der Nebenwirkungen.

Nach dem **ersten Zyklus** war meine Krankheit im Ultraschall nicht mehr zu sehen. Doch der Onkologe glaubte noch nicht daran. Später kam das PET-CT zum Einsatz. Ich sah meine Kinder und meinen Mann zwei Tage lang nicht und strahlte alleine und isoliert vor mich hin - und bekam dann das sensationelle Ergebnis: Ich war „krebsfrei".

Mein Onkologe empfand es als eine sehr erstaunliche Krankengeschichte und sagte immer, dass ich eigentlich in Stadium 5 war, nämlich tot. Er hatte vor meiner Heilung nie von einer Frist gesprochen, aber danach sagte er mir, dass er es schon sehr eilig mit mir gehabt hätte, da er immer gedacht habe, ich könnte das doch nicht überleben... Und eigentlich könnte ich auch jetzt nicht mehr leben. Aber ich kann.

Des Weiteren hatte ich das ungemeine Glück, dass die Nebenwirkungen, die die meisten Hodgkin-Patienten hatten, nicht meine waren. Ich habe weder ein Rezidiv bekommen noch eine andere Krebsart. Auch von Leukämie blieb ich verschont. Meine Wechseljahre waren reversibel. Meine Nervenschäden waren nicht von Dauer, wie bei sehr vielen anderen Kranken, die ihr Gefühl in den Händen oder Füßen dauerhaft verloren. Ich habe weder eine Schilddrüsenunterfunktion noch Herzinsuffizienz oder ein Fatigue Syndrom. Meine Knochen sind stabil und ich führe ein ganz normales Leben.

Ich musste seit meiner Chemotherapie nie wieder ein Medikament einnehmen. Kein Antibiotikum, keine Kopfschmerztablette, nichts.

Ich bin mir aber auch sicher, dass ich davon für ein ganzes Leben genug bekommen habe!

Zeitlicher Ablauf:

- Herbst 2002 Knoten unter dem Schlüsselbein
- Mitte 2003 Ausschlag und Rückenschmerzen → 18 Tage Fasten, danach entzündungshemmende Ernährung
- Januar 2004 Diagnose Endstadium, metastasierter Krebs (Lunge, Milz, Leber, Becken, Femur, Wirbelsäule)
- Mai 2004 Hodgkin Diagnose + 8 Wochen Prognose, unheilbar
- Oktober 2004 kein Nachweis von Krebszellen mehr in den Knochen
- Ende Oktober 2004 Chemotherapie (palliativ)
- November 2004 Leber und Milz auf Normalgröße
- Anfang Februar 2005: VOLLREMISSION, GEHEILT

III. Möglichkeiten der Heilung

1. Gedanken zur Heilung

Ich habe in den letzten Jahren sehr viele Bücher gelesen, Vorträge gehört und mit Menschen gesprochen, die an Krebs erkrankt sind. Es kann oftmals sehr schwierig sein, den für sich richtigen Weg zu finden. Nicht nur, weil es so viele Möglichkeiten gibt, sondern auch mangels übereinstimmender Meinungen. Nimmt man zum Beispiel den eigentlich einfachen Fall: Eine Frau erkrankt an Brustkrebs und möchte diesen mit einer Chemotherapie/Bestrahlung und einer Operation bekämpfen. Sollte sie sich keinen weiteren Rat einholen, mag es ganz einfach scheinen. Aber alleine die Frage, ob man zuerst operiert und dann die Chemotherapie/Bestrahlung macht, oder umgekehrt, kann zu sehr unterschiedlichen Antworten führen. Als Patient ist man völlig überfordert, da man mit der Diagnose oft das Gefühl hat, keinen klaren Gedanken mehr fassen zu können. Mancher wird sagen, dass es besser ist, den Knoten in der Brust zu belassen, da man so leichter erkennen kann, wie gut die Chemotherapie anschlägt. Im Gegensatz dazu aber kann sich ein großer Tumor durch die Therapie verkleinern und man kann beispielsweise brusterhaltend operieren. Man spricht hier entweder von **adjuvanter** oder **neoadjuvanter Therapie.** Eine adjuvante Therapie ist eine Chemotherapie nach der operativen Entfernung des Tumors in der Brust (oder an anderer Stelle) und soll das Rückfallrisiko senken. Sie zielt auf möglicherweise zurückgebliebene, nicht sichtbare Tumorzellen ab. Die Bezeichnung ‚adjuvant' steht für ‚ergänzend' oder ‚unterstützend'.
Eine Chemotherapie kann auch vor der Operation erfolgen. Dann bezeichnet man die Behandlung als neoadjuvant. Auch gibt es noch die **palliative Therapie.** Diese wird dann eingesetzt, wenn der behandelnde Arzt nicht von einer Heilung ausgeht, da der

Brustkrebs schon zu sehr metastasiert ist oder nicht das ganze Tumorgewebe entfernt werden konnte. Die **palliative Therapie** zielt nicht auf Heilung ab, sondern soll das Tumorwachstum eindämmen und krankheitsbedingte Beschwerden mindern. Ziel der Behandlung ist es, die Lebenszeit bei guter Lebensqualität zu verlängern.[52] Im letzteren Fall sollten Sie Ihren Arzt allerdings fragen, was er unter Verbesserung und Lebensqualität genau versteht, um nicht von unterschiedlichen Vorstellungen auszugehen.

Im Falle von Brustkrebs gibt es noch eine weitere Frage, die man sich zur Therapie stellen muss, und die nicht jeder Onkologe anspricht: Nämlich ob eine adjuvante Chemotherapie - je nach Tumorart - überhaupt nötig ist oder aber nur dem Patienten schadet? Um diese Frage zu beantworten, kann man aber einen einfachen Mamma Print Test[53] machen. Mit diesem Test kann man feststellen, welche Gene der Tumor enthält, und kann über 70 Gene auf ihre Aktivität testen.[54] Auf diese Weise kann man herausfinden, ob der Tumor metastasieren wird oder nicht. Sollte es sich bei Ihrem Tumor um einen nicht aktiven handeln, so müssen Sie keine Chemotherapie zur Verhinderung von Metastasen machen. Ebenso können Sie in diesem Fall auch die Nachbehandlung mittels Hormontherapie überdenken. Der Test macht nur im frühen Stadium, also ohne Metastasen, Sinn, denn sobald der Tumor metastasiert ist, müssen Sie sich leider nicht mehr fragen, ob er das kann. Ich gehe davon aus, dass für immer mehr Tumorarten solche Tests entwickelt werden. Daher sollten Sie Ihren Arzt danach fragen, um auf diese Weise vielleicht

---

52 www.krebsinformationsdienst.de/tumorarten/brustkrebs/chemotherapie.pp

53 http://www.breastcancer.org/symptoms/testing/types/mammaprint

54 https://www.krebsgesellschaft.de/onko-internetportal/basis-informationen-krebs/krebsarten/brustkrebs/prognosetests-bei-brustkrebs.html

einen für Sie klareren oder überzeugenderen Therapieweg zu finden.[55]

Wenn man in der Situation ist, dass man verschiedene Wege der Therapie angeboten bekommt, ist es wichtig sich selbstständig zu entscheiden. Lassen Sie sich nicht drängen und nehmen Sie sich auch die Zeit, noch einmal nachzulesen. Oft hört man von Krebspatienten: „Hätte ich geahnt...". Ein Tumor bildet sich nicht in ein oder zwei Wochen, selten auch in ein oder zwei Monaten. Daher werden Sie Ihre Heilung nicht positiv beeinflussen, wenn Sie sich keine Zeit nehmen, um darüber nachzudenken, was sie tun möchten. Lassen Sie sich nicht unter Druck setzen, sondern agieren Sie in Ruhe. Fällen Sie dann eine Entscheidung, wenn Sie soweit sind; befolgen Sie nicht gleich morgen, was man Ihnen heute vorschlägt.
Das Einzige, was ich heute jedem raten würde, ist, sofort seine Ernährung umzustellen. Egal, ob Sie sich alternativ oder konventionell behandeln lassen, eine Nahrungsumstellung ist meines Erachtens unverzichtbar und sollte Ihr allererster Schritt sein.
Chemotherapie und Strahlentherapie werden deutlich besser vertragen und haben eine höhere Wirksamkeit, wenn der Patient eine pH-neutrale Diät verfolgt, die reich an Antioxidantien und Mineralstoffen ist, und die Angiogenese hemmt. Sie werden schon bald die Vorzüge einer Diät schätzen lernen und sicherlich auch die ein oder andere Baustelle in Ihrem Körper abschließen können. Sie werden sehr schnell feststellen, dass Sie sich etwas Gutes tun!

Damit ich mich nicht missverständlich ausdrücke: Ich verstehe unter einer Nahrungsumstellung nicht, dass Sie zu 50% sinnvoll essen, aber sich dann am Wochenende mit Eis, Fleisch und

---

55 Mittlerweile gibt es schon verschiedene Brustkrebstests, die wie der Mamma Print Test Prognosen erstellen.

Kuchen belohnen! Oder wie damals mein amerikanischer Au-pair-Vater, der jeden Abend - zur Feier seines Diät-Tages - mit mir heißen Kakao mit Marshmallows und Sahne trank!
Der Tag besteht aus 100% sinnvoller Ernährung und Ihre Belohnung ist Ihre Gesundheit!
Trennen Sie sich vom Wurschtradel, der Leberkässemmel und dem Wiener Schnitzel! Auch meine heißgeliebten Gummibärchen gehören nicht zu einer Krebsdiät. Essen Sie alles, was dem Krebs schadet und den pH-Wert zu einer 7,5 führt. Vergessen Sie alles andere getrost. Sie werden schon ohne Alkohol und Kaffee überleben. Ob Sie aber Ihren Krebs mit Weizen, Softdrinks, Zucker und Fleisch überleben? Da würde ich mich nicht so weit aus dem Fenster lehnen. Noch habe ich weder „Fleisch gegen Krebs", noch „Zucker für die Krebsheilung" lesen können. Der Krebs ist ein starker Gegner, also reißen Sie sich zusammen! Essen Sie wie ein Krebsprofi und bilden Sie sich über Ihre Krankheit fort, bis Sie eine Therapieentscheidung getroffen haben. Sie müssen sich nicht beeilen und jede Form der Therapie annehmen, aber Sie sollten SOFORT etwas an Ihrer Ernährung verändern. Damit meine ich: heute - und nicht morgen!

Bei einer Therapieentscheidung sollten Sie sich auch darüber klar sein, dass andere Menschen eine ganz andere Vorstellung davon haben können, was eine ‚gute Therapieform', eine ‚gute Lebensqualität' beziehungsweise eine ‚zufriedenstellende Lebenserwartung' ist, als Sie. Onkologen finden eine Lebensverlängerung um ein Jahr durch Chemotherapie inklusive aller Nebenwirkungen fantastisch. Sie aber vielleicht nicht.

Stellen Sie sich darauf ein, dass Sie auch Gegensätzliches und Verwirrendes hören: Die einen werden Ihnen sagen, Sie müssen eine Chemotherapie machen, sonst sterben Sie. Die anderen werden davon abraten, mit dem Hinweis, dass man aufgrund der

Chemotherapie stirbt. Also schaffen Sie sich Ihre eigenen Überzeugungen. Studieren Sie Ihre Krebsart bis Sie wissen, was Sie tun. Denken Sie aber immer daran, dass unsere Nahrung nicht der Kalorienzufuhr dienen soll, sondern der Heilung und der Förderung von Gesundheit. Mit Chips und Cola werden Sie bestimmt nicht gesund. Man geht davon aus, dass 30% aller Krebsarten mit der individuellen Ernährung[56] zu tun haben. Bei Krebsarten des gastrointestinalen Systems schätzt man 90%. Daher tun Sie etwas! Essen Sie sich dem Krebs davon! (Und den Nebenwirkungen von Therapien.)

Wenn man Kranke und ihre Familien befragt, so sagen viele, dass sie sich anders entschlossen hätten, wenn sie gewusst hätten, wie qualvoll ihre Art der Therapie ist. Diejenigen, die sich sehr bewusst entschlossen haben und um die Nebenwirkungen oder den Aufwand einer Therapie wussten, konnten sehr viel besser damit umgehen und waren auch erfolgreicher.
Es geht hierbei nicht nur um die Therapie an sich, sondern auch noch darum, was die Therapie mit sich bringt. Behandlungen können größere Erfolge verzeichnen, wenn der Patient auch alles tut, um der Heilbehandlung den optimalen Rahmen zu geben. Es wird nicht ausreichen, sich behandeln zu lassen. Geheilte Patienten haben alle eines gemeinsam: Sie sind aktiv geworden und haben vieles in ihrem Leben verändert - und das radikal. Das setzt auch voraus, dass man vorher über eine Therapie nachdenkt.

Wenn wir einmal annehmen, Sie wären die Brustkrebspatientin, die ich gerade erwähnt habe, dann sollten Sie über folgende Dinge nachdenken:

---

56 R. Doll, R. Peto. The cause of cancer: quantitative estimates of avoidable risks of cancer in the U.S. today. J. Nat. Cancer Inst. 1981; 66: 1196-1265

- Ganz generell: Fühle ich mich bei meinem Arzt wohl? Vertraue ich ihm? Habe ich den richtigen Mediziner gefunden? Es kann schwierig werden, wenn Sie sich denken: „So ein unsympathischer Idiot, aber er soll ja nur meinen Krebs heilen." Sie werden während Ihrer Therapie nämlich in Situationen geraten, wo Sie einen Partner als Arzt an Ihrer Seite haben wollen - keinen unsympathischen Idioten.
- Wenn Sie der Überzeugung sind, dass der Krebs als allererstes aus Ihnen herausgeschnitten werden muss, weil Sie ihn als Ihren persönlichen Feind ansehen und er einfach wegmuss, dann sollten Sie dies nicht ignorieren, sondern entweder an Ihren Überzeugungen arbeiten oder den Krebs operieren lassen.

Aber auch hier sollten Sie sich informieren! Eine Operation kann auch Nachteile haben. Bei einem Brustkrebs können Sie Ihre Brust verlieren. Bei einem Magenkrebs müssen Sie eventuell ohne Magen leben, mit der Folge einer ganz anderen Ernährung und der Problematik, dass - sollten Sie Tabletten nehmen - diese ohne Magen auf ganz andere Art und Weise oder gar nicht wirken. Alle Tabletten, die sich im Magen auflösen, kommen danach nicht mehr für Sie in Betracht. Glauben Sie, ohne bestimmte Tabletten nicht leben zu können, so müssen Sie dies vorher abklären. All das sind Dinge, die man zuerst bedenken sollte.

- Haben Sie den Eindruck, dass Sie anhand des Tumors sehen möchten, ob die Therapie, die sie wählen, greift, dann ist das ein wichtiges Argument einen Tumor nicht zu operieren, wenn Sie die Option haben.
- Sind Sie bereit, mit den Folgen umzugehen? Können Sie als Frau damit leben, wenn Sie sich eine Brust amputieren lassen?
- Wenn Sie Ihrem Körper eine Chemotherapie angedeihen lassen, haben Sie die Kraft, mit den Nebenwirkungen umzugehen und darüber hinaus alles für Ihren Körper zu tun, um ihn

wieder zu Kräften kommen zu lassen und Ihr Immunsystem wiederaufzubauen? Dieser Part wird deutlich anstrengender werden als die Therapie, ist aber eine wesentliche Voraussetzung für einen Therapieerfolg. Dieser Teil setzt in jedem Fall eine Diät voraus und ebenso Sport. Während einer Chemotherapie - und auch danach - müssen Sie Ihren Körper heilen. Nicht nur vom Krebs, sondern auch von der Therapie. Dies bedeutet einen hohen Einsatz Ihrerseits.

- Wie hoch ist die Erfolgsrate der Behandlung? Wie wird Erfolg definiert?
- Wie wird das Ergebnis in meinem Fall sein? In meinem Stadium, Alter oder aufgrund von körperlichen Dispositionen?
- Welche Nebenwirkungen hat die Therapie? (gewöhnliche und ungewöhnliche)
- Inwieweit wird meine Lebensqualität beeinträchtigt - und was versteht der Arzt unter Lebensqualität?

Ich habe den Krebs bisher als eine sehr schwierige und aggressive Krankheit erlebt. Ich kann mir im Moment nicht vorstellen, dass es auch nur in naher Ferne ein Medikament gibt, das wir nebenwirkungsfrei einnehmen können und nach kurzer Zeit ist der Krebs verschwunden, ohne dass wir uns selbst ändern. Selbstverständlich würden wir es uns wünschen und in manchen Foren kann man sich ganz sicher sein, dass man nur Methadon nimmt, oder Cannabis-Öle, eine Chemotherapie oder die Frucht einer australischen Pflanze und alles ist gut! 100% Heilung! Bei genauerer Hinterfragung ist nichts gut.
Diejenigen aber, die ihr Leben wirklich verändert haben und eine Therapie wählten, von der sie auch überzeugt waren, haben Erfolge zu verzeichnen. Ich weiß, ich wiederhole mich, aber ich glaube nicht, dass Sie sich mit Chips und Cannabis-Öl heilen werden. Ein Joint kann gewiss Ihrer Laune guttun. Und Cannabis

kann mit Sicherheit mehr, als wir glauben, aber nur dann, wenn Sie die Chips-Packung wegwerfen, ihre Ernährung umstellen, negative Umstände aus Ihrem Leben entfernen und Sport treiben. Auf der Couch wird all das schwierig. Mit oder ohne Joint.
Ich bin der Überzeugung, dass es sich bei Krebs um eine Systemerkrankung handelt und der Tumor ein Symptom ist. Ich gehe davon aus, dass man das gesamte System heilen muss, um den Krebs zu besiegen. Man kann es z. B. mit Kopfschmerzen vergleichen, die man bekommt, weil man sich einen Halswirbel gebrochen hat oder noch viel einfacher, weil man in schlechter Haltung stundenlang vor dem Computer saß. Natürlich hilft uns eine Kopfschmerztablette, aber diese beseitigt nicht die Ursache.
Auch mit Kopfschmerztablette sitzen wir schief vor dem Computer und auch unser Halswirbel ist noch immer gebrochen. Unser Körper wollte uns mit dem Symptom ‚Kopfschmerz' etwas sagen, was wir ändern sollten. Wenn wir den Krebs besiegen wollen, müssen wir das System heilen - und zwar das Ganze. Daher gehört es auch nicht zur gängigen Krebstherapie einfach die Organe auszutauschen. Eine neue, gespendete Lunge ist keine Option für die Behandlung von Lungenkrebs. Die Lunge würde wieder erkranken. Daher muss der ganze Körper geheilt werden.

Ein wesentlicher Faktor ist unsere Ernährung. Wenn man sich die weltweite Verteilung der Krebsfälle und Krebsarten ansieht, so kann man feststellen, dass nicht alle Menschen auf der Welt an den gleichen Arten erkranken. Genetische Unterschiede geben dabei nicht den Ausschlag, sondern vielmehr die Umwelt und Ernährung.

In Asien zum Beispiel gibt es am wenigsten Krebsfälle. Während in der USA 90 auf 100.000 Frauen an Brustkrebs erkranken, in

Deutschland 82 so sind es in Thailand nur 37 von 100.000. Beim Dickdarm sind es in Europa 30 auf 100.000 und in Indien 5.[57]

Daher sollte man sich auch auf die Ernährung in den Ländern konzentrieren, in welchen die Krebsart am wenigsten vorhanden ist. Ein großer Unterschied im asiatischen Raum zum Beispiel ist, dass kaum Milch konsumiert wird und deutlich mehr Gemüse. So leiden auch 10x weniger Menschen in Japan an Prostatakrebs und 100x weniger in Thailand.[58]

Verteilung von Krebserkrankungen weltweit nach ausgewählten Krebsarten und Weltregionen im Jahr 2020.[59]

Weltregion	Brust	Dickdarm	Prostata	Lunge	Leukämie
Europa	74,3	30,4	63,4	29,4	-
Lateinamerika und Karibik	51,9	26,2	59,2	32,6	5,5
Nordamerika	89,4	13,4	73	32,6	10,9
Ost- und Zentral-asien	36,2	17,5	12,8	22,9	-
Ozeanien	87,8	29,8	70,3	24	9,3
Sub-Sahara-Af-rika	37,8	7,9	35,4	4,3	-
Indien	25,8	4,8	5	5,4	3,6

Diese Statistik ist in den letzten 10 Jahren auf erschreckende Art und Weise angestiegen.

---

57 **https://gco.iarc.fr/today** Krebsübersicht 2021
58 Krebszellen mögen keine Himbeeren, Prof. Dr. med Richard Béliveau, Dr. med Denis Gingras, Kösel 2007, Seite 20f
59 Die Statistik zeigt die Verteilung von Krebserkrankungen weltweit nach ausgewählten Krebsarten und Weltregionen im Jahr 2020. WHO Cancer today https://gco.iarc.fr/today (2021)

Epidemiologische Untersuchung über die Beziehung zwischen dem Verzehr von Obst und Gemüse und der Entwicklung von Krebs [60]			
Nahrungsmittel	beobachtete Risiko-reduktion	Gesamtzahl der Untersu-chungen	Prozentzahl an Un-tersuchungen, die auf eine Verringe-rung des Risikos hin-deuten.
Gemüse allgemein	59	74	80%
Obst allgemein	36	56	64%
rohes Gemüse	40	46	87%
Kreuzblütler	38	55	69%
Allium Familie	27	35	77%
Grünes Gemüse	68	88	77%
Karotten	59	72	81%
Tomaten	36	51	71%
Zitrusfrüchte	27	41	66%

Es bringen uns immer die Umstände und die Beständigkeit, mit denen wir diesen Umständen ausgesetzt sind, zu einer Krankheit. Es wäre schön, wenn einzelne Faktoren die Ursache für die Krebserkrankung wären, oder aber wenn die Tumore so liegen

---

60 books.google.co.za/books?id=heEd-BgAAQBAJ&pg=PA62&lpg=PA62&dq=Epidemiologische+Untersuchung+über+die+Beziehung+zwischen+dem+Verzehr+von+Obst+und+Gemüse+und+der+Entwicklung+von+Krebs+Tabelle&source=bl&ots=eRM83cLwn7&sig=_hztayIx-paUEBYowS0HfAaO04Oo&hl=de&sa=X&redir_esc=y#v=onepage&q=Epidemiologische Untersuchung über die Beziehung zwischen dem Verzehr von Obst und Gemüse und der Entwicklung von Krebs. Tabelle World Cancer Research Fund/American Institute for Cancer Research 1997

würden, dass man diese gut operativ entfernen kann und der Krebs dann kein weiteres Thema wäre. Aber oft ist es nicht so. Bei Hautkrebs z. B. kann man beobachten, dass oft an der Stelle, an der operiert wurde, erneut Hautkrebs auftritt.

Die Operation ist trotzdem die Säule der Schulmedizin, die im Hinblick auf Krebsheilung noch am erfolgreichsten ist, wenn der Tumor isoliert und gut operabel ist. Aber auch dann, wenn wir in der glücklichen Situation sind, genau diese Art von Tumor zu haben, müssen wir dennoch bedenken, was uns in diese Situation gebracht hat und möglichst all dies reversibel machen, um so eine weitere Tumorbildung zu verhindern. Es gibt in der Krebstherapie viele verschiedene Theorien und medizinische Wege. Gemeinsam ist allen, dass sie nicht wirklich leicht sind, und dass sie bei Menschen wirken, die tatsächlich viel geändert haben, und das sehr konsequent.

Die Wirkungsweise von Chemotherapie ist größer bei gleichzeitiger Umstellung der Ernährung. Nebenwirkungen können verhindert und eine Infektion, die vielleicht tödlich ausgegangen wäre, vermieden werden. Auch das Fasten während oder vor der Chemotherapie hat gute Auswirkungen.[61] Im Fasten ist eine Nahrungsumstellung zu sehen, die eine Reinigung des Darms und eine Veränderung des pH-Werts bewirkt. Menschen, die intensiv an ihrer Heilung arbeiten, verzeichnen größere Erfolge als diejenigen, die alles so belassen wie bisher. Wir haben keine Garantie, dass eine Therapie uns eine dauerhafte Heilung ver-

---

61 http://www.scinexx.de/wissen-aktuell-14425-2012-02-09.html https://www.charite.de/service/pressemitteilung/artikel/detail/neuartiger_therapieansatz_gegen_krebs_entdeckt/Prof. Dr. med. Clemens A. Schmitt, Direktor des molekularen Krebsforschungszentrums Charité – Universitätsmedizin Berlin

schaffen wird und sollten daher unsere Heilung auf mehrere Beine stellen.

Bei einer erfolgreichen Chemotherapie beispielsweise sterben bisweilen nicht alle Tumorzellen, sondern manche treten in den Zustand der sogenannten Seneszenz (programmierter Wachstumsstopp) ein. In diesem Zustand sind die Tumorzellen inaktiv und teilen sich nicht weiter. Trotzdem birgt dieser Zustand Gefahren. Zum einen produzieren seneszente Zellen Eiweißbotenstoffe, die zu unerwünschten Entzündungsreaktionen führen können, und zum anderen besteht die Möglichkeit eines Tumorrückfalls.

Auch wenn wir also der Überzeugung sind, uns medikamentös geheilt zu haben, sollten wir dennoch unserem Körper die Chance geben, diese auch aufrecht zu erhalten, indem wir ihm die besten Voraussetzungen schaffen. Rückfälle können vermieden werden, wenn der Patient sich seiner Gesundheit widmet. So sind zum Beispiel seneszente Tumorzellen nach einer Chemotherapie extrem zuckerhungrig, da ihr Energiestoffwechsel stark ansteigt. Es liegt also an dem Patienten, ob er diese Zellen während und nach seiner Therapie durch ein falsches Verhalten füttert, oder nicht. Die Ursache für den hohen Energieverbrauch der seneszenten Zellen sehen die Forscher in einer Besonderheit: In dem Augenblick, in dem die Zellen in den Zustand der Seneszenz übergehen, produzieren sie eine große Menge an Eiweißbotenstoffen. Diese müssen dann wieder unter hohem Energieverbrauch von ihnen verdaut werden, da die Eiweiße zum Teil toxisch sind. Hemmt man also entweder die Energiegewinnung der seneszenten Zellen oder blockiert ihre Verdauungsvorgänge, überleben sie nicht. Der Kranke muss sich also entscheiden, ob er alles belässt wie eh und je, mit der Gefahr, seine Krankheit dadurch zu unterstützen oder einen Rückfall zu erzeugen, oder aber er macht sich an die Arbeit und verschafft seinem Körper die besten Chancen zur Heilung.

Aus heutiger Sicht würde ich im Falle einer Erkrankung folgenden Rat befolgen:

- Ruhe bewahren und nicht überstürzt handeln. Sich von niemandem drängen lassen.
- Sich informieren über Therapiemöglichkeiten, Nebenwirkungen und Therapieerfolge.
- Eine Liste mit Fragen machen, die man dem Arzt stellen möchte.
- Einen Freund oder seinen Partner mit zum Arzt nehmen. Falls man selbst zu viel Angst hat und kaum noch denken kann, kann der Freund Fragen stellen und auch Antworten aufschreiben. Oft nimmt man gar nicht mehr wahr, was der Arzt sagt.
- Sich die Vorgänge vom Arzt erklären lassen. Möchte er nicht erklären und sich Zeit nehmen, ist er der falsche Arzt.
- Wenn es um Untersuchungen geht: Wozu werden diese gemacht mit welcher Folge? Wenn ich nicht bereit für die Folge bin, benötige ich die Untersuchung nicht. Auch Untersuchungen stellen eine Belastung für Körper und Seele dar.
- Falls Sie eine Chemo- oder Strahlentherapie in Erwägung ziehen, fragen Sie nach, ob es einen Sensibilitätstest gibt.
- SOFORT und KONSEQUENT die Ernährung umstellen und täglich den pH-Wert aus dem Urin bestimmen. Der pH-Wert sollte um die 7,5 sein.
- Sport treiben und sich viel an der frischen Luft bewegen.
- Einen Plan erstellen, der zur Heilung führt. Diesen konsequent verfolgen.
- Ich persönlich würde zusätzlich zur Ernährungsumstellung drei Wochen lang, sechs Tage die Woche, jeden Tag eine 15 - 60 Gramm Vitamin C Infusion nehmen (= 18 Infusionen in 21

Tagen, maximal 300 Gramm pro Woche), mich in dieser Zeit bedingungslos fortbilden (und nicht arbeiten) und mir die Zeit nehmen einen Therapieweg zu finden.
- Eine Liste erstellen, was man vom Leben möchte, und gezielt darauf hinarbeiten.

a. Gifte

Gifte können dazu beigetragen haben, dass wir Krebs entwickelt haben. Sie können aber auch unserem Immunsystem die Kraft nehmen sich selbst zu heilen. Der erste Schritt einer ganzheitlichen Krebstherapie ist daher das Ausleiten von Giften.

Es gibt sehr viele Möglichkeiten sich zu vergiften:

- Amalgamfüllungen sowie Entzündungsherde an/in unseren Zähnen;
- Gifte in Farben in unseren Wohnräumen;
- Gifte, mit denen wir im Garten oder bei unserem Hobby umgehen.
- Gifte in unserer Nahrung oder aus dem Boden, auf dem unsere Nahrung wächst;
- Aflatoxine[62] (z. B. Schimmel auf Früchten oder Käse);
- Asbest.[63] Asbestfasern sind für etwa 80 Prozent der berufsbedingten Krebserkrankungen verantwortlich. Hierzu gehören das Mesotheliom - eine ansonsten eher seltene Krebsform des Rippen- und Bauchfells - sowie Lungenkrebs, Kehlkopfkrebs und sehr wahrscheinlich Eierstockkrebs. Auch heute finden wir Asbest noch in Dächern, Regenrinnen und Dämmstoffen,

---

62 Aflatoxine sind Pilzgifte, die in bestimmten Schimmelpilzarten vorkommen. Sie schädigen die Leber und können bereits bei geringer, aber regelmäßiger Aufnahme das Risiko, an Leberkrebs zu erkranken, stark erhöhen. http://flexikon.doccheck.com/de/Aflatoxin

63 http://monographs.iarc.fr/ENG/Classification/Table4.pdf

obwohl dieser in Deutschland seit 1993, und in der EU ab 2005, verboten ist. Da Asbest in über 3000 Produkten in Deutschland verarbeitet wurde, ist er immer noch ein großes Problem.

- Benzol kann Leukämien und Non-Hodgkin-Lymphome verursachen.[64]
- Nikotin! [65]
- Östrogene und Gestagene (Hormontherapien, Hormone in Fleisch und Milch)
- Schwermetalle (z. B. Dioxine, PCB als Weichmacher) Cadmium, Chrom (in seiner sechswertigen Form), Nickel und das Halbmetall Arsen bzw. Verbindungen dieser Elemente sind nach Einstufungen der IARC und der MAK-Kommission der Deutschen Forschungsgemeinschaft entweder erwiesenermaßen krebserzeugend beim Menschen oder aufgrund von Tierversuchen als krebserzeugend anzusehen.
- Polyzyklische aromatische Kohlenwasserstoffe (u. a. auch im Zigarettenrauch, aber auch Bestandteil fossiler Brennstoffe, wie Kohle oder Mineralöl), die über Fahrzeug- und Industrieabgase freigesetzt werden. Diese entstehen aber auch beim Grillen, Rösten, Braten, Backen und Trocknen im direkten Kontakt mit einer offenen Flamme oder Rauchgasen. Beim Grillen geschieht dies vor allem dann, wenn Fett, Fleischsaft oder Marinade in die Holzkohle tropfen und die Grillwurst oder das

---

64 Es wird aus Kohle oder Erdöl gewonnen. Das kleine, ringförmige Molekül - der einfachste aromatische Kohlenwasserstoff - ist ein wichtiger Rohstoff in der chemischen Industrie. Deshalb waren Arbeiter in einigen Branchen diesem Gefahrstoff besonders ausgesetzt.
Außerdem wird Benzol Motorkraftstoffen beigemischt und gelangt mit Kfz-Abgasen in die Luft. Auch Zigarettenrauch enthält Benzol. Benzol findet man leider auch mittlerweile in Erfrischungsgetränken.
www.ndr.de/ratgeber/verbraucher/benzol109.html

65 Deutsches Krebsforschungszentrum, Heidelberg www.dkfz.de/de/tabakkontrolle/download/Publikationen/FzR/

Kotelett dabei geräuchert werden.[66] Besonders kritisch sind rotes Fleisch von Rind, Schwein, Kalb, Schaf, Lamm und Ziege, sowie gepökeltes Fleisch wie Fleischwurst, Schinken, Speck, Bockwürste, Kassler und Wiener Würstchen. Pökelfleischwaren enthalten Nitritpökelsalz, aus dem bei Hitze Nitrosamine entstehen, die Magen- und Speiseröhrenkrebs auslösen können.

- Alkohol!
- Aluminium[67] aus Impfungen (in Deutschland gibt es 19 Impfungen, die Aluminium enthalten), Deodorants, Kosmetik, Parfum, der Luft, und dem Boden. Forscher um Stefano Mandriota von der Universität Genf kommen in einer aktuellen Studie zu dem Schluss, dass Aluminium krebsfördernd ist. In Versuchen mit Milchdrüsenzellen von Mäusen konnten sie zeigen, dass Aluminiumsalze die Entstehung von Krebs und Metastasen fördern. Dabei arbeiteten die Forscher mit Substanzmengen, die sie in früheren Messungen in der menschlichen Brust nachgewiesen haben.

Wenn Sie mit einer Therapie gegen Ihre Erkrankung vorgehen wollen, sollten Sie sich nicht mehr den Giften aussetzen, die den Krebs eventuell begünstigt haben.
Einfach gesagt: Sie sollten mit Lungenkrebs weder rauchen noch im Uranbergbau tätig sein, oder unter einem Asbestdach leben. Es gilt aber auch, die komplizierteren Fälle der Vergiftung zu betrachten: Gifte in Körperpflegemitteln, in Waschpulvern und in Nahrungsmitteln. Sie sollten Ihr Leben daher auf jeden Fall auf Gifte kontrollieren und einen Test machen, welche Gifte

---

66 www.krebsgesellschaft.de/onko-internetportal/basis-informationen-krebs/bewusst-leben/basis-informationen-krebs-bewusst-leben-ernaehrung/beim-grillen-nich.html

67 http://www.tagesanzeiger.ch/wissen/medizin-und-psychologie/sind-deos-wirklich-krebserregend/story/17372027,

sich bereits in Ihrem Körper angelagert haben - und diese ausleiten lassen.
Einige Anzeichen für eine Belastung durch Giftstoffe sind:

Müdigkeit, Mundgeruch, Geruchsempfindlichkeit, Reizdarm, Verstopfung, Stimmungsschwankungen, Muskelschmerzen, Kopfschmerzen, Hautirritationen, eine Gewichtsabnahme gelingt nicht.

Allerdings ist kein Mensch frei von Giften, da unsere Luft schon durch Auto- und Industrieabgase belastet ist. Daher sollte man sich generell regelmäßig testen lassen - mit oder ohne Anzeichen. Es gibt zahlreiche Gifte in unserem Alltag:

- Rückstände von Pestiziden, Herbiziden und Fungiziden in der Nahrung und in ungefiltertem Wasser;
- Schwermetalle und Chemikalien aus Zahnfüllungen und Impfstoffen;
- Chemikalien aus Kleidung, Wohntextilien, elektrischen Geräten und Möbeln;
- Chemikalien aus Wasch-, Putz- und Reinigungsmitteln;
- Chemikalien aus Kosmetika und Körperpflegemitteln (Zahncreme, Hautcremes, Deos etc.);
- Chemikalien aus Medikamenten;
- Chemikalien aus Baustoffen (Farben, Klebstoffen, Imprägniermitteln, Bodenbelägen, Dämmstoffen etc.);
- Chemikalien aus Tattoos;
- Chemikalien aus Verpackungen, Kunststoff, Plastikflaschen, Kochgeschirr etc.

Sie sollten sich bei jeder Krebstherapie also auch überlegen, wie Sie vorhandene Gifte abbauen können. Neben einer professionellen Behandlung können Sie schon einmal selbst Folgendes tun:

- Saunieren oder durch Sport ins Schwitzen geraten.
- Trinken Sie täglich viel Wasser, um die wasserlöslichen Gifte aus Ihrem Körper zu schwemmen.
- Meiden Sie Alkohol, Nikotin und Kaffee weitgehend.
- Zur Entgiftung der fettlöslichen Gifte könnte Ihnen eine Fern-Infrarot-Sauna (FIR) weiterhelfen.
- Morgens können Sie Ölziehen[68] (z. B. mit Kokosöl oder Leinöl).
- Treiben Sie regelmäßig Sport und gehen Sie viel spazieren.
- Lassen Sie Ihre Zähne kontrollieren und Amalgamfüllungen entfernen.
- Nehmen Sie Antioxidantien zu sich.
- Essen Sie viele Kohlgewächse und trinken Sie grüne, frische Säfte. Gerne auch mit Sprossen, Löwenzahn oder Gerstengras.
- Führen Sie eine Darm-, Leber- und Nierenreinigung durch.
- Schlafen Sie ausreichend.
- Viele Gifte können auch mit Zeolith ausgeleitet werden. Man nennt dieses Mineralpulver auch den ‚Meister der Entgiftung'. Ähnlich wie ein Schwamm bindet der Zeolith Giftstoffe an sich: Säuren, Schwermetalle, Darm gase, Bakteriengifte, Schimmelpilzgifte und viele mehr. Diese werden dann ganz unproblematisch ausgeschieden.
- Koriander kann Schwermetalle ausschwemmen - und zwar folgendermaßen: Zuerst nimmt man sechs Kapseln Koriander ein. Eine Stunde später werden über einen Zeitraum

---

68 Die Ölkur (auch Ölziehen, Ölsaugen oder Ölkauen) ist eine alternativmedizinische ayurvedische Methode, bei der der Mund mit Pflanzenölen gespült wird. Dies soll dem Mund Giftstoffe entziehen und viele Krankheiten heilen. Wikipedia

von einer Stunde 15 – 20 Chlorella Tabletten kontinuierlich mit Wasser eingenommen. Koriander gehört zu der Gruppe der Petersilien. Koriander kann Schwermetalle mobilisieren. Das Binden und Ausleiten erfolgt dann durch Chlorella, einer Mikroalgenart. Dies kann auch mit grünen Säften mit Koriander, Löwenzahn und Bärlauch unterstützt werden, oder mit Salaten aus diesen Zutaten.

Es gibt zahlreiche Tests auf Gifte. Man kann Bluttests oder auch Bioresonanztests machen, und vieles, vieles mehr. Ich denke, man muss hierbei nur aufpassen, dass man sich nicht verzettelt.

Eine Entgiftung sollte immer auf der Stelle erfolgen, auch wenn man noch nicht die einzelnen Stoffe festgestellt hat. Alle genannten Methoden unterstützen den Körper; sie schaden ihm nicht. Um spezielle Gifte im Körper herauszufinden, kann man sich an Spezialisten wenden, wobei man auch hier darauf achten sollte, dass man nicht von einem Test zum anderen geführt wird. Zuviel ist nicht unbedingt die richtige Lösung. Man sollte seine Zeit dazu nutzen, sich auf das Wesentliche zu konzentrieren, und nicht dauernd auf der Suche nach Gründen sein. Selbstverständlich sollte man auch keine Scheuklappen aufsetzen, aber ich bin mir ganz sicher, dass, wenn ich nun alle möglichen Tests machen würde, plötzlich Dinge herauskämen, von denen ich gar nichts weiß, da ich keinerlei Beschwerden habe und seit meiner Erkrankung nie wieder ein Medikament genommen habe!
Man muss ein Maß finden. Wenn man allen Tipps und Tests folgt, so ist man 24 Stunden beschäftigt und stirbt am Ende an Schlafmangel. Lassen Sie also die Kirche im Dorf!

b. Viren

Viren werden seit einiger Zeit auch als Ursache einer Krebserkrankung angesehen.
Der Human Pappilomarvirus (HVP) ist sicherlich vielen Frauen in Form des Pap-Abstrichs beim Gynäkologen bekannt. Diese Viren sind bekannt als Auslöser, oder kombinierter Auslöser, für Cervix-, Vagina-, Vulva-, Anus-, Penis- und Oroharynxkrebs (Rachen).
Ein weiterer für uns gefährlicher Virus kann der Epstein-Barr-Virus werden. Auch diesen sieht man als Auslöser von Rachen-Krebserkrankungen sowie Non-Hodgkin und Hodgkin-Lymphomen. Weitere Herpes-Viren werden mit dem Kaposi-Sarkom und Lymphomen in Verbindung gebracht, und Hepatitis-Viren mit Leberkrebs. Viren können uns also zum Verhängnis werden und ihre Behandlung ist keine einfache. Manche haben gute Erfolge mit Vitamin C und Homöopathie, andere steuern den Befall über Ernährung (z. B. Knoblauch, Zwiebel, Kohl, Kokosöl, Zitrone, Ingwer, Kurkuma, Nelken, Zimt). Dies setzt aber einen erfahrenen Homöopathen/ und oder Ernährungsberater voraus.

Im Fall von Herpes oder Epstein-Barr-Viren bei einem Ausbruch auf der Haut (Herpesbläschen oder Gürtelrose) hat man mit der Anwendung von kolloidalem Silberspray oder Silbergel Erfolge erzielt. Dies wird auch von gynäkologischen Erkrankungen berichtet und kann auch bedenkenlos zusätzlich zu anderen Behandlungen angewandt werden. Falls sich das Pappilomarvirus in Form von Warzen zeigt, kann man neben schulmedizinischen Medikamenten auch **Thuja in D 200** versuchen. In diesem Fall ist es jedoch besser, einen klassischen Homöopathen zu befragen. Ein Aufbau des Immunsystems sollte in jeden Fall erfolgen.
Vitamin D mit seinen Ko-Faktoren Vitamin K 2 und Magnesium sollte immer die allererste Wahl sein.

2. Die Chemotherapie

a) Allgemeines

Eine Krebserkrankung ist ein unkontrolliertes, unablässiges Wachstum von entarteten Zellen. Man kann es auch als eine Entgleisung der Zellfunktionen bezeichnen. Je länger diese Störung besteht, um so höher ist die Möglichkeit, dass die Zelle bestimmte Merkmale annimmt, die es ihr ermöglichen, sich zu vermehren und in fremdes Gewebe einzudringen.
Durch eine Chemotherapie soll dieses Wachstum unterdrückt werden, da man davon ausgeht, dass Krebszellen empfindlicher sind, als normale Zellen und sich im Gegensatz zu gesunden Zellen auch nicht mehr reparieren können.
Obwohl es in den letzten Jahren bedeutende Forschungsergebnisse gab, kommt man nicht umhin festzustellen, dass die Therapien immer wieder an Grenzen stoßen, die Krebsbehandlung noch immer problematisch ist, und die Mittel der Wahl oft unzureichend sind. Die Therapien stoßen an zwei große Grenzen: Die eine Schranke besteht aus den Nebenwirkungen, die eine höhere Dosierung nicht erlauben. Die andere darin, dass viele Medikamente der Chemotherapie wiederum krebserregend[69] sind und Mutationen der DNS auslösen. Das Krebsrisiko wird also durch die Einnahme dieser Medikamente erhöht. Auch sind Krebszellen, die das Tumorstadium erreicht haben, extrem flexibel und vielseitig geworden und können sich dadurch sehr gut an feindliche Bedingungen anpassen.

Meist besteht die Therapie aus einer Vielzahl von Medikamenten. Diese sollen auf die schnelle Teilungsfähigkeit der Zellen des Tumors einwirken. Das Problem aber kann oft die Erreich-

---

69 z. B. Eposid: Carcinogenic effects may cause cancer. Risk of cancer depends on duration and level of exposure. Material Safelty Data Eposid Calibochem

barkeit des Tumors sein und die Tatsache, dass jeder Mensch die Gifte auf unterschiedliche Art und Weise sowie in unterschiedlicher Geschwindigkeit abbaut. Je kürzer die Medikamente im Körper bleiben, desto weniger können sie auf den Tumor wirken. Auch können die Krebszellen gegen das Zytostatikum resistent sein. Insofern hilft die Chemotherapie nicht grundsätzlich und nicht bei jeder Krebsart.

Obwohl sie eine der zentralen Säulen der Krebstherapie darstellt, sollte man dennoch bei seiner Krebsart die Wirksamkeit hinterfragen, bevor man sich der Therapie unterzieht. Die Statistiken[70] sind leider nicht so, wie man sich die Heilungschancen wünschen würde; daher sollte man sich die Frage stellen, ob die Therapie wirklich die erste Wahl ist?

Eine Ausnahme in der Behandlung mit der Chemotherapie stellen Hodenkrebs und das Hodgkin-Lymphom dar, aber auch hier kommt es auf das Stadium an. Grundsätzlich muss aber gesagt werden, dass die Chemotherapie die höchsten Erfolge bei diesen beiden Krebsarten hat.
Bevor Sie eine Chemotherapie beginnen, sollten Sie auf jeden Fall einen Zahnarzt aufsuchen, um Entzündungsherde im Mundraum auszuschließen.

b) Nebenwirkungen

Die Nebenwirkungen der Chemotherapie sind leider sehr vielfältig und reichen von vernachlässigbar bis krebserzeugend[71] und auch tödlich. Dazu kommt, dass sie bei jedem Menschen unter-

---

70 http://www.clinicaloncologyonline.net/article/S0936-6555(04)00222-5/abstract

71 Evolving risk of therapy-related acute myeloid leukemia following cancer chemotherapy among adults in the United States, 1975-2008. Blood. 2013 Apr 11;121(15):2996-3004. doi: 10.1182/blood-2012-08-448068. Epub 2013 Feb 14.

schiedlich sind und stark vom Zustand der Psyche, dem Allgemeinempfinden und insbesondere der Ernährungsweise des Patienten abhängen. Neben vielen anderen Problemen ist die Übersäuerung[72] des Körpers ein Thema der Chemotherapie. Viele Chemotherapien - wenn nicht gar alle - führen zu einer Übersäuerung, die viele Nachteile und Krankheiten mit sich bringen kann. Eine große Schwachstelle ist, dass der Krebs ein saures Milieu deutlich vorzieht, da er im basischen Milieu nicht überleben kann. Eine Übersäuerung des Körpers kann daher die Krebs- und Metastasenbildung fördern. Bis zu 50% des Tumorgewebes besteht aus Milchsäure. Diese wird auch an die Umgebung des Tumors abgegeben und macht dieses deutlich sauer. Diese Übersäuerung bewirkt eine dramatische Änderung des Mikromileus sowie des Aktivierungszustandes von bestimmten Tumor-Proteinen. Je saurer desto aktiver ist eine tumor-fördernde mitogene Protein-Kinase[73]. Es werden im sauren Milieu bis zu 500%[74] mehr freie Radikale aus den Mitrochondien freigesetzt, und freie Radikale sind schließlich auch Krebsauslöser und Krebs-Unterhalter. Aus diesem Grund ist es besonders wichtig, während und nach einer Chemotherapie viel zu trinken (manche behaupten bis zu sieben Liter am Tag!), zu Entgiften, und eine Basendiät einzuhalten, um ein Wiederauftreten der

---

72 Beispiel Vincristin: Essigsäre 99%, Mannitol, Mathyl 4-hyroxybenzoat ect. apotheken-umschau.de
https://www.ncbi.nlm.nih.gov/pmc/articles/PMC3144229/pdf/pone.0022445.pdf
Acidic Environment Leads to ROS-Induced MAPK Signaling in Cancer Cells, Anne Riemann, Bettina Schneider, Angelika Ihling, Martin Nowak, Christoph Sauvant, OliverThews, Michael Gekle

73www.ncbi.nlm.nih.gov/pmc/articles/PMC3144229/pdf/pone.0022445.pdf#page=6

74www.ncbi.nlm.nih.gov/pmc/articles/PMC3144229/pdf/pone.0022445.pdf#page=7

Erkrankung[75] zu vermeiden.

Häufige Nebenwirkungen:

a. Leukopenie

Durch die Behandlung kann es zu einer Leukopenie kommen. Darunter versteht man die Veränderung des Blutbildes. Die weißen Blutkörperchen (Leukozyten) verringern sich auf weniger als 4000/ul (mycro).
Dadurch wird die Infektionsgefahr/ Infektanfälligkeit für den Patienten sehr hoch.[76]

b. Thrombozytopenie

Es werden nicht nur die Leukozyten, sondern auch die Thrombozyten beschädigt. Hierdurch kann es leicht zu Blutungen kommen. Daher sollten die Haut und Schleimhaut regelmäßig kontrolliert werden. Massagen sind in diesem Fall contra-indikativ. Ebenso Wärmebehandlungen.
Hier kann es zu Blutungsquellen kommen: Nasenschleimhaut, Zahnfleisch und Mund- Schleimhaut, Gastrointerstinaltrakt, Harnwegssystem, Bronchialsystem, sowie Gefäße der Haut und Muskulatur. Daher sollte man während der Chemotherapie möglichst scharfe Gegenstände meiden, auf Sehstörungen und Kopfschmerzen achten, nicht heftig die Nase putzen und Verletzungen vorbeugen. Auch sollten weiche Zahnbürsten verwendet werden. Auf Zahnseide und Zahnstocher muss verzichtet werden.
Nach ca. 10–14 Tagen, bei manchen Stoffen auch erst nach 4-5

---

75 Paolo Boffetta and John M. Kaldor „Secondary Malignancies Following Cancer Chemotherapy" Acta Oncologica 1994, Vol. 33, No. 6, Pages 591-598
76 https://www.klinikum.uniheidelberg.de/fileadmin/pflegebereich/onkologie /pdfdateien/friedrichs.pdf

Wochen, ist der niedrigste Stand von Leukozyten und Thrombozyten erreicht. Während dieser Zeit sind auch die Abwehrkräfte sehr eingeschränkt und man sollte sich vor Infektionen schützen.

c. Anämie

Bei einem Absinken des Hämoglobinwertes kann es zu folgenden Problemen kommen: Kopfschmerzen und Schwindelgefühl, Müdigkeit und erhöhtes Schlafbedürfnis, geringe Belastbarkeit, Blässe der Haut und Schleimhaut, Sehstörungen, Herzrasen, Hypotonie, Dyspnoe. Aus diesem Grund wird angeraten, während einer Chemotherapie immer nur langsam aufzustehen.

d. Magen Darm

Viele Zytostatika lösen Übelkeit und Erbrechen aus. Wie stark die Nebenwirkungen hierbei sind, hängt von der individuellen Empfindlichkeit ab. Es kann zu Übelkeit kommen, zu Erbrechen, zur Beeinflussung des vegetativen Nervensystems und zu einer Magen- und Darmschleimhautschädigung. Daher sollte auch unbedingt vor der Therapie ein leichtes Frühstück eingenommen werden.

Die oralen Zytostatika sind vorzugsweise nach den Mahlzeiten einzunehmen. Auf Nikotin, Alkohol, scharfe Gewürze und den Genuss von Kaffee muss verzichtet werden. **Paspertin** oder kleingeschnittener **Ingwer** können gegen Erbrechen Abhilfe schaffen. Sollte es langanhaltend sein, so kann es von einer Nervenüberreizung herrühren. In diesem Fall kann die Osteopathie hilfreich sein. **Aloe Vera Saft** ohne Zucker oder Honigzusatz ist ebenfalls gut für die Schleimhäute und die Beruhigung des Magens. An homöopathischen Mitteln kann man gegen Übelkeit **Tabaccum C 30** oder **Nux Vomica C 30** mehrmals täglich 3-4 Globoli einnehmen (unter die Zunge legen). **Nux Vomica** wird allgemein gegen Nebenwirkungen der Chemotherapie empfohlen. Diese müssen sich nicht unbedingt auf den Magen beziehen. Manchmal ist es angenehm, Eisstücke zu lutschen. Vermeiden Sie deutlich saure, stark schmeckende, sehr salzige oder sehr süße Getränke. An schulmedizinischen Medikamenten gibt es **VomexA** für Erwachsene als Zäpfchen. Sie können mit **Metoclopramid Tropfen (MCP)**, Tabletten / Dragees oder Zäpfchen nahezu jederzeit zusätzlich die Situation verbessern. Mehr als eine Dosis **Kevatril / Granisetron** Tbl. pro 24 Stunden ist nahezu immer sinnlos. **Traubenkernextrakt (OPC)** ist bei verschiedenen Darmbeschwerden unterstützend, auch wenn diese durch Darmkrebs ausgelöst werden.

e. Durchfall

Durch die Chemotherapie, aber auch durch die dadurch entstehende Angst, kann es zu Durchfall kommen. Dieser kann auch durch zusätzliche Antibiotikagaben, Strahlentherapie, oder andere Krankheitserreger entstehen. Hier können oftmals Brühe, Gemüsesäfte oder auch Kalium aus Bananen, Aprikosen und Tomaten helfen, wie auch hochprozentige Schokolade, geriebener Apfel, Kartoffel- oder Möhrenbrei, schwarzer Tee oder Fencheltee. Probiotika sind in den Studien umstritten. Manche Patienten profitieren von **Bio-Joghurt**.

Verstopfungen sind meist eine weitere Nebenwirkung. Diese kann oft mit Übelkeit, Schweißausbrüchen, Bauchschmerzen und Appetitlosigkeit einhergehen. Die Zytostatika können die Darmfunktion lähmen, da sie das vegetative Nervensystem beeinträchtigen. Hier kann die orale Einnahme von **Vitamin C** sehr hilfreich sein.

f. Veränderungen im Bereich der Haut

Während der Chemotherapie, insbesondere aber bei der

kombinierten Chemo- und Strahlentherapie, kann es öfter zu Schädigungen der Haut kommen.[77] Diese können sich zeigen in: Ausschlag, Verdickung, Verschwielung, Rötung, Braunfärbung, streifenförmiger Pigmentveränderung, Schuppenbildung, Infektionen oder Hämatomen, Hand-Fuß-Syndrom (schmerzhafte Rötungen und Schwellungen der Handinnenflächen und/oder Fußsohlen). Beim Hand-Fuß-Syndrom kann **Hanföl** helfen. Hierbei ist es wichtig, den Anteil der **Omega 3** Fettsäuren (NICHT Omega 6!) zu erhöhen. Während der Chemo- oder Strahlentherapie sollte man Sonnenbäder oder UV-Bestrahlung meiden. Einen Ausgleich kann man durch **Vitamin D**-Zugaben schaffen.

Die Schleimhäute sind meistens zuerst belastet. Im Bereich des Mundes kann Ölziehen mit Kokos- oder Leinöl Abhilfe schaffen oder Mundspülungen mit einer „**Grape Seed Extract**-Lösung" und **OPC** (= Oligomere Proanthocyanidine aus Traubenkernen) zum Einnehmen. **Glutamin** kann hier auch nützlich sein. Es sollte aber nicht direkt während der Chemotherapie und nur nach Absprache mit dem Arzt angewendet werden.
Kamillen-, Traubnessel und Salbeitee können bei Problemen mit der Mundschleimhaut helfen, sowie **kolloidales Silber**.

g. Die Veränderung des Geschmacksempfindens

Durch Chemotherapie und Bestrahlung kann es zu einer Verschiebung der Geschmackswellen kommen, so dass sich das Geschmacksempfinden verändert. Süßes kann weniger süß schmecken oder Bitteres noch bitterer. Als Folge entsteht oft eine Ablehnung verschiedener Lebensmittel und deren Geschmack oder ein metallischer Dauergeschmack. Hilfreich dagegen ist:

---

77 Fellinger, K., Schleimhautveränderungen, in Anita Margulies, Kathrin Fellinger, Andrea Gaisser, Thomas Kroner, Onkologische Krankenpflege, Springer Verlag, Heidelberg 1997, 463-494

- Vor dem Essen den Mund ausspülen.
- **Zitronenwasser** vor und während des Essens zu trinken kann helfen, Nahrungsmittel als nicht zu süß wahrzunehmen.
- **Fruchtsäfte**, Obst, grüne Säfte.
- Man sollte seinen **Vitamin D**-Spiegel kontrollieren lassen. Bei Erwachsenen spricht man von einen Vitamin-D-Mangel bei Vitamin-D-Spiegeln unter 20µg/l.[78] Wird der Mangel behoben, so können sich dadurch auch die negativen Geschmacks-empfindungen reduzieren oder ganz auflösen.[79] Wie bei allen zusätzlichen Vitaminen oder Nahrungsergänzungen gilt es abzuklären, ob diese die Chemotherapie beeinträchtigen.

h. Haarausfall

Ebenso wie die Schleimhäute, gehören die Haarbälge zum schnell wachsenden Gewebe und reagieren auf die Chemotherapie mit Haarausfall. Oft wird die Anwendung einer „**Kältekappe**" vorgeschlagen. Sie hilft bei manchen Substanzen, kann aber nicht in jedem Fall eine Verminderung des Haarausfalls bewirken.

i. Nieren

Durch die Zytostatika (Chemotherapien, insbesondere durch Cisplatin Iphosphamid) kann es zu Schädigungen der Niere kommen, denn diese sind nierentoxisch. Die Nebenwirkungen können akut oder aber über einen längeren Zeitraum hin auftreten. Daher sollte man auf zu hohe Harnsäurewerte achten, ebenso auf zu niedrige Flüssigkeitszufuhr, bedingt durch Erbrechen, Diarrhoe und Übelkeit. Dadurch, dass die Chemotherapie das

---

78 Hintzpeter B et al., Eur J Clin Nutr. 2008;62:1079-1089.

79 Fink M. Vitamin D deficiency is a cofactor for chemotherapy-induced mucocutaneous toxicity and dysgeusia. J. Clin Oncol 2011; 29; e81-2

Immunsystem supprimiert, kann es auch leichter zu aufsteigenden Harnwegsinfektionen kommen. Antibiotikagabe, Strahlenschäden und Paraproteine verstopfen die Nierentubuli.
Eine intensive Hydratation (Bewässerung) vor, während und nach der Chemotherapie ist fast immer hilfreich. Sie dient dem Schutz der Nieren und ableitenden Harnwege. Einige Zytostatika, wie Cisplatin, Ifosfamid, Methotrexat, Nitrosoharnstoffe und Vincristin, wirken direkt nephrotoxisch, doch kann über die Freisetzung von Harnsäure letztlich jede Chemotherapie nephrotoxisch wirken. Daher ist immer anzuraten viel zur Chemotherapie zu trinken. Es können aber auch 2-3 Liter NaCl infundiert werden. Meist werden die Zythostatika zusammen mit NaCl verabreicht.
Auf folgende Symptome sollten Sie achten:
Rückenschmerzen, Übelkeit, Hypertonie (Bluthochdruck), Ödeme (Wassersucht, Wassereinlagerungen), Fieber, und veränderte Nierenwerte. Sie selbst können alldem positiv entgegenwirken, indem Sie sehr viel trinken. Am besten reines, basisches Wasser. Auf diese Weise können Sie auch Nebenwirkungen auf die Blase vermeiden.

Vitamin C-Infusionen helfen Gifte schneller abzubauen (differenziert zu betrachten bei Nierenproblemen oder Nierensteinen) und dadurch die Nieren weniger zu belasten. Bei einer Chemotherapie mit Cisplatin wurden Nebenwirkungen auf die Niere mit **Selengaben** verringert (täglich 200 µg). **Grapefruitsaft** wirkt stark entgiftend, kann aber nur bei ganz bestimmten Chemotherapeutika getrunken werden, da er die Wirkung mancher Medikamente abschwächt. Nach der Chemotherapie ist er aber ein sehr zu empfehlendes Hilfsmittel. **Goldrute** (Tee) stellt einen Nierenschutz dar.

j. Blase

Anzeichen hierfür sind wieder Fieber, Rücken- und Unterbauchschmerzen sowie Schmerzen beim Wasserlassen. Veränderungen in der Farbe des Urins sollten Sie mit Ihrem Arzt besprechen. **Sauerkrautsaft** kann Entzündungen vorbeugen.

k. Lunge

Während der Behandlung kann es häufig zu Pneumonien (Lungenentzündung) und Bronchitis kommen. Anzeichen dafür sind Müdigkeit, Husten und Auswurf. Dazu kommen manchmal Kurzatmigkeit und Fieber.

Besonders gefährdet sind hierbei die Raucher. Das Rauchen sollte daher eingestellt werden. Viel Bewegung an der frischen Luft und eine spezielle Atem-Gymnastik können helfen; ebenso Inhalationen und schleimverflüssigende Maßnahmen. Auch hier ist es wichtig, dass Sie viel trinken - am besten sieben Liter am Tag während der Chemotherapie. **Thymiantee** kann bei Lungenbeschwerden helfen, ebenso **Lavendel**.

l. Keimdrüsen

Eine weitere Nebenwirkung besteht in der negativen Einwirkung auf die Keimdrüsen.

Bei der Frau werden die Ovarien, je nach Art der Medikamente, mehr oder weniger stark beschädigt. Die Keimzellen werden zerstört und die Hormonproduktion wird reduziert oder fällt ganz aus. Die Folge davon ist, dass bei vielen Frauen der Wechsel eintritt. Bei jüngeren Frauen kann die Menopause reversibel sein. Insgesamt wird festgestellt, dass die Menopause früher eintritt.

Es ist wichtig, innerhalb der nächsten zwei Jahre nach einer Chemotherapie eine Schwangerschaft zu verhindern - nicht nur

aufgrund der Wirkung der Therapie auf die Eizellen, sondern auch weil das Rückfallrisiko in den ersten zwei Jahren nach der Therapie am höchsten ist und eventuell zu einem Schwangerschaftsabbruch führen könnte.
Auch beim Mann schädigen die Zytostatika die Keimdrüsen. Spermien werden nur noch beschränkt gebildet, was zu Sterilität führt. Die Schädigung ist jedoch - je nach Art und Intensität der Therapie - innerhalb von ein bis zwei Jahren reversibel.

m. Auswirkungen auf das Nervensystem
Während der Chemotherapie können feine Nervenenden geschädigt werden. Dies betrifft sowohl die sensorischen als auch die motorischen Nervenenden. Man spricht von Polineuropathien.

Folgende Symptome können auftreten:
Motorisch: Störungen in der Feinmotorik, Gang-Unsicherheit, Zitternder Hände, meistens nachts auftretende Krämpfe.

Sensorisch: Kribbeln, Ameisen laufen, Brennen und Jucken. Es kann auch unangenehm sein, kalte Gegenstände anzufassen. Das Gefühl in Fingern und Zehenspitzen kann verloren gehen.

Man kann mit einer Massage der Hände und Füße und der Stärkung der Feinmotorik - zum Beispiel durch Perlen-Auffedeln oder Puzzlespiele - die Nebenwirkungen verringern.
Durch Nervenschäden kann es auch zu Nebenwirkungen wie Verstopfung kommen. Eine zusätzliche Einnahme von Leinsamen oder getrockneten Pflaumen und Aprikosen kann hier Abhilfe schaffen. Manche schwören auch auf frisch gepressten Spinatsaft mit Zitrone, oder grüne Säfte mit einem hohen Anteil an Spinat. Die orale Einnahme von **Vitamin C** kann auch Abhilfe schaffen. Als Neuroprotektivum kommen auch **L-Carnitin** (z. B.

bei Oxaliplatin), **Alpha-Liponsäure**, sowie **Calcium** und **Magnesium** in Frage. Diese Zusatzstoffe müssen aber alle in Abhängigkeit von den jeweiligen Zytostatika eingenommen werden - in Absprache mit dem Onkologen. Ebenso kann **Cannabinoid** einen Nervenschutz leisten und auch bei Schmerzen eingesetzt werden. **Johanniskrautöl** kann Abhilfe verschaffen, indem man die betroffenen Stellen damit einreibt und das Öl einmassiert. Johanniskraut wirkt auch entgiftend, allerdings kann es bei verschiedenen Chemotherapeutika nicht zeitgleich angewandt werden. Es gibt aber auch **Hypericum-Globuli**, die man bei Nervenleiden anwenden kann oder **Rhus toxicodendron C 30**. Um die richtige Potenz und auch das richtige Mittel der Wahl zu finden, muss man allerdings einen klassischen Homöopathen aufsuchen. Dies ist meist erfolgsversprechender als eine Selbstbehandlung.
Für die Selbstbehandlung empfiehlt es sich, Hypericum D6 (dreimal täglich fünf Globuli) zu nehmen. Der Deutsche Zentralverein homöopathischer Ärzte verschreibt von der Potenz C12 zwei bis drei Globuli – eine erneute Gabe empfehlen die Experten erst, nachdem die Wirkung eingesetzt hat.

Die **Leitsymptome für Hypericum** sind im Bereich von Nervenleiden:

- Schmerzen bei Nervenentzündungen;
- Schmerzen, die entlang der umgebenden Nerven ausstrahlen;
- stark stechende, schießende Schmerzen;
- Taubheitsgefühl;
- Ameisenkribbeln der betroffenen Stelle.
- Beschwerden verschlechtern sich durch:
- Erschütterung, Berührung, Kälte, Anstrengung, Bewegung.

Beschwerden **verbessern** sich durch:

- Rückwärtsbeugen des Kopfes.

Wenn ein oder mehrere Punkte erfüllt sind, kann Hypericum das

Mittel der Wahl sein und auch eine Option, wenn Johanniskraut aufgrund der Chemotherapie nicht verwendet werden darf.

n. Chemobrain

Hierunter versteht man eine Nebenwirkung, die sich in der Form von Vergesslichkeit und Konzentrationsstörungen äußert.

Oft werden Namen und Daten vergessen und das gleichzeitige Tun von mehreren Sachen (multitasking) fällt schwer. Ebenso können Wortfindungsstörungen auftreten und Denkvorgänge länger dauern. Geläufige und oft benutze Worte werden vergessen.[80] Woher diese Störung kommt, weiß man bisher noch nicht. Studien von Frauen mit Brustkrebs unter einer Chemotherapiebehandlung/Bestrahlungstherapie haben aber Veränderungen im Gehirn ergeben. Nach diesen Studien verändert sich die Gehirnaktivität während und nach einer Chemotherapie. Diese Veränderungen waren auch noch fünf bis zehn Jahre nach der Chemotherapie sichtbar. Bei Brustkrebspatientinnen, die nicht mit einer Chemotherapie behandelt wurden, konnte man diese Veränderungen nicht erkennen. Es werden verschiedene mögliche Gründe angegeben, z. B. die Veränderung des Blutbildes, Hormonveränderungen, Stress, Angst und Müdigkeit, sowie Chemotherapeutika. Die erst genannten Störungen treten aber auch bei Patientinnen auf, die sich keiner Chemotherapie unterzogen (Müdigkeit, Angst, Stress, Veränderung des Blutbildes). Manche Ärzte gehen davon aus, dass die Chemotherapie auch die Gehirnzellen angreift. Da auch Chemotherapie bei Gehirntumoren eingesetzt werden, muss eigentlich davon ausgegangen werden, dass die Therapie auch einen Einfluss auf das Gehirn hat und

---

80 https://www.cancer.org/treatment/treatments-and-side-effects/physical-side-effects/changes-in-mood-or-thinking/chemo-brain.html; http://www.leukemiabmtprogram.org/Documents/brochures/chemo_brain.pdf

dass dieser nicht nur auf den Tumor begrenzt ist. Wie lange dieser Zustand anhält, und wie intensiv er ausfällt, variiert.

o. Auszehrung, schlechter Ernährungsstatus, Tumorkachexie

Es kann nicht nur durch die Chemotherapie und deren Nebenwirkungen, sondern natürlich auch durch die Krebserkrankung zu einer Mangelernährung oder einem schlechten Ernährungsstand kommen. Oft ist es nicht einfach zu definieren, was der Auslöser ist. Sicherlich ist es auch abhängig von den Zytostatika und wie die einzelnen Menschen darauf reagieren. In diesem Fall kann man mit seinem Onkologen den Einsatz von **L-Carnitin** besprechen. Dafür spricht die gute Verträglichkeit, die immunstabilisierende Wirkung, die positive Auswirkung auf die Verringerung der Nebenwirkungen, sowie die potenzielle zytoprotektive Wirkung. Man geht davon aus, dass 80% aller Tumorpatienten im fortgeschrittenen Stadium einen L-Carnitin Mangel haben.
Carnitin ist ein Molekül, das in unseren Zellen eine wichtige Rolle im Stoffwechsel und Energiehaushalt spielt und vom Körper selbst gebildet wird. Bei Krebspatienten hat sich aber herausgestellt, dass diese durch eine falsche, beziehungsweise schlechte Ernährung Mangelerscheinungen haben, die oft auch durch die Chemotherapie bzw. deren Nebenwirkungen erzeugt werden.
Das L-Carnitin hemmt proinflammatorische[81] Zytokine (Wachstumsfak-toren und Differenzierung von Zellen und deren entzündungsfördernde Wirkung). Es bremst auch den Abbau der Muskulatur des Skeletts und erhöht die Energiebereitstellung aus der β-Oxidation. Daher kann es Symptome wie Tumorkachexie, Anorexie und Fatigue verringern und vermeiden. Die Dosierungsempfehlung liegt etwa bei 3 x 1000mg/Tag in Form von L-Carnitintartrat, je nach Mangel und Zielwert.

---

81 proinflammatory = entzündungsfördernd

Bei Tumorkachexie sollte man auch mit **Omega 3-Fettsäuren** (nicht Omega 6!) in Kombination mit **L-Carnitin** arbeiten. Hierdurch wird der Ernährungsstand des Patienten signifikant verbessert und auch die Lebenszeit verlängert.[82]
Carnitin kann auch zur Verhinderung einer Schädigung des Herzmuskels bei den Chemotherapien aus der Gruppe der Anthrazykline führen (Epirubicin, Doxorubicin).

Auch **Vitamin C-Infusionen** verbessern den Ernährungsstand. Oft werden durch das Vitamin C die Nebenwirkungen der Therapie reduziert - insbesondere die Übelkeit und Appetitlosigkeit. Ebenso wird davon ausgegangen, dass **Vitamin D** einen positiven Einfluss hat.[83]

p. Fatigue-Syndrom

Man bezeichnet das Fatigue-Syndrom auch als chronisches Erschöpfungssyndrom. Es zeichnet sich durch Müdigkeit und Antriebslosigkeit aus. Der Zustand verbessert sich weder durch Ausschlafen noch durch Schonung. Wie gerade beschrieben, ist **L-Carnitin** eine Möglichkeit der Behandlung. Eine weitere ist das im Folgenden erklärte **Fasten** unter Chemotherapie. Ausruhen hilft beim Fatigue-Syndrom nicht, sondern ist kontraindikativ. Verbesserungen wurden bei Bewegung festgestellt. Hoch dosiertes **Vitamin C** und auch **Carnitin**, **Coenzym Q 10**, **Natriumselenit**, und - bei Brustkrebs bedingter Fatigue - **Misteltherapie**[84] haben sich als hilfreich erwiesen, um das Fatigue-Syndrom

---

82 Gröber U., Mücke R., Adamitz I. „Der Komplementäre Einsatz von Antioxidantien und Mikronährstoffen in der Onkologie", Update 2013. Der Onkologe 2013; 19 (2): 136-143
83 Dev R., Del Fabbro E., Schwarz GG, et al. Preliminary report: vitamin D deficiency in advanced cancer patients with symptoms of fatigue or anorexia. Oncologist 2011; 16:1637-41
84 Holzhauer / Gröber, Checkliste Komplementäre Onkologie, Hippokrates 2010

unter der Chemotherapie zu verringern. Auch hier wurde in Studien wieder nachgewiesen, dass **Vitamin D** sich positiv auf die Verringerung des Symptoms auswirkt.

Gingseng hat sich ebenfalls als Therapeutikum bewährt. Bei einem Fatigue-Syndrom werden zwischen 1000 und 2000 mg empfohlen. Es ist gut verträglich. Da es sich um ein Phytoöstrogen[85] handelt, ist es bei hormonabhängigen Tumoren - wie z. B. einem hormonabhängigen Brust- oder Gebärmutterkrebs - nicht zu empfehlen.

q. Hitzewallungen

Hitzewallungen kommen besonders in der Hormontherapie vor und sind vor allem deshalb unangenehm, weil sich diese Therapie auch über 5–10 Jahre ziehen kann.
Männern hilft hierbei oft **Salbei** und Frauen **Traubensilberkerzen-extrakt.**[86] Neuste Studien haben festgestellt, dass es sich bei Traubensilberkerzenextrakt nicht um ein Phytoöstrogen handelt. Wichtig ist außerdem der Nachweis, dass der Extrakt der Traubensilberkerze keine Wirkung auf das Brustgewebe hat.
Eine andere Untersuchung zeigte auf, dass bei Frauen mit Brustkrebs (östrogenabhängiger Tumor), die eine Krebstherapie mit Tamoxifen (Antiöstrogen) erhielten, bei gleichzeitiger Einnahme von Traubensilberkerzenextrakt die Wirkung des

---

85 Phytoöstrogene, auch Phytoestrogene, sind sekundäre Pflanzenstoffe. Sie sind keine Östrogene im chemischen Sinne, sondern besitzen lediglich strukturelle Ähnlichkeit mit diesen.
86 Fischer J, Bartsch HH, Mumm A et al.: Prospektive Anwendungsbeobachtung mit einem Cimicifuga racemosa Extrakt bei Mamma-Ca-Patientinnen mit klimakterischen Beschwerden unter Therapie mit Tamoxifen.

Krebsmittels nicht abgeschwächt wurde.[87] Allerdings setzt die Wirkung erst vier bis sechs Wochen nach der ersten Einnahme ein.
Extrakte aus **Traubensilberkerze** unterstützen die Prozesse des Knochenaufbaus und haben deshalb einen knochenschützenden Effekt, was besonders bei Brustkrebs oder Krebsarten, die auch in die Knochen metastasieren, von besonderer Bedeutung ist - genauso wie **Vitamin D**.

r. Strahlen durch Röntgenaufnahmen oder PET-CT

Selbstverständlich hat man keine direkten Nebenwirkungen nach einer Röntgenuntersuchung. Bei einem PET-CT sollte man sich jedoch von anderen Menschen für zwei Tage isolieren. Manche Ärzte empfehlen zur Ausleitung **x-ray in C 200**. Röntgenstrahlung ist ein homöopathisches Mittel, das nicht lange nach der Entdeckung der Röntgenstrahlen durch Wilhelm Röntgen im Jahre 1895 ins Homöopathische Arzneibuch eingeführt wurde. Nach der Entwicklung der Röntgengeräte wurden allerdings schnell auch die Nebenwirkungen festgestellt, die zum Beispiel ohne Schutz auftreten können. Röntgenstrahlung kann die Zelle schädigen, insbesondere die Geschlechtszellen. Vor allem die damals noch schlechten Röntgengeräte führten zu zahlreichen Nebenwirkungen u. a. auch dem Fatigue-Syndrom.
Eine andere Möglichkeit ist die Einnahme von **Schüsslersalzen Nr. 4**, die man bis zu einem Monat nach der Behandlung durch Röntgenstrahlung einnehmen soll. Als Entgiftungsmittel kann das Salz - besonders nach einer Röntgenbestrahlung, nach der Einnahme von Narkosemitteln, Arzneien, oder nach Impfungen - zum Einsatz kommen, um mögliche Nebenwirkungen zu redu-

---

87 Bodinet C, Freudenstein J: Einfluss verschiedener pflanzlicher Menopausepräparate auf die Tamoxifen-induzierte Inhibition menschlicher Brustkrebszellen in vitro.

zieren. Zur Unterstützung der Blutreinigung kann Kaliumchlorid angewendet werden, welches das Blut von Faserstoffen reinigt und es dadurch dünnflüssiger und fließfähiger macht.
Jane Plant empfiehlt in ihrem Buch, nach Radioaktivität **Cola** zu trinken, da diese Phosphorsäure enthält. Der Körper soll dadurch unterstützt werden, die radioaktiven Phosphate durch nicht-radioaktive auszutauschen.[88] Ansonsten ist Cola ein Getränk, das bei einer Krebserkrankung gar nicht getrunken werden sollte.

s. pH-Wert

Ihr pH-Wert kann durch die Chemotherapie stark abfallen. Idealerweise haben Sie einen pH-Wert zwischen 7,0 und 7,5. Morgens ist der pH-Wert im Allgemeinen niedriger, da Sie nachts entgiften und die Säuren am Morgen ausscheiden. Abends sollte er 7 - oder im Krebsfall idealerweise 7,5 - betragen. Bei einem starken Abfall des pH-Wertes unter der Chemotherapie sollten Sie sich basisch ernähren und zusätzlich **Basentabletten** einnehmen (nur wenn die Ernährung nicht ausreichend ist!!) und **Basen-Bäder** machen. Der pH-Wert ist ausschlaggebend für viele Erkrankungen und ein nicht zu unterschätzender Faktor. Der beste Weg, diesen zu regulieren, ist mittels einer Diät und vieler frisch gepresster Säfte. Basenpulver oder auch **Natron** (1/2 Teelöffel in einem Glas Wasser 2x täglich – drei Stunden NACH dem Essen, nie zum Essen) sollte nur ein vorrübergehendes Mittel sein. Besser ist **Sauerkrautsaft oder andere rechtsdrehende Milchsäuren**, **Spinatsaft, Gerstengrassaft** und frische grüne Säfte, sowie Zitrone und Grapefruit (Grapefruit nicht unter Chemotherapie oder nur nach Absprache), immer frisch ausgepresst oder Kurkuma-Wasser (Warmes Wasser, 1 Teelöffel Kurkuma, 1 Teelöffel Kokosöl und eine Prise schwarzen Pfeffer).

---

88 Jane Plant, "The No-Dairy Breast Cancer Prevention Program"

Curcuma darf während bestimmter Chemotherapien nicht verwendet werden, später folgt eine Liste.

Basentabletten und -pulver haben noch viele andere Zusatzstoffe und verändern auch den pH-Wert in Ihrem Magen. **Backpulver** enthält wiederum Phosphate, die Sie sich nicht dauerhaft zuführen wollen, und daher Natron vorziehen sollten. **Natron** wird auch viel in der Krebstherapie verwendet. Ich würde aber immer einen natürlichen Weg über Ernährung für die Stabilisierung des pH-Werts vorziehen und Natron **NICHT** einsetzen, weil es die Magensäure neutralisiert. Dies wiederum führt zu Problemen im Darm (Natron alkalisiert die leicht säuerliche Flora des Darms und schädigt so die gesunden Darmbakterien), mangelnde Vitaminherstellung (Vitamin K, B12) und Enzymspaltung, sowie der Aufnahme von Nährstoffen. Auch kommt es durch vermehrt zu Fäulnisprozessen und zur Entstehung von Ammoniak. Dies wiederum führt zur Übersäuerung und belastet die Leber. Auch das ‚leaky gut-Syndrom' kann dadurch auf Dauer entstehen, denn die Barrierefunktion der Darmschleimhaut wird gestört und es werden vermehrt Nahrungsmittelantigene und Toxine in die Blutbahn aufgenommen, wenn es zu einem ‚leaky gut' gekommen ist. Wird Natron längerfristig eingenommen, kann dadurch der Natrium-Spiegel im Blut ansteigen und der Calcium-Spiegel gesenkt werden. Ist der Calcium-Wert zu niedrig, können Muskelkrämpfe – besonders in den Waden – auftreten. Durch einen zu hohen Natrium-Wert kann die Entstehung von Bluthochdruck begünstigt werden. Ein langfristiger Vitamin B12 Mangel führt zu Demenz. Daher ist der Weg über Natron oder Backpulver nicht anzuraten, auch wenn es oft als Wundermittel angepriesen wird. Leider kommt das Natron nicht dort an, wo es gebraucht würde, nämlich in den Zellzwischenräumen, sondern wird vorher im Magen neutralisiert. Die Ernährung muss angepasst werden und statt Natron sollte man Kanne Brottrunk oder Sauerkrautsaft zu sich nehmen.

Der Stress während einer Krebserkrankung kann auch zu einem Abfall des pH-Werts führen.

Bei manchen Chemotherapien muss besonders auf den pH-Wert des Urins geachtet werden (z. B. bei Methotrexat (MTX)). Hier ist besonders empfehlenswert, viel Wasser und basische Kräutertees zu trinken. Bei starkem Abfall kann auch Natriumcarbonat intravenös verabreicht werden. Weitere Informationen zum Thema pH-Wert folgen später noch.
Es gibt selbstverständlich noch viele andere Nebenwirkungen der Chemotherapie, wie z. B. Herzinfarkt, Lungenentzündungen, Lungenembolien und vieles mehr. Das wäre Stoff für ein eigenes Buch. Ich wollte hier nur die typischen Nebenwirkungen darstellen. Alle Heilmittel, die angewendet werden, sollten mit dem Therapeuten abgesprochen und individuell dosiert werden. Man kann hier keinen allgemeinen Therapie- oder Dosierungsplan aufstellen.

3. Die Chemotherapieresistenz

Von einigen Krebsarten weiß man, dass sie von vornherein schlecht auf die Behandlung durch Chemotherapie ansprechen. Doch auch bei Patienten mit im Grunde gut behandelbaren Krebsarten kann die Therapie nach einiger Zeit oder von Beginn an versagen. Ein möglicher Grund sind Resistenzen: Manche Tumorzellen werden oder sind von vornherein unempfindlich gegen die Medikamente.
Bei einer Zytostatikaresistenz reagieren die Krebszellen auf die Medikamente nicht wie gewünscht mit Apoptose, also dem Zellselbstmord.
Sie existieren trotz der von den Zytostatika verursachten Schädigungen weiter oder besitzen Mechanismen, die sie ohnehin vor einer Schädigung durch Zytostatika schützen.

Die meisten Zytostatika entfalten ihre Wirkung durch die Schädigung
der DNA. Werden Enzyme zur Reparatur dieser Schädigungen vermehrt exprimiert, ist der zellschädigende Effekt stark vermindert.

Obwohl es die Möglichkeit gibt, Chemo-Sensitivitätstests zu machen, so sind diese bislang noch nicht wirklich erfolgreich, was die Aussage betrifft, ob eine Chemotherapie wirkt. Sie können nur voraussagen, ob diese überhaupt wirken kann. Sie können aber nicht vorhersagen, ob es später zu Resistenzen kommt und ob die Tumorzelle tatsächlich stirbt oder nur in eine Art Schlafzustand verfällt. Eine Ausnahme stellt der Brustkrebs dar. Hier gibt es mittlerweile mehrere Tests, z. B. den **Mamma-Print-Test.**[89]
Als weitere Tests werden die **EDIM-Tests** angeboten. Die Grundlage der Tests ist die kombinierte Bestimmung der beiden neueren Universalmarker **DNaseX/Apo10** und **TKTL1** in den "Fresszellen" (Makrophagen). Aus diesen Markern soll der Stoffwechsel der Krebszelle festgestellt werden, sowie auch die Wirksamkeit einer Chemotherapie. Die Tests sind bei Karzinomen, Sarkomen und Lymphomen möglich, und werden bei den Diäten erläutert. Sie werden von Heilpraktikern durchgeführt, aber auch die Hausärzte können Blut abnehmen und dieses in ein (Biovis) Labor senden. Allerdings muss man das Resultat auch interpretieren können. Ein solcher Test wird meist einmal im Jahr von der gesetzlichen Krankenkasse übernommen.
Grundsätzlich wird eine Chemotherapie nach weltweit erfolgreichen Schemata ausgesucht. Im Normalfall hat die ausgesuchte Chemotherapie bei einem Patienten mit den angegebenen Krankheitserscheinungen die optimale Chance anzusprechen.

---

89 http://www.agendia.com/patient/brustkrebs/

Grundsätzlich wirkt die Chemotherapie aber nicht hundertprozentig, sondern eher in wenigen Fällen. Die Voraussetzung ist, dass der eigene Körper und die Erkrankung des Patienten im Schema möglichst nahekommt und die Chemotherapeutika überhaupt eine hohe Wirksamkeit haben.

Sind die Medikamente bestimmt, so kann man teilweise Tests machen, ob diese auf die Krebszellen im Körper zerstörend wirken.

Es gibt aber primäre und sekundäre Resistenzen. Die primäre Resistenz besteht schon von Anfang an und kann in Zukunft und teilweise auch schon jetzt sicherlich getestet werden. Die sekundäre Resistenz bildet sich aber erst durch die Verabreichung der Chemotherapie aus. Es bildet sich ein neuer Tumor, der aus geklonten Zellen der ursprünglichen Tumorzelle besteht und daher deutlich gefährlicher als der ursprüngliche Tumor ist. Diese Problematik entsteht durch die Anpassungsfähigkeit der Krebszellen.

Bei der sekundären Resistenz kann die Chemotherapie zu Beginn ansprechen und der Tumor kleiner werden, jedoch dann keine Wirksamkeit mehr zeigen. Ebenso kann der Tumor ganz verschwinden, wobei es dann aber zu einem Rezidiv kommt.[90]

Außerdem kann eine Chemotherapie anschlagen und den Tumor verdrängen, was aber nicht heißt, dass dieser nicht wiederkommen kann. Der Tumor kann resistent sein und seine Masse verringert haben, aber es sind immer noch „schlafende Zellen" vorhanden.
In diesem Fall wirkt die Chemotherapeutika bei einem Rezessiv

---

90 www.klinikum.uni-heidelberg.de/Wie-wirkt-Sulforaphan.138791.0.html

nicht mehr und es muss ein anderer Therapieweg gewählt werden. Manche Ärzte versuchen die Wiederkehr des Krebses durch strenge Diäten und ein basisches Milieu zu verhindern, und halten die Nahrungsumstellung für eine weitere wichtige Säule in der Therapie.

Auch das Krankheitsstadium kann dafür ausschlaggebend sein, dass eine Therapie nicht (mehr) wirkt. Manchmal würde das Stadium eine höhere Dosierung erforderlich machen. Diese könnte aber zu starken Nebenwirkungen oder gar zum Tod führen. Entscheidend kann auch sein, wie gut die Chemotherapie zum Tumor gelangt und wie gut oder schlecht dieser durchblutet ist. Auch haben Studien ergeben, dass auf manche Tumore höhere Dosierungen der Chemotherapie nach bereits erfolgter Chemotherapie nicht wirksam sind.[91]
Manche Medikamente wirken auch nur solange sich eine Tumorzelle gerade teilt. Ausgerechnet langsam wachsende und scheinbar wenig aggressive Krebsformen sind daher oft vergleichsweise unempfindlich gegenüber einer Chemotherapie.
Das Tumorgewebe kann sich auch im Laufe einer Erkrankung verändern.
Manche Zellen sterben durch eine Chemotherapie auch nicht ab, sondern gehen eher in eine Art Schlafzustand. Hierzu machte die Universität Heidelberg die ersten Versuche im Labor und stellte eine positive Auswirkung von Kohlgewächsen auf die Wirksamkeit der Chemotherapie dar. Es wurde im Versuch nachgewiesen, dass Sulforaphan die besonders aggressiven Tumorstammzellen angreift und diese dadurch für die Chemo-

---

91 www.thelancet.com/journals/lanonc/article/PIIS1470-2045(16)30214-5/fulltext
Comparison of MAPIE versus MAP in patients with a poor response to preoperative chemotherapy for newly diagnosed high-grade osteosarcoma (EURAMOS-1): an open-label, international, randomised controlled trial

therapie empfänglich macht.

Eine andere Möglichkeit des Versagens der Chemotherapie kann dadurch entstehen, dass das Tumorgewebe nicht erreicht werden kann oder aber sehr schnell entgiftet und daher nicht durch eine Chemotherapie angegriffen wird.[92]
Ebenso kann es zum Verlust des programmierten Zelltodes kommen.[93]
Laut einer Studie des ‚Fred Hutchinson Cancer Research Center' verliert die Chemotherapie gerade bei Patienten mit sekundären Tumoren ihre Wirksamkeit, da die Chemotherapie für die Wundheilung zuständige Zellen rund um die Tumore dazu bringt, ein Protein zu bilden, das dem Krebs dabei hilft, sich gegen den Angriff zu wehren. Ziel kommender Chemotherapien muss es also sein, diesen Vorgang zu blockieren.
Im Falle einer Chemotherapiebehandlung gilt es immer, Nutzen und Leiden gegeneinander abzuwägen. Es gilt sich vorher zu informieren, wie hoch die Chancen einer Heilung durch die Chemotherapie tatsächlich sind, um nicht durch die Therapie eine geringere Lebensqualität zu erlangen und nicht das erwartete Resultat zu erhalten. Oft kann es auch Klarheit bringen, wenn man seinen Onkologen fragt, ob er selbst die Behandlung im gegebenen Fall machen würde. Dies habe ich bei meiner Schwiegermutter getan und mein Onkologe hat die Frage damals mit „Nein" beantwortet. Im Nachhinein denke ich, hätte sie sich sicherlich einiges erspart.

---

92 https://www.krebsinformationsdienst.de/behandlung/chemotherapie-wirkung-resistenz.php
93 „Biologie für Mediziner", Werner Buselmaier, Springer Verlag 2015, Seite 294

4. Fasten bei Chemotherapie zur Verringerung der Nebenwirkungen und Verstärkung der Therapie

Besonders in der Charité in Berlin wird sich intensiv mit dem Fasten vor und während der Chemotherapie befasst. Hier hinter steckt vor allem eine Idee: Die verstärkte Zuckeraufnahme der Krebszellen. Diese sollen durch das Fasten ausgehungert und so veranlasst werden, die Chemotherapie besser aufzunehmen.

Vor allem bei Brust-, Haut- und Hirntumoren hat sich das Fasten vor und während einer Chemotherapie in Studien als wirksam und die Chemotherapie verstärkend herausgestellt. Es wird davon ausgegangen, dass die Krebszellen dadurch „verwirrt" werden und die Behandlung daher auch besser anspricht, da die Abwehrmechanismen weniger gut greifen. Im Jahr 2013 hat Professor Valter Longo von der „University of Southern California" einen Vortrag über den Einfluss des Fastens auf die Nebenwirkungen der Chemotherapie gehalten, der großen Anklang fand. Seitdem bieten auch einige Kliniken in Deutschland das Fasten zur Chemotherapie an.

Unter Fasten versteht man den freiwilligen Verzicht auf feste Nahrung. Hierbei wird während der Zyklen der Chemotherapie drei bis fünf Tage gefastet. Normalerweise ist ein Zyklus 21 Tage lang, so dass alle 21 Tage gefastet wird. Durch das Fasten erlangt man eine Reduzierung des IGF-I Wachstumshormons, Leptin, Insulin und inflammatorischer Zytokine[94] sowie weniger oxidativen Stress und Zellwachstum. Dagegen steigt der Zellschutz und es erhöhen sich verschiedene DNA-Reparatur-

94 Als Zytokine werden Proteine bezeichnet, die das Wachstum und die Differenzierung von Zellen regulieren.

enzyme und Moleküle.[95] Bei den verschiedenen Studien wurde während eines Zyklus zwischen 48 und 140 Stunden am Stück gefastet.[96] Die Konklusion war insgesamt, dass sich die Nebenwirkungen verringert haben und die Wirkung der Chemotherapie verstärkt wurde.

Besonders bei den Nebenwirkungen Erschöpfung und Müdigkeit gibt es signifikante Unterschiede zwischen den Menschen, die unter einer Chemotherapie gefastet haben, und denjenigen, die es nicht getan haben. Insbesondere das tumorbedingte Fatigue-Syndrom[97] kann noch lange nach der Chemotherapie vorhanden sein. Von dieser Erschöpfung und Müdigkeit sind fast alle Chemotherapie-Patienten betroffen.

In der Studie an der Universitätsklinik Charité in Berlin haben die Teilnehmer von der Fastenzeit profitiert. Das Fasten während der Chemotherapie wird beispielsweise folgendermaßen durchgeführt:

- Tag 1: Entlastungstag;
- Tag 2: Erster Fastentag (400 Kilokalorien am Tag in Form von Säften und Gemüsebrühe);
- Tag 3: Fasten-Chemotherapie-Tag;
- Tag 4: Nahrungsaufbau 24 Stunden nach Beendigung der Chemotherapie.

Zusätzlich kann man noch folgende Dinge tun:
- Ggf. Abführen durch Passagesalz;

---

95 http://fasten.tv/de/vortraege/jaensch, Abteilung für Naturheilkunde der Charité, Schwerpunkt der Integrativen Onkologie,

96 F. Safdie et al. Aging, 12/2009 Vol.1 No 12 Fasting and Cancer treatment in Humans

97 auch Chronisches Erschöpfungssyndrom genannt

- Gabe von Basica Tabletten;
- Mir Ziele zu setzen war für mich ein wunderbarer Tipp und ich kann es nur jedem empfehlen, mit oder ohne Krankheit. Es bringt eine besondere Klarheit und vielleicht sind wir auch erstaunt, dass wir uns gar nicht so viel wünschen, weil wir schon glücklich sind, oder dass ein oder andere doch nicht so wichtig für uns ist.
- Gabe von Linusit Schleim (falls Übelkeit auftritt);
- Bewegung und Leberwickel nach Verträglichkeit.

Wichtig ist, dass während der Fastentage kein Honig zu sich genommen wird, was oft in unterschiedlichen Fastenkuren erlaubt ist. Hier ist dies aber verboten, da der Tumor keinen Zucker erhalten soll.
Am Entlastungstag können Kartoffeln (600–700 Gramm Kartoffeln über den Tag verteilt) gegessen werden. Zu den Kartoffeln, die entweder Pellkartoffeln oder Ofenkartoffeln (nicht in Alufolie) sein sollen, können frische Kräuter, Zitrone oder frische Tomaten gegessen werden. Es sollten Bio- oder Demeter-Produkte verwendet werden.
Es besteht auch die Möglichkeit, einen Reis-Tag (ohne Salz, nur wenn zwingend nötig) zu machen. Hierbei isst man dreimal täglich 50 Gramm (roh, sind gekocht 120 Gramm) Naturreis. Morgens und abends mit 200 Gramm ungesüßtem Apfelkompott und mittags mit 200 Gramm gedünsteten Tomaten. Wer den Naturreis nicht verträgt, kann auch statt Reis Hirse verwenden.
In der Studie waren sowohl Patienten mit neoadjuvanter als auch mit adjuvanter Chemotherapie. Auch waren unterschiedliche Medikamente in den Chemotherapien beteiligt und alle Patienten erlebten das Fasten als vorteilhaft, insbesondere im Hinblick auf Übelkeit und Müdigkeit. Das gleiche konnten auch Patienten feststellen, die sich einer Bestrahlung unterzogen haben.

5. Angiogenese

Es gibt mittlerweile verschiedene Therapien, deren Ziel es ist, die Ausbildung neuer Blutgefäße des Tumors zu verhindern. Diesen Therapieansatz gibt es sowohl als schulmedizinische als auch alternative Therapie.

Trotz aller Flexibilität der Tumorzelle hat sie dennoch einen Schwachpunkt: nämlich die Energieversorgung durch die Blutgefäße. Der Tumor kann nur durch eine konstante Versorgung von Nährstoffen und Sauerstoff wachsen. Diese Versorgung erreichen die Tumore durch ihre eigenen Blutgefäße, sobald die Tumore größer als 1-2 mm sind. Indem sie bei einem Mangel chemische Signale in den umliegenden Blutkreislauf aussenden, werden neue Blutgefäße für die Krebszellen gebildet. Aufgrund der chemischen Signale reproduzieren sich die Blutgefäße und bilden ein Netz aus Blutkapillaren, um den Tumor zu versorgen. Diese chemischen Substanzen werden auch als ‚Wachstumsfaktoren' bezeichnet. Weil der Adressat der Wachstumsfaktoren die Blutgefäße sind, werden sie als ‚Gefäßwachstumsfaktoren' bezeichnet, oder abgekürzt, als VEGF (engl.: **V**ascular **E**ndothelial **G**rowth **F**actor). Auf diese Art und Weise stellt der Tumor seine Versorgung sicher. Blutgefäße besitzen auf ihrer Oberfläche spezielle Antennen (sog. Rezeptoren) zum Empfang des ‚VEGF-Signals'. Sobald die Rezeptoren das ‚VEGF-Signal' empfangen haben, bilden die Blutgefäße Verzweigungen und es entstehen neue Blutgefäße. Diese wachsen in genau die Richtung, aus der die Signale eingetroffen sind. Auf diese Art und Weise wird der Tumor schon bald von einem dichten Gefäßnetz umgeben. Dies ist ein anhaltender Wachstumsprozess. Hierin besteht auch der Angriffspunkt der Therapie. Die Tumor-Angiogenese[98]

---

98 Als Angiogenese (griechisch ἄγγος „Gefäß" und γένεσις „Entstehung") bezeichnet man das Wachstum von Blutgefäßen, durch Sprossungs- oder

- also die Ausbildung der Blutgefäße - soll verhindert werden. Der Tumor soll auf diese Weise ausgehungert werden.

Der erste, der auf diese Bedeutung der Therapie hinwies, war Dr. Judah Folkman, ein Chirurg am medizinischen Zentrum der Harvard Universität[99]. Er untersuchte Krebstumore und stellte fest, dass diese ungemein viele Blutgefäße haben, die aber empfindlicher als normale Blutgefäße sind und sich grundsätzlich unterscheiden. Diese Feststellung ließ ihn den Schluss ziehen, dass man über die Zerstörung der Blutgefäße die Versorgung des Tumors abschneiden und ihn somit selbst zerstören könnte.[100]
Der erste Angiogenesehemmer, der auf den Markt kam, war 2004 Avastin®. Normale Blutgefäße sollten durch diese Hemmer nicht angegriffen werden, nur die den Tumor versorgenden.

Medikamente	Krebsart
Avastin	Darm-, Lunge-, Brust-, Gebärmutter-, Gehirn und Nierenkrebs
Erbitux	Darm, Dickdarm, Plattenepithelkarzinome im Kopf- und Halsbereich
Tarceva	Lunge, Pankreas
Endostar	Lungenkrebs
Torisel ...	Niere

Spaltungsvorgänge aus bereits vorgebildeten Blutgefäßen. Hiervon zu unterscheiden ist die Neubildung von Blutgefäßen aus Endothelialen Vorläuferzellen, welche als Vaskulogenese bezeichnet wird. https://de.wikipedia.org/wiki/Angiogenese

99 Nature Medicine 1, 27 - 30 (1995) doi: 10.1038/nm0195-27 Angiogenesis in cancer, vascular, rheumatoid and other disease Judah Folkman1

100 Folkman, Judah. "Role of angiogenesis in tumor growth and metastasis." Seminars in oncology. Vol. 29. No. 6. WB Saunders, 2002.

Die Nebenwirkungen verhalten sich hierbei ähnlich wie bei der Chemotherapie. Ein Grund dafür ist die Verhinderung der Neubildung von Blutgefäßen im gesamten Organismus und nicht nur in der Umgebung des Tumors. Normalerweise treten durch diese Neubildung auch Heilungsmechanismen in Kraft, was allerdings durch diese Art der Medikamente verhindert wird und zu zahlreichen Nebenwirkungen führt.

Sehr häufige Nebenwirkungen: Magnesiummangel im Blut, Anstieg der Leber-Enzym-Werte, Hautreaktionen, leichte oder mittelschwere infusionsbedingte Reaktionen, leichte bis mittelschwere Schleimhautentzündung (dadurch auch Nasenbluten), Lungenentzündungen.

Häufige Nebenwirkungen: Austrocknung (insbesondere als eine Folge von Durchfall oder Darmschleimhautentzündung), Kalziummangel im Blut, Essensverweigerung, Kopfschmerzen, Bindehautentzündung, Durchfall, Übelkeit und Erbrechen, schwere infusionsbedingte Reaktionen, Müdigkeit, Magen-Darmdurchbrüche. Missempfindungen an den Hand- und Fußflächen.

Bei Avastin® (Wirkstoff: Bevacizumab) hat man mittlerweile festgestellt, dass die Überlebenszeit nicht erhöht wird, die Nebenwirkungen jedoch sehr stark ausfallen. In Amerika ist das Medikament daher für Brustkrebs verboten und in England werden die Kosten nicht mehrübernommen. Laut dem Deutschen Ärzteblatt vom 02.02.2011 steht der Angiogenesehemmer unter dem Verdacht: „... die Gefahr von tödlichen Nebenwirkungen einer Krebschemotherapie zu steigern. Dies kam in einer Meta-Analyse im US-amerikanischen Ärzteblatt (JAMA 2011; 305: 487-494) heraus."

Rezidive treten unter der Einnahme von Avastin später auf. Es besteht aber keine längere Überlebensdauer, da der Verlauf der Krankheit bei Auftreten der Rezidive schneller ist. Das Ergebnis der Studie[101]: „Avastin steigert die Rate von FAE von 1,7 auf 2,5 Prozent (FAE = Rate der Todesfälle). Die häufigsten FAE[102] waren Blutungen (23,5 Prozent), Neutropenien mit tödlichen Infektionen (12,2 Prozent), gastrointestinale Perforationen (7,1 Prozent), Lungenembolien (5,1 Prozent) und zerebrovaskuläre Ereignisse (5,1 Prozent)." Seit 2017 wird auch in Deutschland von Avastin abgeraten. Die Verwendung von medikamentösen Angiogenesehemmern sollte also genau bedacht und mit dem Arzt abgesprochen werden. (Die Kosten von Avastin (Hersteller Roche) liegen bei 60.000 Euro pro Patienten und Jahr - was hier nicht ausschlaggebend sein soll für die Überlegung der Anwendung, sondern nur zur Information genannt wird.)

Ein großer Nachteil der Angiogenese-Therapie durch Medikamente ist, dass sie als metronomische Therapie eingesetzt werden müsste, also als gleichmäßige Dauertherapie, um - sobald eine Tumorzelle größer als 1-2 mm wird und ihr eigenes Blutgefäßsystem ausbildet - dieses verhindern zu können. Die Nebenwirkungen aber sind zu stark für diesen dauerhaften Ansatz.
Viele Untersuchungen haben indes ergeben, dass auch Lebensmittel sich positiv auf das Absterben der Tumorblutgefäße auswirken und die Angiogenese verhindert werden kann.[103] Lebensmittel hingegen können als Dauertherapie eingesetzt werden. Diese wird als Prävention, zur Heilung und Nachbehandlung empfohlen.

---

101 http://m.aerzteblatt.de/news/44542.htm
102 Fatal adverse event = tödlicher Ausgang
103 http://www.draloisdengg.at/leistungen/angiogenese.htm

"Die Chemoprävention durch essbare sekundäre Pflanzeninhaltsstoffe gilt mittlerweile als ein kostengünstiger, leicht anzuwendender, akzeptabler und praktikabler Ansatz für die Kontrolle von dem Umgang mit Krebs".[104]

Durch den konstanten Verzehr, der in der folgenden Tabelle aufgezeigten Lebensmittel, lässt sich gegen die Angiogenese des Tumors vorbeugen. Auf diese Weise wird durch alltäglichen Genuss geringer Dosen von antiangiogenetischen Molekülen die neue Entstehung von Blutgefäßen verhindert oder aber zerstört, und ein Tumorwachstum kann blockiert werden.
Dies ist besonders wichtig, um einen weiteren Krebsausbruch, ein Rezidiv, zu verhindern, und auch um eine Therapie zu unterstützen, da die derzeitigen Therapien aufgrund der hohen Flexibilität der Krebszellen noch leicht an ihre Grenzen stoßen.

Durch eine Ernährungsumstellung kann eine weitere Säule der Krebstherapie errichtet werden. Die dauerhafte Anwesenheit von antiangiogenetischen Molekülen aus der Nahrung unterstützen daher die natürlichen Abwehrmechanismen des Organismus und verhindern die Ausbreitung von Krebszellen in einem noch ungefährlichen Stadium.

Auch wurde festgestellt, dass der Verzehr der angegebenen Lebensmittel sich negativ auf die Angiogenese bestehender Tumore auswirkt.

---

104 Suhr, Y. J. (2003) Cancer Chemoprevention with dietary phytochemicals. Nat. Rev. Cancer, 3, 768-780; oder David Servan-Schreiber, „Das große Antikrebsbuch", 2015

Lebensmittel, die eine Angiogenese verhindern können		
grüner Tee	rote Trauben	Lavendel
Erdbeeren	Rotwein	Kürbis
Beeren	Bok choy	Seegurke
Artischocken	Grünkohl	Thunfisch
Kirschen	Soya Bohnen	Petersilie
Orangen	Gingseng	Knoblauch
Zitronen	Lakritze	Oliven-Öl
Grapefruit	Maitake Pilze	Tomate
Äpfel	Curcumin	Traubenkernöl
Ananas	Muskatnuss	

6. Cannabis-Öl

Cannabis-Öl ist ebenso umstritten wie viele andere Therapien. Die einen sind absolut davon überzeugt, dass Cannabis-Öl alles heilt, während die anderen das Gegenteil behaupten.

Rick Simpson geht davon aus, weit über 5.000 Krebspatienten mit dem Öl geheilt zu haben. Er selbst hatte im Jahr 2002 Hautkrebs und eines Tages fiel ihm eine Studie ein, die er über Cannabis-Öl gelesen hatte. Er stellte es selbst her und applizierte es auf seine Wunden und Läsuren im Gesicht. Das Ergebnis überraschte ihn: „Als ich nach vier Tagen das Pflaster entfernte, konnte ich meinen eigenen Augen nicht trauen! Die Wunden waren verschwunden und die Haut geheilt, regeneriert. Sofort begann ich, den Leuten zu sagen, wie ich den Hautkrebs mit Hilfe von Hanföl geheilt habe. Alle lachten mich aus... aber bis heute, auch nach elfeinhalb Jahren, ist der Krebs nicht zurückgekehrt." Er forschte weiter, gab anderen Krebspatienten sein Öl, und berichtet von erstaunlichen Heilungen, die jedoch andere Ärzte, die beispielsweise in Israel mit Cannabis-Öl arbeiten, nicht bestätigen können.

Auf seiner Webseite[105] findet man das Rezept zur Herstellung des Öls und viele Erfolgsgeschichten. Wenn man sich im Internet auf Krebsforen tummelt (was ich KEINEM Krebspatienten empfehlen kann), so muss man feststellen, dass Cannabis-Öl die Antwort auf die meisten Fragen ist. Allerdings findet man dort in erster Linie verzweifelte Patienten oder Verkäufer von Produkten oder Dienstleistungen, aber selten Langzeitüberlebende (Ich habe zumindest keinen gefunden und auf zehn Seiten einen

---

105 phoenixtears.ca. Man kann auch sein Buch "Phoenix Tears - The Rick Simpson Story" in verschiedenen Sprachen finden.

Aufruf gemacht, weil mich der Heilerfolg interessiert hätte). Die dort abgegebenen Tipps sind daher meist eher fragwürdig.

Viele schwören dennoch auf das Öl und halten es für das Heilmittel aller Krebsarten. Trotzdem berichten aber auch Angehörige von Anwendern, dass diese keinen Nutzen daraus ziehen konnten. Hier ist sicherlich auch wichtig, wie überzeugt man selbst von der Therapie ist.

Eines wurde unumstritten festgestellt: Während der Behandlung mit Cannabis-Öl reduzierten sich depressive Verstimmungen und der psychische Allgemeinzustand der Patienten verbesserte sich. Eine Tatsache, die mit Sicherheit nicht zu unterschätzen ist!

In Israel ist Cannabis-Öl weitaus weniger umstritten als in Deutschland. Hier gibt es über 2000 Patienten, die Hanf- oder Cannabis-Öl einnehmen - und es ist legal. Staatlich kontrollierte Cannabis-Züchter beliefern die Apotheken und es wird darauf geachtet, dass die Qualität konstant bleibt. Problematisch ist noch, dass es zu wenige Studien gibt, welcher THC- und CBD-Gehalt bei den verschiedenen Krebsarten heilsam ist. Hanf und Cannabis enthalten unterschiedliche Mengen an Cannabinoiden, zu denen auch TetraHydroCannabinol - der berühmt-berüchtigte psychoaktive Stoff THC mit der berauschenden Wirkung - und CannaBiDiol (CBD) gehören.

Es wird davon ausgegangen, dass die unterschiedlichen Krebsarten auch mit Cannabis-Öl unterschiedlich zu behandeln sind. In Israel wird es vorwiegend zur Krebstherapie mit Chemotherapie eingesetzt, um die Nebenwirkungen zu verringern und auch krankheitsbedingte Depressionen abzuschwächen. THC hilft zu Entkrampfen und wirkt Nebenwirkungen wie Übelkeit und Erbrechen bei der Krebstherapie entgegen. In manchen Krankenhäusern gehört es zur normalen Therapie, die Nebenwirkungen der Chemotherapie mit Cannabis-Öl zu behandeln. Die Ärzte verzeichnen hierbei große Erfolge.

In Deutschland ist den Rostocker Forschern Dr. Robert Ramer und Prof. Dr. Burkhard Hinz nun anhand eines Zellkulturmodells der Nachweis gelungen, dass Cannabinoide das Eindringen (Invasion) von Tumorzellen in das umliegende Gewebe blockieren können.[106]

Mit Hilfe der Invasion kann die Krebszelle sich normalerweise im Körper „fortbewegen", indem sie in das Blut- und Lymphsystem gelangt und von dort in andere Körpergewebe eindringt. Auf diese Weise bilden sich Metastasen. Ermöglicht wird den Krebszellen die Invasion durch bestimmte Enzyme. Im Labor wurde bisher nachgewiesen, dass es - bedingt durch Cannabinoide - zu einer Hemmung dieser Enzyme durch einen körpereigenen Hemmer kommt. Dieser verhindert dann eine Invasion der Krebszellen, indem er die Invasivität unterdrückt.
Professor Hinz, der das Institut für Toxikologie und Pharmakologie der Universität Rostock seit Mai 2007 leitet, geht davon aus, dass man im Laufe der Zeit Cannabis nicht nur begleitend zur Chemotherapie zur Reduktion von Nebenwirkungen einsetzen wird, sondern auch als Krebsmedikament mit viel geringeren Nebenwirkungen, als es herkömmliche Medikamente haben.

Manche Ärzte - so auch Dr. Manuel Guzmán, Professor der Biochemie und Molekularbiologie in Madrid - glauben, eine Verkleinerung von Gehirntumoren unter THC festgestellt zu haben.

---

106 www.med.unirostock.de/medien/pressemitteilungen/aktuelles/news/cannabis-gegen-krebs-rostocker-pharmakologen-entdecken-neuen-wirkmechanismus/

Guzmán wandte THC bei neun Patienten mit Gehirntumor an, bei denen die bisherigen Therapien nicht griffen. Gesichert ist aber nicht, ob die Verkleinerung der Tumore auf Cannabis oder aber auf die Kombination der Therapie mit Cannabis zurückzuführen ist.

Rich Simpson hingegen ist vollkommen überzeugt, dass das von ihm hergestellte Rick Simpson Öl - das nicht mit dem CBD-Öl zu verwechseln ist – zur Heilung von zahlreichen Krebsarten geführt und auch ihn von Hautkrebs geheilt hat. Er lässt dieses in einer E-Zigarette verdampfen oder hat es - im Falle seines Hautkrebses - direkt auf die Stelle aufgetragen. (Kein Öl in der E-Zigarette verdampfen lassen, nur die getrocknete Pflanze. Öl erzeugt Lungenentzündungen.) In Deutschland ist das Rick Simpson Öl - wie auch die eigene Herstellung dieses Öls - noch verboten. Es gibt jedoch bereits über 600 Patienten, die medizinisches Cannabis legal auf Rezept in Deutschland erhalten. Es soll immer mehr Ärzte geben, insbesondere in der Onkologie, die es ihren Patienten auf Wunsch verschreiben. Die Anzahl der Cannabispatienten steigt auch in Deutschland konstant. Im Labor wurde auch festgestellt, dass die im Cannabis enthaltenen Cannabinoide dafür sorgen, dass sich auf der Oberfläche einer Krebszelle ein ganz bestimmtes Protein entwickelt. Das Protein heißt ICAM-1. Dieses Protein ist dafür zuständig, die Krebs-Killerzellen zu binden. In der Folge platzen die Tumorzellen auf. Auch soll die Fähigkeit, tumorbegünstigende Blutgefäße (Angiogenese) zu bilden, verhindert werden. Damit würde das Hanföl oder Cannabisöl also auch stark präventiv wirken. All dies wurde bisher aber nur im Labor nachgewiesen. Tetrahydrocannabinol (THC) wird allerdings schon über viele Jahre klinisch gegen Erbrechen und Übelkeit eingesetzt, insbesondere um die Nebenwirkungen der Chemotherapie oder auch der Bestrahlungstherapie einzudämmen.

7. Methadon

Methadon ist zurzeit in aller Munde. Oft wird dabei allerdings vergessen, dass Methadon in Verbindung mit einer Chemotherapie als sogenannter ‚Wirkverstärker' angewandt wird[107] und es sich dabei keinesfalls um ein alternatives Medikament - oder gar alleiniges Heilmittel - sondern um einen Drogenersatzstoff handelt, mit dem ursprünglich Heroinabhängige aus der Sucht gebracht werden sollten. Auch wird vergessen, dass es noch keine Studien dazu gibt.

Methadon ist ein vollsynthetisch hergestelltes Opioid mit stark schmerzstillender Wirksamkeit. Als Opioid hat es dasselbe Wirkungs- und Nebenwirkungsprofil - und somit im Wesentlichen dasselbe Gefahrenpotential - wie andere Opioide.

Methadon ist schon lange in der medizinischen Anwendung, da es sich um ein sehr günstiges Medikament handelt. Neben der Drogenentzugstherapie wird es auch viel in Hospizen verwendet. Hierbei ist aufgefallen, dass Menschen in Hospizen, in welchen Methadon benutzt wird, im Schnitt länger überleben als in anderen Hospizen. Dies kann aber auch an anderen Umständen liegen, denn in Studien zu anderen Opioiden wurde auch das Gegenteil festgestellt.
Bekannt ist zum Beispiel, dass Morphin lebensverkürzend wirken kann und auch als krebserregend gilt.

Im Moment ziehen viele Menschen als Schmerztherapie Methadon dem Morphin vor, da sie die Hoffnung haben, dass Methadon einen positiven Einfluss auf ihren Krankheitsverlauf haben könnte und nicht lebensverkürzend ist. Wichtig ist hierbei, dass

---

107 Uniklinik Ulm MEFOX Studie, 2019

Methadon nur dann seine positive Wirkung als Wirkverstärker der Chemotherapie und auch Strahlentherapie entfalten kann, wenn es als alleiniges Opioid gegeben wird! Eine weitere Voraussetzung ist, dass die Chemotherapie überhaupt wirkt. Es ist bisher nicht bekannt, dass Methadon andere Therapien verstärkt, wird aber angenommen. Ebenso wird angenommen, dass es auch ohne Chemotherapie einen positiven Verlauf der Erkrankung bewirkt.

Eine amerikanische Studie aus Tennessee untersuchte von 1997 bis 2009 den Langzeitverlauf von Patienten mit nicht-tumorbedingten Schmerzen, die Verordnungen für Morphin oder Methadon erhalten hatten. Diese kam zu dem Ergebnis, dass unter dem Einsatz von Methadon als Schmerztherapie (nicht als Krebstherapie) die Sterbensrate 46% höher war als unter anderen Morphinen.[108] Allerdings muss man zu dieser Studie wissen, dass das Methadon fünfmal so hoch dosiert wurde, wie die Mophine, und somit vielleicht eher die Höhe der Dosierung relevant war. In jedem Fall zeigt die Studie, dass bei einer hohen Dosierung von Methadon beachtliche bis tödliche Nebenwirkungen entstehen. Die Studie wurde an gesunden Menschen mit Rückenschmerzen ausgeführt. Daher muss man auch in Betracht ziehen, dass ein Krebspatient in einem viel schlechterem körperlichen Zustand ist, als diese Patienten, und vielleicht daher auch die Nebenwirkungen anders ausfallen können. Methadon ist daher weder leichtfertig noch in Eigenmedikation anzuwenden. Von einer Kombinationseinnahme aus Cannabis und Methadon ist dringend abzuraten. Ebenso die gemeinsame Einnahme von anderen Opioiden und Antidepressiva!

---

108 Ray WA, Chung KT, Cooper WO et al.: et al. (2015) Out-of-hospital mortality among patients receiving methadone for noncancer pain. JAMA Intern Med 175: 420-427, 2015. DOI: 10.1001/jamainternmed.2014.6294

Im Falle einer Krebstherapie ist die Dosierung allerdings geringer und daher müssen auch nicht die gleichen Nebenwirkungen eintreten. Auch gibt es anscheinend andere Studien, die das Gegenteil behaupten, und Patienten, die von ihren Erfolgen berichten und der Meinung sind, dass sie nur noch leben, weil sie Methadon nehmen. Festzuhalten aber bleibt, dass es sich nicht um ein harmloses, gut verträgliches Mittel handelt, sondern um ein Opioid, und man die gleichen Kriterien gegenüber Methadon anwenden sollte, wie bei jedem anderen Medikament.

Es sollen weitere Studien unternommen werden und man erwartet, ab dem Jahr 2022 ein gesichertes Wissen zum Thema Methadon erlangt zu haben.

Bei Laborversuchen, die bereits seit über zehn Jahren laufen, konnte Frau Dr. Claudia Friesen feststellen, dass Methadon einen positiven Einfluss auf die Aufnahme der Chemotherapie hat, also ein ‚Wirkverstärker' ist. Eine alleinige Behandlung mit Methadon ist nicht zielführend, jedoch als Schmerztherapie.
Auch dient Methadon nicht als vorbeugende Maßnahme. Frau Dr. Friesen konnte besonders die Bereitschaft der Zellen, wieder auf die Chemotherapie kombiniert mit Methadon zu reagieren, bei folgenden Krebsarten im Labor nachweisen: Glioblastom, Brust-, Prostata- und Lungenkrebs, sowie Gebärmutterkrebs. Da man aber ständig zu neuen Erkenntnissen gelangt, wird dies keine abschließende Liste sein.

Eine Tumorzelle ist nur schwer zu zerstören. Oft reagiert sie nicht auf Chemotherapeutika oder sie ist resistent. Methadon kann diesen Abwehrmechanismus der Krebszellen stoppen. Es heftet sich an die Tumorzellen und sorgt dafür, dass weitere Schleusen geöffnet werden, durch die auch das Chemotherapeutikum tief in die Zelle eindringen kann. Die Folge: die Zelle stirbt.

Es kommt vor, dass durch Methadon Chemotherapieresistenzen, die durch die Chemotherapie selbst entstanden sind, aufgehoben werden und die Krebszellen wieder auf die Therapie reagieren. Da es aber an Geldern für ausreichende Studien gefehlt hat und das Interesse bisher nicht so groß war, wurde Methadon nicht ausreichend erforscht. Dies soll sich nun ändern, sodass hoffentlich bald eine Klarheit über den Nutzen von Methadon erlangt wird.
Wenn es als Schmerzmittel eingesetzt wird, kann Methadon in der Krebstherapie gute Dienste leisten. Es hat sich gezeigt, dass Krebspatienten unter Methadon eine deutlich bessere Lebensqualität erreichen können als mit anderen Schmerzmitteln. Um eine Aussage treffen zu können, ob sich Methadon auch als lebensverlängernde Maßnahme eigne, müssen zu den einzelnen Krebsarten Studien gemacht werden. Im Moment wird eine Studie über Gehirntumore durchgeführt. Es fehlen aber noch viele weitere Studien, um Gewissheit zu erlangen.

Was allerdings bei all der Euphorie nicht vergessen werden darf, ist die Tatsache, dass Methadon auch abhängig macht (ohne ein „High" zu erzeugen) und zahlreiche Nebenwirkungen hat. Wie bereits oben erwähnt, muss Methadon nach genauen Anweisungen eingenommen werden und kann nicht selbstständig dosiert werden.

Eine Überdosierung kann auch zum Atemstillstand führen, insbesondere in den frühen Morgenstunden, während der Patient schläft. Eine Selbstmedikation kommt hier nicht in Betracht. Methadon fällt auch unter das Betäubungsmittelgesetz.

Oft hört man, dass sich Krebspatienten bei einem Arzt, unter dem Vorwand irgendeiner Geschichte, Methadon verschreiben lassen, um dies dann ohne das Wissen ihres Onkologen zur Chemotherapie zu verwenden. Hierbei wird vergessen, dass Medikamente, die eine Wirkung haben, auch eine Nebenwirkung und eine Wechselwirkung erzeugen. Je nachdem, in welchem Krebsstadium sich der Patient befindet, erhält er eine Chemotherapie, die ‚knapp am Tod vorbei' dosiert wird, in der Hoffnung, den Krebszellen den Garaus zu machen. Zu einer solchen Therapie ‚frei Schnauze' auch noch Methadon zu dosieren - und das ohne Absprache mit dem behandelnden Arzt und ohne das Wissen um die Wechselwirkungen mit den Zytostatika - würde ich als lebensmüde bezeichnen. Auch ist es wichtig, vorher nach der Erfolgsrate der Chemotherapie zu fragen, denn selbst wenn man manche Chemotherapie mit Methadon verstärkt, ist man immer noch weit von einer Heilung entfernt und hat nur eine Abhängigkeit dazugewonnen. Ebenso muss man sich klar machen, dass jedes weitere Medikament im Zweifel unseren pH-Wert in den sauren Bereich verschiebt und somit andere Probleme hervorruft.
Man muss also wieder viel tun, um die Schäden, die man erzeugt hat, wiederum rückgängig zu machen. Sinnvoll wäre es auch, vor der Einnahme von Methadon einen Chemosensibilitätstest zu machen, ob die Chemotherapie überhaupt ansprechen kann, denn nur dann kann Methadon verstärken. Methadon selbst verändert nichts am Stoffwechsel der Krebszelle noch kann es alleine die Krebszeller zur Apoptose bringen. Nur in Kombination mit einer Chemotherapie, die auch wirkt.
Man kennt auch Verstärker der Chemotherapie ohne diese Eigenschaften, zum Beispiel das Vitamin C. Dabei darf nicht vergessen werden, dass Schmerzmittel grundsätzlich das Immunsystem supprimieren, und das Immunsystem ein wichtiger Verbündeter im Falle der Krebsheilung ist.

Wer sich dennoch für Methadon entscheidet, sollte wissen, dass es überwiegend diese **Nebenwirkungen** hat:

- Übelkeit und Erbrechen, Müdigkeit, Schwindel, Verstopfung sowie Stimmungsschwankungen.

Es darf nicht zusammen eingenommen werden mit:

- Antidepressiva (z. B. Desipramin, SSRI, Mao-Hemmer, Antipsychotika oder Stimmungsstabilisatoren) können zur Verstärkung oder Hemmung von Methadon führen.
- anderen Opiaten oder Opioiden
- Weihrauch
- Antiepileptika verkürzen die Wirkung von Methadon
- Alkohol verstärkt die Wirkung von Methadon
- Tuberkulose Mittel (Rifampizin)
- Antibiotika / Antimykotika (Ciprofloxacin, Erythromycin, Norfloaxin...)
- HIV-Mittel
- Cannabis und Dronabinol blockieren das Methadon
- Kortison Analoga (Dexamethason, Prednison)
- Blutdrucksenker, die Pille können die Wirkung verstärken.
- Benötigt man allerdings ein Schmerzmittel und möchte nicht auf eines verzichten, so ist Methadon richtig angewandt und auf die weiteren Medikamente abgestimmt eine sehr sinnvolle Variante, denn es besteht auch die Möglichkeit, das Methadon gegen den Krebs vorgeht.

8. Möglichkeiten auf natürliche Art und Weise Nebenwirkungen zu verringern

a) Ernährung

"Unsere Nahrungsmittel sollten Heil-, unsere Heilmittel Nahrungsmittel sein".[109]

Ich habe während meiner Chemotherapie an meiner kargen Ernährung festgehalten. Zusätzlich habe ich noch vermehrt Kohl-Fußbäder und Basenbäder sowie täglich Ölziehen gemacht. Durch das Öl, mit dem man im Prinzip einfach nur die Mundhöhle spült, werden Giftstoffe und Ablagerungen gelöst. Diese Form der Pflege ist besonders wichtig während der Chemotherapie zur Vermeidung von Aphten und Missempfindungen. Ich habe hierzu einen Esslöffel Leinöl oder Kokosöl verwendet und dieses etwa zehn Minuten durch meinen Mund "gezogen". Danach habe ich meine Zähne geputzt. Diese Technik wird im Allgemeinen zur Gesunderhaltung und Entgiftung in der ayurvedischen Medizin verwendet und ist auch besonders während der Chemotherapie zur Verhinderung von Infekten zu empfehlen.

Auch wenn man vielleicht nichts von Diäten hält oder glaubt, man solle essen was man wolle (das höre ich sehr oft, unter anderem auch von Onkologen), sollte man während der Chemotherapie trotzdem seinen pH-Wert messen und sich dessen bewusst sein, dass Krebszellen ab einem pH-Wert von 7,36 nicht mehr weiterwachsen können. Der Nobelpreisträger Otto Heinrich Warburg, der bereits vor über 80 Jahren aufzeigte, dass Krebsgewebe - im Gegensatz zu normalem Gewebe - sauer ist[110], hat uns

---

109 Hippokrates von Kos (griechisch * um 460 v. Chr. auf Kos; † um 370 v. Chr. in Larisa, Thessalien) gilt als der berühmteste Arzt des Altertums.

110 Neuere Untersuchungen, an denen wir beteiligt waren, haben gezeigt, dass bei erhöhtem Zuckergehalt im Blut (Hyperglykämie) eine Absenkung des pH-Wertes im Krebsgewebe auf 6.2 erfolgt; der pH-Wert des Blutes und des gesunden Gewebes beträgt dagegen weiterhin etwa 7.4. „Angriffsziel Tumor.

zu dieser Erkenntnis gebracht. Er ist noch heute in der Krebsforschung durch die Warburg-Hypothese bekannt. Er hatte erkannt, dass Tumore sich durch eine ungewöhnliche Konzentration von Laktat - dem Produkt der anaeroben Glykolyse - auszeichneten, obwohl genügend Sauerstoff für die Verbrennung mit Hilfe der Mitochondrien vorhanden war. Daraus hatte er im Jahre 1930 die Hypothese abgeleitet, dass eine Störung oder Unterbrechung der Funktion der Mitochondrien in Krebszellen der Hauptgrund für das Wachstum von Krebs sei. Diese Annahme ist ein Klassiker der medizinischen Grundlagenforschung und wurde nie überzeugend widerlegt, aber auch nie bewiesen.

Ernst van Aaken, ein Schüler Warburgs, zeigte statistisch auf, dass Sportler, die ein aerobes Dauerlauftraining absolvieren, sehr viel seltener an Krebs erkranken als Normalpersonen. Dies führte er zurück auf die Warburg-Hypothese.[111] Man kann zahlreiche Studien lesen und kommt nicht umhin anzuerkennen, dass viel Sport und ein ausgeglichener pH-Wert um die 7,4 von großem Vorteil für die Gesundheit und zum Nachteil der Krebszelle sind. Ebenso reduzieren sich die Nebenwirkungen während der Chemotherapie.

Falls Sie vorhaben, Ihrem Schweinebraten mit Knödeln treu zu bleiben, dann sollten Sie zumindest wissen, dass ich bei alledem, was ich gelesen habe, noch nie lesen konnte, dass Fleisch sich positiv auf die Krebsheilung ausgewirkt hat. Und auch bei Kohlenhydraten wird es schwierig.
Kurz gesagt, was Ihnen schmeckt, schmeckt auch dem Krebs! Sollten Sie also nichts verändern wollen, dann messen Sie doch

---

Monoklonale Antikörper als Werkzeuge" Prof. Dr. Lutz F. Tietze, Universität Göttingen

111 Ernst van Aaken: Kritik des Intervalltrainings Freiburger Prägung aus Biochemie & Praxis. Köln: Sporthochschule Köln, 1964.

zumindest Ihren pH-Wert und schauen sich das Dilemma an! Seien Sie sich dessen bewusst, was Sie tun! Korrigieren Sie es notfalls mit Basentabletten. Nicht dass es sinnvoll ist, aber besser als nichts! Auch sollten Sie dabei im Hinterkopf behalten, dass eine Ernährung, die zu einem pH-Wert von 7,4 führt, deutlich positivere Effekte hat als der Braten und das Basenpulver.

Ich gehe davon aus, dass sich aufgrund meiner Ernährung die Nebenwirkungen so extrem in Grenzen hielten. Dies lag nicht daran, dass meine Form der Chemotherapie besonders verträglich war; das Internet ist voll von Nebenwirkungen bei dem BEACOPP Schema. Da jüngere Menschen heute gerne ihre Chemotherapie mit dem Handy begleiten und von ihren Erfahrungen berichten, kann man sich mittlerweile alles „live" ansehen. So kann ich 14 Jahre später feststellen, dass sich nicht viel geändert hat. Ich konnte allerdings auch Nebenwirkungen verzeichnen. Diese waren:

- Haarausfall;
- Taubheitsgefühl in den Fingerspitzen, was sehr störend beim Klavierspielen war;
- ein unangenehmes Gefühl beim Anfassen von kalten Gegenständen;
- Geruchsempfindlichkeit (besonders von Kühlregalen, Kühlschränken, Blumen und Nahrungsmitteln);
- Putzwahn (nicht unbedingt negativ).

Ich hatte keine Infekte, habe keine Antibiotika genommen (außer, wenn es in Form von Zytostatika war), und auch kein weiteres Medikament. Ich habe mich kein einziges Mal übergeben und war auch nie krank - abgesehen natürlich von meinem Krebs, aber dieser war nach dem ersten Zyklus ja auch nicht mehr vorhanden.
An manchen Tagen war mein Ananas-Verzehr (zwei am Tag) mühsamer aufgrund der Empfindlichkeit im Mund.

Aus diesem Grund, und vor allem mit dem Wissen, welche Nebenwirkungen auftreten können, kann ich nur jedem empfehlen, sich an eine Diät zu halten. Unterschiedliche Möglichkeiten von Diäten beschreibe ich später.
Durch meinen konstanten pH-Wert, das hochdosierte Vitamin C und meine Ernährung - die auch teilweise zur Verstärkung der Therapie führte - konnte ich wohl den großen und schnellen Erfolg der Chemotherapie erzeugen. Meist werden schon Patienten mit einem 3a Stadium (ich hatte 4b, es gibt kein weiteres Stadium mehr) mit einer ein-jährigen eskalierten Chemotherapie und danach folgenden Bestrahlungen behandelt. Viele müssen auch eine Zeit in der Isolierstation verbringen, weil das Immunsystem völlig zusammenbricht und dann oft zusätzliche Infekte dazu kommen oder aber der PORT sich infiziert.
Alle diese Szenarien musste ich nicht erleben, obwohl ich die Krankheit in der schlimmsten möglichen Form hatte.

Es wird immer wieder diskutiert, ob Diäten und Vitamine zu einer Abschwächung von Chemo- oder Strahlentherapie führen können. Bisher konnte man aber eine solche Abschwächung der Therapien weder im Labor noch in Studien nachweisen.[112] Einzelne Lebensmittel, die nicht während einer Chemotherapie gegessen werden sollen (z. B. Grapefruit), beschreibe ich später.

---

112 Klare Daten hierzu gibt es nicht. In unseren In-vivo-Studien finden wir keine Abschwächung, sondern eine Verstärkung der Chemotherapie: verschiedene Zytostatika beseitigen Tumorxenografts besser, wenn Sulforaphan gleichzeitig gegeben wird. Dies sind Laborversuche, die vielversprechend sind, aber nicht nahtlos auf die Situation am Patienten übertragen werden können – auch hier sind langwierige und kostenintensive Patientenstudien notwendig.
www.klinikum.uni-heidelberg.de/Nebenwirkungen-von-Brokkolisprossen.
138796.0.html)

b) Tipps und Tricks (nach Absprache mit dem Arzt)

➢ Tipps gegen Übelkeit

- **Ingwer**tee oder auch das Schlucken von kleingeschnittenem Ingwer während der Chemotherapie kann die Übelkeit deutlich verringern und Infekten vorbeugen.
- Wie bereits erwähnt ist das **Fasten** während der Chemotherapie ein großes Hilfsmittel.
- **Tabaccum C 30** oder **Nux vomica C 30** mehrmals täglich 3-4 Globuli.
- **Akupressur.**
- Viel trinken (Pfefferminztee, Salbeitee, Fencheltee, Ingwertee, Zitronentee - immer ohne Zucker, Honig oder andere Süßstoffe) und frische Luft.
- **Akkupressurarmbänder** aus der Apotheke.
- **Japanisches Minzöl.**

➢ Tipps bei Hautproblemen

(Schwielen, Blasen, Ausschläge, Veränderung der Zunge, hypopigmentierte Zonen, Hautläsionen, Veränderungen der Nägel, Herpes Zoster, schmerzhafte Rötung der Zunge, Fuß-Handsyndrom, Wasseransammlung im Gewebe)

- **Kokosöl.**
- **Kolloidales Silber** als Spray oder Gel.
- DMSO bei Vernarbungen und Verbrennungen durch Bestrahlung.
- Die Anwendungsmöglichkeiten von DMSO sind sehr breit gefächert und würden hier den Rahmen sprengen.
- Es hilft, die Fingernägel mit Öl-Präparaten einzuölen (oder Kokosöl).
- **Vitamin D**

- Verwenden Sie Einmalhandschuhe und benutzen Sie während der Chemotherapie jeden Tag ein frisches Handtuch. Wechseln Sie Ihre Bettwäsche 2x in der Woche.
- Benutzen Sie ausschließlich pH-neutrale Pflegeprodukte.
- Verzichten Sie auf Sauna- und Dampfbäder sowie heiße Vollbäder.
- Hand-Fuß-Syndrom: Hanföl, Omega 3 Öle (nicht 6!), OPC-Extrakt (Traubenkernöl), Proanthocyanidin (GSPE) = Antioxidanz entfaltet „milde prooxidative Wirkung in der Wunde.
- Weitere antiinflammatorische Strategien können sein: Sport, Ernährung, **L-Carnetin, Curcumin, Quercetin oder Boswellia-Säuren.**

➢ Tipps zur Strahlentherapie

Bei der Strahlentherapie verwendet man, wenn möglich, an den betroffenen Stellen keinerlei Cremes und Seifen. Wenn man gerne die Stelle behandeln möchte, so kann man versuchen **kolloidales Silbergel** zu verwenden. Dieses sollte Linderung verschaffen.

Vor der Bestrahlung sollte man Algen, Bioeier und Knoblauch essen, um auf diese Weise Cysteine zu erhalten, die die DNA reparieren.

Vitamin D kann auch hier sehr hilfreich sein. In einer Studie konnte nachgewiesen werden, dass bei einer Bestrahlung von Patienten mit Vitamin D Mangel ein signifikant erhöhtes Risiko von Nebenwirkungen indiziert wurde. Es wird davon ausgegangen, dass Vitamin D als Schutz gegen radiogen induzierte oxidative Schäden bei Endothelzellen wirkt. Dies könnte bei der Vorbeugung von sekundären Neoplasien (= die Neubildung von Körpergeweben, die gutartig, aber auch bösartig sein können) nach einer Radiotherapie[113] von Bedeutung sein. In einer Studie mit 98 Krebspatienten, die im Beckenraum bestrahlt wurden (Strahlendosis: 50 Gy), konnte festgestellt werden, dass bei einem Vitamin D Mangel mehr Patienten durch die Bestrahlung an einer Proktitis (Endzündung des Enddarms) erkrankt sind und der Schweregrad der Erkrankung auch signifikant höher war.[114]

c) Enzyme

Bei Chemotherapie

Übelkeit, Brechreiz und Haarausfall können reduziert werden;

Toxische Effekte einzelner Chemotherapeutika können ausbleiben;

Appetit- und Gewichtszunahme;

Verminderung von Depression und Schwächezuständen;

Hebung der Lebensqualität

Bei Bestrahlung

Verminderung von Durchfall;

Reduktion von Haut- und Schleimhautentzündungen;

Verminderung schädlicher Medikamente, die zur Gegensteuerung der Radiation notwendig sind.

---

113 Marampom F. Vitamin D protects endothelial cells from irradiation-induced senescence and apoptosis by modulating MAPK/SirT1 axis. J. Endocrinol Invest, September 2015

114 Hemati S. „Vitamin D deficiency is associated with the severity of radiation-induced proctitis in cancer patients." Int. J. Radiat Oncol Biol Phys 2015, 92; 613-8.

9. Wechselwirkungen oder Interaktionen bei Chemotherapie

Im Anhang nenne ich nur ein paar Wechselwirkungen[115], damit nicht vergessen wird, dass man nicht alle Mittel frei nach dem Motto: „Viel hilft viel" bunt kombinieren kann.
Folgende Mittel können in der Kombination mit einer Chemotherapie (abhängig vom jeweiligen Medikament) problematisch sein:

- Essiac
- Boswellia (Weihrauch)
- Gingseng
- Traubenkernöl
- Mariendistel
- Knoblauch und Broccoli in großen Mengen
- PCSPES (chinesische Kräutermischung)
- Süssholz z. B. in Lakritze.
- Grapefruit
- Curcumininfusionen
- Johanniskraut
- ACC (Hustenmedikament)
- OPC

115 Fachärztezentrum an der Asklepios Klinik Hämatologie und Onkologie

Zytostatika [116]	**werden abgeschwächt**	**werden verstärkt**
Cisplatin Hauptanwendungsgebiete für Cisplatin sind das Hoden-, Ovarial-, Bronchial-, Harnblasen- und Zervixkarzinom und Plattenepithelkarzinome an Kopf und Hals sowie das Chorionkarzinom.	wird **abgeschwächt** durch das Hustenmedikament **ACC**	**Verstärkt** durch die **Vitamine A, C, E** sowie durch **Selen**
Cyclophosphamid Mammakarzinom (CMF-Schema: Cyclophosphamid, Methotrexat, 5-Fluoruracil) Weichteilsarkome, Hodgkin-Lymphom, Non-Hodgkin-Lymphom Ewing-Sarkom Konditionierungs-behandlung vor Stammzelltransplantation und Immuntherapie Mobilisierung von Stammzellen zur Stammzellapherese	wird **abgeschwächt** durch **Curcumin** (E100) und **Grapefruit** (Frucht und Saft), **Johanniskraut**	**Verstärkt** durch die **Vitamine A, C, E** sowie durch **Selen, Coenzym Q 10**, **ACC, ACC akut** (Hustenmedikament), **Gingseng**
Doxorubicin Brustkrebs, Bronchialkarzinom, Sarkome, Schilddrüsenkarzinom, Non-Hodgkin-Lymphom, Morbus Hodgkin u. a.	wird **abgeschwächt** durch **Vitamine A, C, E** sowie **Glutamin, ACC**, **ACC akut**	**Verstärkung** durch **Selen**, **Coenzym Q 10**,

116 Holzhauer, Gröber, Checkliste komplementäre Onkologie, **Wechselwirkungen Chemo - ZKO Regensburg**

	(Hustenmedikament), **Curcumin**	
Etoposid Mammakarzinom, kleinzelliger Lungenkrebs ect.	wird **abgeschwächt** durch Grapefruit (Saft)	**Verstärkung** durch **Vitamin A, Glutamin** und **Selen**
5-FU Fortgeschrittener und/oder metastasierter Krebs des Dickdarms und des Enddarms Adjuvante Chemotherapie bei Dickdarmkrebs Stadium III Fortgeschrittener Magenkrebs, Bauchspeicheldrüsenkrebs, Speiseröhrenkrebs, Fortgeschrittener und / oder metastasierter Brustkrebs u. a.	**Abschwächung** durch **Vitamin A** **Mevir** (gegen Herpes Zoster, Gürtelrose, Virustatikum, Varizella-zoster-Virus) darf NICHT eingenommen werden!!	**Verstärkung** durch **Vitamin C und E**, sowie durch **Selen**
Irinotecan	wird **abgeschwächt** durch **Curcumin Johanniskraut**	**Verstärkung** durch **Glutamin und Selen**
Melphalan Multiples Myelom, Ovarialkarzinom, Mammakarzinom Polycythaemia vera		**Verstärkung** durch **Vitamin A, Coenzym Q 10**
MTX Akute lymphatische Leukämie, Urothelkarzinom der Harnblase, MammaCA, Non-Hodgkin ...	**Abschwächung** durch **Glutamin**	

Oxaliplatin z. B. Kolonkarzinoms des Stadiums III, metastasierenden kolorektalen Karzinoms		**Verstärkung** durch **Selen**
Vincristin akuter lymphatischer Leukämie, akuter nicht-lymphatischer Leukämie, Morbus Hodgkin, Non-Hodgkin-Lymphom, Lungenkrebs (kleinzelligem Bronchialkarzinom), Brustkrebs	**Abschwächung** durch **Glutamin**	**Verstärkung** durch **Vitamin A, C, E.**
Bortezombid (wird nicht immer als Chemotherapeutika angesehen) Lymphkrebs	**Abschwächung** durch **grünen Tee, Vitamin C** (allerdings nur bei Mäusen nachgewiesen).	

Falls Sie Ihren Krebs mit verschiedenen Nahrungsergänzungsmitteln und Vitaminen behandeln und gleichzeitig eine Chemo- oder Bestrahlungstherapie machen, sollten Sie Ihren Arzt über Ihre Einnahmen informieren und befragen, ob Sie diese auch während der Therapie einnehmen können.

Manche pflanzlichen Stoffe können auf unterschiedliche Weise mit den Chemotherapeutika wechselwirken. Es kann zu Verstärkungen und Abschwächungen der einzelnen Mittel kommen. Oft befragen die Patienten ihren Arzt nicht, oder aber der Arzt kennt die einzelnen Wechselwirkungen nicht und rät von allen Vitaminen, Enzymen und Mineralstoffen ab. Daher ist es am sinnvollsten, sich selbst gut zu informieren. Chemotherapeutika können teilweise auch auf die Einnahme von zusätzlichen Vitaminen, Enzymen oder Mineralstoffen abgestimmt werden. Auf komplementäre Mittel muss nicht grundsätzlich verzichtet werden, man sollte es aber besprechen.

Selbstverständlich gilt dies auch für alle anderen Medikamente, die während einer Chemotherapie eingenommen werden. Es muss im Hinblick auf die Toxizität bei der Chemotherapie älterer Patienten besonders auf Medikamente mit hoher Proteinbindung geachtet werden.

Sollte der Arzt jegliche Vitamine und Mineralstoffe ablehnen, so würde ich seine Kompetenz hinterfragen.

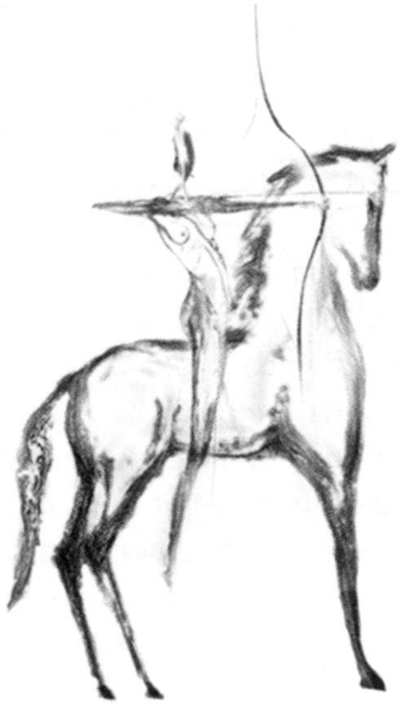

10. Diäten, welche sich positiv auf die Heilung auswirken. Alleine oder in Kombination mit anderen Therapien.

1) Meine favorisierte Kohl-Diät

a. Kohl

"Krankheiten überfallen den Menschen nicht wie ein Blitz aus heiterem Himmel, sondern sind die Folgen fortgesetzter Fehler wider die Natur."[117]

Da ich mir dessen bewusst war, dass mich mein bisheriges Verhalten in einen kranken Zustand gebracht hatte, lag es auf der Hand, dass ich mein Leben ändern musste. Die Psyche mag nicht immer einfach sein, der Gifte sind wir uns oft nicht bewusst, unsere Ernährung aber liegt in unserer eigenen Hand.

Seit ich meinem Schwiegervater begegnet bin, kenne ich den Spruch „Du bist, was Du isst". Vielleicht habe ich am Anfang das ein oder andere als Marotte eines alten Mannes abgetan, doch 20 Jahre später weiß ich mit Sicherheit, dass es nicht falsch gewesen sein kann, was er so tat - und dass bis zum heutigen Tage! Wenn man selbst älter wird, so kennt man plötzlich Menschen, die achtzig Jahre alt sind - und damit auch all deren Probleme. Dazu gehören oft eine unheimliche Anzahl an Tabletten, die sie täglich schlucken - und dennoch leiden. Mein Schwiegervater ist jetzt 93 Jahre alt und nimmt GAR KEIN Medikament! Das letzte Antibiotika-Rezept bei seiner letzten Grippe hat er nicht eingelöst und gerade dieses Wochenende seinem Homöopathen und Hausarzt einen Brief geschrieben, dass er doch alles

---

117 Hippokrates

richtig mache und er ein guter Arzt sei, denn er habe es nicht benötigt. Doch was macht er anders als alle anderen?

- 1. Essen
- 2. Sport
- 3. Geistige Betätigung
- 4. Er jammert nicht!

Wie ich es bereits sagte, mein Schwiegervater kocht sich morgens „seine Suppe" mit besonderen Flocken, Nüssen und Früchten. Kaffee hat er früher mal einen Schluck bei seiner Frau genippt, doch seit diese verstorben ist, fällt auch das aus. Alkohol trinkt er so gut wie nie und sein „Wohlfühlessen" ist Pellkartoffeln mit Quark und Leinöl.

Wenn wir mit ihm zum Schwimmen gehen, so steigt er erst nach einer Stunde wieder aus dem Bad, nachdem er unendliche Runden gedreht hat. Er spielt noch immer mehrere Nachmittage oder Abende die Woche Klavier. Als er schon weit über 80 Jahre alt war, haben wir unsere letzte vierhändige Mozart-Sonate gespielt, die mindestens 16 Seiten lang war. Nun spielen wir nur aufgrund eines Mangels an Familienfesten nicht mehr und der Tatsache, dass wir über 10.000 km entfernt wohnen.
Und, im Gegensatz zu den meisten anderen Menschen, jammert er nicht! Er ist immer guter Dinge. Wenn ihn etwas stört, so sagt er es zwar, aber wenn man es nicht ändern kann (z. B. dass sein ganzer Freundeskreis seit Jahren wegstirbt), dann muss man es eben hinnehmen und sich auf etwas anderes konzentrieren. Und, wenn nötig, die Ärmel hochkrempeln und etwas tun.

Damals war meine Ernährung zwar nicht ungesund, aber sie war auch nicht darauf ausgerichtet, gegen Krebszellen vorzugehen. Nicht nur Hippokrates nannte den Kohl das „Gemüse mit 1.000

Tugenden", sondern auch mein Schwiegervater lobte den Kohl und erzählte uns von den „alten Römern", die ihn als Heilpflanze verehrten und ihm antibiotische Wirkung zuschrieben, sowie von Cato dem Älteren, der glaubte, seine Zeugungskraft mit 80 Jahren[118] sei dem Kohl zuzuschreiben: „Es ist der Kohl, der alle anderen Gemüsesorten übertrifft. Iss ihn gekocht oder iss ihn roh; wenn du ihn roh isst, dann tauche ihn vorher in Essig. Er fördert die Darmaktivität wunderbar und auch der Urin ist gegen alle möglichen Beschwerden hilfreich".[119]

Spätestens als ich meinem erstgeborenen Sohn aus der Ilias vorlas - nachdem ich zahlreiche blutrünstige Sagen hinter mir hatte - war ich eines Abends über das, was ich fand, erfreut. Vielleicht kennen Sie die griechische Sage, die von Dionysos, dem Gott des Weines, erzählt und von Lykurgos, König der Edoner, der einen Eroberungsfeldzug von Dionysos mit Hilfe seines Viehsteckens abwehrte. Er verfiel daraufhin dem Wahnsinn und vernichtete die vermeintlichen heiligen Weinstöcke des Gottes. Er wurde dafür von Dionysos mit einer großen Dürre für sein Land bestraft und ermordet. Vor seinem Tod weinte er und aus seinen Tränen sprossen... Kohlköpfe!

Es war also Zeit, Kohl zu essen! Zumal bekannt ist, dass Krebszellen diesen verabscheuen. Wie Diogenes wollte auch ich 83 Jahre alt werden und dafür Kohl essen - allerdings nicht in einer Tonne leben! Wann immer mir meine Ökokiste ungebührlich viel Grünkohl lieferte (gerne auch in Mülltüten), konnte ich in einem netten Pamphlet lesen, was ich mir Gutes tat mit dem Gemüse, das nun schon bald 6.000 Jahre angebaut wird. Ich bin mir sicher, dass sie viel Werbung machen mussten! Aber ich hatte die

---

118 Rheinisches Conversations-Lexicon oder encyclopädisches Handwörterbuch für gebildete Stände, Band 3, Seite 92
119 Cato dem Älteren (234-149 v. Chr.)

Botschaft verstanden. Somit war es Zeit, sich an die Arbeit zu machen.

Nicht nur ein langes Leben, große Zeugungskraft und Glück[120] wurde diesem Gewächs nachgesagt, sondern auch, dass seine Auswirkung auf die Krebszellen ungemein sei. Man bezeichnet den Kohl als Kreuzblütler.

Zu diesen zählt man den Kohlkopf, Grünkohl, Rosenkohl, Broccoli und Blumenkohl.

Es gibt zahlreiche Studien, in denen Kohlgewächse im Gesundheitswesen eingesetzt wurden. So reduziert sich das Krebsrisiko für Blasenkrebs, wenn man mindestens fünf Portionen Kohl pro Woche isst [121] [122]. Auch führt man das geringe Brustkrebsrisiko in China auf Kreuzblütler zurück. Chinesische Frauen nehmen am meisten von allen Frauen Kohlgewächse zu sich (und trinken keine Milch). Aber auch eine schwedische Studie hat

---

120 Im ersten Buch des Romanzyklus Gargantua und Pantagruel aus dem Jahr 1532 schreibt Rabelais: "Oh drei- und viermal so glücklich sind diejenigen, die Kohl anpflanzen".

121 The association of cruciferous vegetables intake and risk of bladder cancer: a meta-analysis.

RESULTS: Five cohort and five case-control studies were included. A significantly decreased risk with bladder cancer was observed in overall cruciferous vegetables intake group (RR = 0.80; 95% CI 0.69-0.92) and subgroup of case-control studies (RR = 0.78; 95% CI, 0.67-0.89), but not in cohort studies (RR = 0.86; 95% CI, 0.61-1.11). No heterogeneity and publication bias were detected across studies.

CONCLUSION: Our findings support that cruciferous vegetables intake was related to the decreased risk of bladder cancer. Because of the limited number of studies, further well-designed prospective studies are needed to explore the protective effect of cruciferous vegetables on bladder cancer.

122 Eine am Amerikanischen Krebsforschungskongress vorgestellte Studie bei 948 Patienten mit Lungenkrebs und 1,743 Kontrollpersonen zeigt, dass die Einnahme von mehr als vier bis fünf Portionen rohen Broccolis, Kohls oder Blumenkohls pro Woche das Lungenkrebsrisiko um 50 Prozent reduziert.

anerkannt, dass sich das Brustkrebsrisiko bei Kohlverzehr deutlich reduziert.[123]

Die Senkung des Erkrankungsrisikos durch Kohlgewächse ist auf die sekundären Pflanzenstoffe zurückzuführen. Besonders hoch ist hier die Konzentration von Glucosinolaten. Diese sind verantwortlich für die Krebsvorbeugung[124] und haben eine entzündungshemmende Wirkung.

Gemüsesorte	Glucosinolate-Gehalt (mg/100g)
Rosenkohl	237
Blattkohl	201
Grünkohl	101
Brunnenkresse	95
Weiß-Rotkohl	65
Blumenkohl	62
Pak Choi	54

123 P. Riso von der Abteilung Ernährungswissenschaft und Mikrobiologie des Institutes für Humanernährung der Universität Mailand, Italien. Mit Blutuntersuchungen beim Start, nach 10, 30 und 40 Tagen sollte festgestellt werden, ob durch die vermehrte Aufnahme von Kohl die DNA-Schädigung in den Lymphozyten beeinflusst wird. (DNA-Schäden, also Schäden an der Erbsubstanz, sind nach den Erkenntnissen der Medizin die erste Stufe bei der Entartung einer Zelle zu einer Krebszelle.) Als Ergebnis zeigte sich, dass die Brüche der DNA-Stränge als Folge der kurzfristig erhöhten Brokkoliaufnahme um 22% verringert waren. „Unsere Ergebnisse verstärken die Bedeutung des Verzehrs von Gemüse der Kreuzblütlerfamilie zur Steigerung des Zellschutzes gegen Schäden an der Erbsubstanz", lautet die Schlussfolgerung der Autoren.

124 Srinibas Das, Amrish Kumar Tyagi, Harjit Kaur: Cancer modulation by glucosinolates: A review. (PDF; 68 kB) Current Science, Vol. 79, No. 12, 25. Dezember 2000, 1665–1671.

Beim Verzehr von Kohlgemüsen werden die Glucosinolate durch die Myrosinase aufgespaltet und in Sulforaphan umgewandelt, ein hochwirksames Antikrebs Molekül.[125]
Die krebshemmenden Wirkstoffe sind also im Gemüse latent vorhanden und entfalten sich in dem Moment, wo sie durch Kauen und Zerkleinern aufgebrochen werden. Wichtig ist, dass man die Kohlgemüse nicht „tot" kocht. Je länger sie gekocht werden, desto mehr Stoffe gehen verloren, denn Glucosinolate sind wasserlöslich (bei zehn Minuten im kochenden Wasser reduzieren sie sich um $\frac{1}{2}$). Auch die Myrosinase ist hitzeempfindlich. Daher sollte man die Kreuzblütler so kurz wie möglich kochen oder zu rohen Säften verarbeiten.[126]

In der Krebstherapie verdienen die Sulforaphane[127] besondere Aufmerksamkeit.
Forschungsergebnisse zeigen, dass diese die Eliminierung potenziell krebsauslösender Stoffe aus dem Körper deutlich beschleunigen. Diese Stoffe können anscheinend direkt auf der Ebene der Krebszelle ansetzen und deren Zellselbstmord, die

---

125 Sulforhaphan in Brokkoli als Krebshemmstoff gefunden. Nachdem man nachweisen konnte, daß durch Gemüseverzehr - insbesondere durch Cruciferen - das Krebsrisiko vermindert wird, hat die Suche nach den Mechanismen für diese Schutzwirkung begonnen. Offenbar werden durch Gemüse Enzyme aktiviert, die Schadstoffe abbauen. Wissenschaftler der Johns Hopkins University School of Medicine, Baltimore, USA, fanden in Brokkoli das Sulforhaphan (CH3-SO-(CH2)4-NCS) als einen Stoff, der besonders stark Karzinogene abbauen kann. Sie glauben daher, daß die Induktion von Entgiftungsenzymen durch Sulforhaphan eine wesentliche Ursache für die antikanzerogene Wirkung von Brokkoli ist. Proc. Natl. Acad. Sci USA Vol. 89 1992, Medical Sciences
126 https://www.klinikum.uni-heidelberg.de/Was-ist-bei-der-Aufnahme-zu-beachten. 138794.0.html
127 https://www.klinikum.uni-heidelberg.de/Was-istSuforaphan.138790.0.html

Apoptose, auslösen.[128]

In Versuchen wurden Sulforaphane direkt in den Tumor injiziert und die Apoptose ausgelöst. Auch besitzen Sulforaphane antibiotische und bakterizide Wirkung. Diese sind insbesondere bei Heliobacter pylori - dem Bakterium, das Magengeschwüre hervorruft - sehr wirksam. Da es auch Theorien gibt, dass sich chronische Entzündungen zu Krebs entwickeln können, kann der Verzehr von Kohlgewächsen eine Vorbeugung von Magenkrebs darstellen. Man geht davon aus, dass der Heliobacter pylori das Risiko, Magenkrebs zu bekommen, um das drei- bis sechsfache erhöht. Durch den Verzehr von Broccoli oder Broccolisprossen soll das Sulforaphan aber im Magen selbst mit dem Bakterium in Kontakt treten und die Ausbildung der Krankheit verhindern. Daher kann man die Kohlgewächse nicht nur als Vorbeugung gegen den Krebs ansehen, sondern auch zu dessen Bekämpfung einsetzen.

Aufgrund von Erfahrungen im Labor empfiehlt die Universitätsklinik Heidelberg eine Dosis von 0,36mg Sulforaphan pro kg Körpergewicht. Dies entspricht 25,2mg Sulforaphan täglich für einen 70kg schweren Menschen. Laufende Pilotstudien an Patienten verwenden 90mg Sulforaphan täglich.[129]

Eine sehr gute Sulforaphan-Quelle können Broccolisamen oder Broccoli-sprossen sein, da diese, je nach Sorte und Wachstumsbedingungen, zehn- bis hundertmal so viel des Sulforaphanvorläufers Glucoraphan enthalten können. Bei der Einnahme von

---

128 D. Gingras, M. Gendron, D. Bovin and others Cancer Lett. 2004; 203:35 - 43 Introduction of medulloblastoma cell apoptosis by sulforaphane, a dietary anticarcinogen from Brassica vegetables.
129 https://www.klinikum.uni-heidelberg.de/In-welcher-Dosis-sollte-Sulforaphan-aufgenommen-werden. 138793.0.html

Sprossen oder Samen sollte man aber nicht überdosieren, um keine Nebenwirkungen zu erhalten. Beim Menschen sind zwar bisher keine Nebenwirkungen bekannt (nur Blähungen), wohl aber in der Viehzucht.
Zwei weitere Moleküle sind bei Kohlgewächsen auch noch besonders krebshemmend und sollten Beachtung finden: Phenetylisothiocyanat (PEITC) und Indol-3-carbinol (I3C).

PEITC kommt besonders in Brunnenkresse und China-Kohl vor und kann Versuchstiere im Labor vor Krebs schützen. Auch können Kulturen von Leukämien, Dickdarm- und Prostatakrebs durch Phenetylisothiocyanat zur Apoptose gezwungen werden. Damit würde PEITC nicht nur vorbeugend, sondern auch heilend wirken.

Indol-3-carbinol (=I3C): Diese Phytochemikalie soll die Fähigkeit haben, Krebs - vor allem hormonbedingten Krebs - zu verhindern. Im Jahre 1960 machte man die ersten Untersuchungen über Indol-3-Carbinol (I3C). Die antikanzerogenen Eigenschaften in Bezug auf chemische Kanzerogene waren hier im Fokus. Seit dieser Zeit konnten Wissenschaftler den hoch effektiven Schutz, der über verschiedene Mechanismen abläuft, immer wieder nachweisen.

Eine Zusammenfassung aus verschiedenen Studien[130] zeigte:

- I3C erhöht die Umwandlung von Östradiol zu „schwächerem" Östrogen, was wiederum das Brustkrebsrisiko senkt.

---

130 Int J Cancer. 2009 May 15; 124(10): 2294-2302. doi:10.1002/ijc.24210
Y. Zhang, P. Talalay and others, „A major inducer of anticarcinnogenic protective enzymes from broccoli: isolation and elucidation of structure. Proc. Natl.Acad. Sci USA 1992, 89:2399-2403

- I3C verhindert das Wachstum menschlicher Krebszellen (54-61%) und fördert deren Selbstzerstörung (Apoptose).
- I3C verhindert unter Laborbedingungen die menschlichen Brustkrebszellen MCF7 besser als Tamoxifen.
- I3C schützt vor den Umweltgiften Toxin und Dioxin.
- I3C stellt das sogenannte p21 Tumorunterdrücker-Gen wieder her.
- I3C schützt auf antioxidativem Weg.
- I3C bietet Schutz vor der Entstehung mehrerer Krebsar ten wie: Brustkrebs, Lungenkrebs, Darmkrebs und gastrointestinales System.

All das war für mich völlig ausreichend, Kohl zu meiner Hauptmahlzeit zu machen.

b. Alliumgewächse

Nicht nur ich, sondern auch die Krebszellen haben ein gespaltenes Verhältnis zu Knoblauch.

In China stand die Zwiebel für Intelligenz. In unseren Breitengraden steckte man sie sich bei Infekten aufgeschnitten in die Socken oder legte sie in den Raum des Kranken, damit sie die Bakterien aufnahm.

Bei Knoblauch muss man nicht lange in die Geschichtsbücher schauen; fast jeder hat diesen schon einmal zur Heilung benutzt. In allen großen Kulturen wurde er sowohl als Nahrungsmittel als auch als Medizin verwendet. Nicht nur in Ägypten erhielten die Erbauer der Pyramiden Unmengen von Knoblauch und Zwiebeln, sondern auch in vielen anderen Zivilisationen kann man ihn finden. Hippokrates und Aristoteles, Aristophanes und auch Plinius der Ältere beschrieben ihn als Heilmittel.

Auch heute noch findet man viele Rezepte, zusammen mit Apfelessig, Honig und Ingwer. Es gibt Knoblauch mit Biozitronen als Saft zubereitet zur Stärkung des Immunsystems. Egal ob Energiemangel, Atemwegsinfektionen, Verdauungsstörungen oder ein grippaler Infekt: der Knoblauch ist nicht weit.
Leider kann man nicht einfach eine Knoblauchzehe hinunterschlucken! Wie beim Kohl entwickelt sich all das Gute durch Kauen oder Zerkleinern. In diesem Fall sind es die Moleküle Alliin und das Enzym Alliinase.
Alliin verleiht dem Knoblauch nicht nur seinen intensiven Geschmack und Geruch, sondern ist vor allem für die antibakterielle, antivirale, antifungale und antimykotische Wirkung des Knoblauchs verantwortlich.

Während der Knoblauch nicht nur gegen Vampire wirken sollte, sondern auch im 18. und 19. Jahrhundert gegen die Pest, so wies Louis Pasteur schließlich im Jahre 1858 die stark antibakterielle Wirkung von Knoblauch nach.

Der Knoblauch kann aber mehr: Mit Hilfe seines Allicins wirkt er antikarzinogen. Allicin heftet sich ausschließlich an Krebszellen, dringt in sie ein, und zerstört diese, während es die gesunden Zellen intakt lässt. Er schützt aber auch aufgrund von Nitrosaminen vor der Entstehung von Krebs. Darunter versteht man eine Klasse von chemischen Verbindungen, die sehr krebserregend sind. Diese werden in unserer Darmflora mittels Nitriten gebildet, die wir durch unsere Nahrung aufnehmen (Pökelsalz, Marinaden, Gegrilltes, Wurst). Die phytochemischen Verbindungen des Knoblauchs können die Entwicklung dieser Nitrosaminen verhindern, welche hoch karzinogen sind und sich mit der DNS verbinden. Die Schutzfunktion des Knoblauchs muss sehr stark sein, denn bei Versuchen im Labor konnte sogar die Entwicklung von Lungenkrebs, der durch ein sehr giftiges Nitrosamin ausgelöst wurde, gestoppt werden.[131]

Der Verzehr einer halben Knoblauchzehe täglich reduziert das Krebsrisiko bereits durch den Einfluss auf die Systeme, die für die Eliminierung und Entgiftung von Substanzen mit krebserregender Wirkung zuständig sind. Der Knoblauch hindert also die Entwicklung von Krebszellen durch die Verhinderung der Aktivierung krebserregender Substanzen, und wirkt auch auf die Ausbreitung bereits bestehender Krebszellen. Er stört das Wachstum der Krebszellen und löst deren Tod durch Apoptose aus.
Somit bereicherte der von mir ungeliebte Knoblauch mein Leben.

c. Hochprozentige Schokolade

Die hochprozentige Schokolade (Minimum 70% afrikanische Bioschokolade) wurde nicht nur Teil meiner Diät, damit diese auch ein Genussmittel enthielt oder um vielleicht ein wenig zunehmen zu können. Sie diente auch dazu, ein paar Glückshormone in einer eher tristen Zeit zu bekommen.
Der Rohstoff der Schokolade, Kakao, enthält mit Salsolinol einen Nährstoff, der dieselbe Wirkung auf unser Gehirn hat wie ein Anti-Depressiva.
Das heißt, dass durch das Konsumieren von Kakao vermehrt Dopamin ausgeschüttet wird, mit dem wir unser Leben etwas mehr durch die „rosa Brille" betrachten. Die Europäer mögen dieses Glücksgefühl so sehr, dass sich die Schokolade, seit sie im Jahre 1582 in Spanien eintraf, bald in ganz Europa ausgebreitet hatte.

---

131 https://www.ncbi.nlm.nih.gov/pubmed/14707270: Inhibition of tumor growth by a novel approach: in situ allicin generation using targeted alliinase delivery. Mironchik M, Mirelman D, Wilchek M, Rabinkov A.

All das waren aber nicht die wahren Gründe, warum ich eine Tafel Schokolade (meist 80%) am Tag zu mir nahm.

Kakaobohnen bestehen zu 50–57% aus Fett. Diese Lipide sind in der Mehrheit gesättigte Fettsäuren, mit 35% Stearinsäure und 25% Palmitinsäure. Etwa 35% der Fette macht die Öl- oder Oleinsäure, eine einfach ungesättigte Fettsäure, die eine positive Wirkung auf das kardiovaskuläre System hat. Wichtiger aber in meinem Fall war noch, dass die schwarze Schokolade ein sensationell wirksames Antioxidans ist.[132] Der hohe Anteil an Polyphenolen macht diese so gesund. Auch konnte bereits nachgewiesen werden, dass die Proanthocyanidine die Entwicklung von verschiedenen Tumorarten verzögert, besonders den Lungenkrebs.
Sie sollten darauf achten, afrikanische Schokolade zu kaufen, da der Cadmiumgehalt geringer ist als in der südamerikanischen Schokolade.
Auch sollten Sie diese nicht mit Milch zusammen verzehren (außer Milchalternativen wie Bio-Sojamilch, Mandelmilch, Reismilch etc.). Natürlich sollte sie möglichst nicht in Aluminiumfolie verpackt sein, aber die meisten Bio-Schokoladen-Hersteller haben dieses Problem bereits erkannt und behoben. Eine Alternative zur hochprozentigen Schokolade wäre vier Gläser Rotwein. Da ich keinen Alkohol trinke, fallen mir zu dieser Alternative nur negative Argumente ein, auch wenn ich gestehen muss, dass das Glücksgefühl mit Sicherheit das gleiche sein würde. Da es sich bei Alkohol um Zellgift handelt, und auch der pH-Wert negativ

---

132 Zhu QY1, Schramm DD, Gross HB, Holt RR, Kim SH, Yamaguchi T, Kwik-Uribe CL, Keen CL. Influence of cocoa flavanols and procyanidins on free radical-induced human erythrocyte hemolysis.
Evidence that the antioxidant flavonoids in tea and cocoa are beneficial for cardiovascular health. Kris-Etherton PM1, Keen CL.

beeinträchtigt würde, rate ich Ihnen von dieser für viele verlockenden Alternative ab.

Quelle	Polyphenole-Gehalt (mg)
Schwarze Schokolade 100gr	600
Grüner Tee	250
Kakao (2 Teelöffel)	200
Rotwein 125 ml	150

d. Ananas

Die Ananas hat nicht nur eine antioxidative Wirkung und ist ein basisches Lebensmittel, das viele Vitalstoffe liefert. Sie ist auch ein ausgezeichneter Vitamin C Lieferant. Für mich waren besonders ihre Enzyme wichtig, um meinem Körper die Möglichkeit zu geben, gegen Entzündungsherde vorzugehen. Als Enzyme bezeichnet man Stoffe, die biochemische Reaktionen katalysieren können. Sie sind für den Organismus überaus bedeutsam, denn sie steuern das Gros aller biochemischen Reaktionen im Körper, sind also für zahlreiche überlebenswichtige Prozesse - von der Verdauung bis hin zur Replikation der DNA - verantwortlich.

Es wird davon ausgegangen, dass oft eine chronische Entzündung zu einer Krebserkrankung führt. Schon die Inkas legten Ananas und Papayablätter auf entzündete, eitrige Wunden. Die Ananas enthält Bromelain. Auch heute zeigte Bromelain in In-vitro-Studien wundheilende und antimetastasische Wirkungen.[133]

---

133 R. Maurer: Bromelain: biochemistry, pharmacology and medical use. In: Cellular and Molecular Life Sciences Band 58, 2001, S. 1234-1245. doi:10.1007/PL00000936

Ananas enthält unter anderem Calcium, Kalium, Magnesium, Mangan, Phosphor, Eisen, (natürliches) Jod und Zink. Calcium war mir wiederum wichtig für meine Knochen. Magnesium ist im Falle von hochdosiertem Vitamin D erforderlich. Zink wiederum reduziert die Auswirkung von Stress, den man durch die Krankheit zur Genüge hat und der unseren pH-Wert negativ beeinflusst. Ananas ist eine Frucht, die unseren Stoffwechsel bei der Entsäuerung ideal unterstützen kann. Sie wirkt aufgrund ihrer Mineralstoffe stark basisch und hilft daher, den Säure-Basen-Haushalt im Körper zu regulieren. Auf diese Weise brachte mich die Einnahme von Ananas meinem Ziel, einen konstanten pH-Wert um die 7,5 zu haben, näher. Auch enthält Ananas neben Vitamin A auch Vitamin E, welches der Entgiftung und dem Abbau von Schlacken im Darm dient, und dass ich in natürlicher Form zu mir nehmen wollte. Ananas kann auch als natürliches Mittel gegen Parasiten eingesetzt werden, was ich bereits von den Inka lernen konnte. Während einer Krebserkrankung möchte man grundsätzlich nicht durch Parasiten belastet sein. Es gibt wissenschaftliche Studien, nach denen der Krebs von Parasiten erzeugt wird. Frau Dr. Hulda Clark vertrat u.a. diese Theorie.
Das Entgiftungspotential der Ananas soll sich auch auf bereits krebsartig degenerierte Zellen auswirken.[134]

e. Papaya

Das Papaya-Enzym kommt hauptsächlich in der unreifen, grünen Frucht und im Samen der reifen Frucht vor – was beides im Gegensatz zur süßen und reifen Ananas nicht sonderlich berauschend schmeckt. Dennoch liefert uns die Papaya mit ihren Kernen weitere Enzyme.
Stirbt ein Patient an Krebs, so sind es meist die Metastasen und nicht der Primärtumor, welche ursächlich für den Tod sind.

---

134 www.ncbi.nlm.nih.gov/pubmed/19116226

Für die Onkologie ist insbesondere von Bedeutung, dass Enzyme Metastasierungsprozesse beeinflussen und wachstumshemmend auf Primärtumore wirken können. So hat man in den neunziger Jahren festgestellt, dass Bromelain sogenannte Adhäsionsmoleküle, die u. a. für den Metastasierungsprozess verantwortlich gemacht werden, hemmen kann (Adhäsionsmolekül CD 44[135]).

Ein weiterer wichtiger Baustein in der Krebstherapie besteht darin, den Krebszellen den "Escape Mechanismus" zu nehmen. Von "Escape-Mechanismus" spricht man, wenn es Zellen gelingt, sich zu verstecken, unsichtbar zu werden, oder Botenstoffe auszusenden, die das Immunsystem des Menschen unterdrücken. Gegen diese Escape-Phänomene kann die herkömmliche Medizin mit Strahlen- und Chemotherapie nicht sehr viel ausrichten, da es diese körpereigenen entarteten Zellen geschafft haben, im Laufe der Behandlung auch gegen Strahlen- und Chemotherapie Abwehrmechanismen zu entwickeln.[136]

Durch den "Escape-Mechanismus" wird das Immunsystem sozusagen "aktiv oder auch überlastet" gehalten und so von seiner eigentlichen Abwehrfunktion abgelenkt. Statt sich gegen die Krebszelle zu richten, wird das Immunsystem beschäftigt und die Krebszelle kann sich ungestört weiterentwickeln.

Enzyme können diese Immunkomplexe auflösen und damit indirekt den Krebs bekämpfen.
Ein weiteres "Escape-Phänomen" ist in der Tatsache gegeben, dass eine übermäßige Fibrinbildung Tumorzellantigene markieren kann, die sich damit dem Zugriff von Antikörpern entziehen

---

135 www.hoffnung-gegen-krebs.de/die-bedeutung-der-enzymtherapie-in-der-biologisch-onkologischen-praxis/

136 Prof. Dr. Klaus Maar, Die Bedeutung der Enzymtherapie in der biologisch-onkologischen Praxis, 2013

können.[137] Enzyme sind in der Lage, überschüssiges Fibrin abzubauen und damit Tumorzellantigene zu "demaskieren".

Bei In-vitro-Versuchen konnte festgestellt werden, dass die Enzyme Trypsin, Chymotrypsin, Lipase, Papain und Bromelain die Aktivität von Makrophagen und natürlichen Killerzellen steigern, wobei vermehrt Zytokine[138], die als Botenstoffe des Immunsystems fungieren, freigesetzt werden. Der Zytokinspiegel kann also durch Enzyme reguliert werden. Enzyme können auch Komplexe auflösen, die zum Beispiel für Kachexie verantwortlich gemacht werden. Unter **Kachexie** versteht man eine krankhafte, sehr starke Abmagerung, unter der statistisch jeder zweite Patient leidet. Bei bestimmten Krebsarten im Kopf-Halsbereich und oberen Magen-Darmtrakt, bei hochmalignen, also besonders aggressiven Non-Hodgkin-Lymphomen, und bei kleinzelligem Lungenkrebs sind oft noch mehr Patienten von starker Mangelernährung (Kachexie) betroffen. Schon um eine Mangelernährung zu verhindern, sollte man während einer Krebserkrankung Enzyme zu sich nehmen.

Ein weiterer positiver Aspekt in der Krebsbehandlung ist, dass Enzyme die Adhäsionsmoleküle regeln. Diese sind Oberflächenmerkmale von Zellen, die für den Zell-zu-Zell-Kontakt verantwortlich sind. Auch Immunzellen besitzen Adhäsionsmoleküle, die zu den entscheidendsten Regulatorproteinen des Immunsystems gehören. Werden diese Moleküle jedoch zu stark gebildet, so hat dies zur Folge, dass sich eine stärkere Metastasierungs-

---

137 Nieper HA: Bromelain in der Kontrolle malignen Wachstums, Krebsgeschehen 8,9-15, 1976 Maurer HR: Bromelain: biochemistry, pharmacology and medical use. In: Cellular and Molecular Life Sciences. Band 58, 2001

138 Als Zytokine werden Proteine bezeichnet, die das Wachstum und die Differenzierung von Zellen regulieren.

tendenz entwickelt. Enzyme aber können die Expression von Adhäsionsmolekülen runterregulieren.[139]

f. Zitrone, Grapefruit, Zitrusfrüchte

Zitrusfrüchte, in meinem Fall die Zitrone, und auch hin und wieder die Grapefruit, dienen nicht nur der geschmacklichen Abwechslung und sind ausgezeichnete Vitamin-C-Lieferanten - aus welchem Grund ich sie in meinen Ernährungsplan eingliederte - sondern verfügen auch über krebshemmende sekundäre Pflanzenstoffe. Insbesondere die Grapefruit wirkt stark entgiftend. Selbstverständlich enthalten Zitrusfrüchte auch Antioxidantien.

Limonoide sind Enzyme, die der Zitrusschale ihren bitteren Geschmack verleihen. Diese Bitterstoffe besitzen ebenfalls die Eigenschaft, das Krebszellenwachstum zu verlangsamen. Es wird ihnen sogar nachgesagt, dass sie die Krebszellen ausschalten.

Zitrusfrüchte sind auch basenbildende Lebensmittel und helfen den pH-Wert zu stabilisieren.

Besonders bei Brustkrebs konnte eine Studie die gute Wirksamkeit der Zitronen feststellen. Die Limonoide wurden auf ihre Aromatase-hemmende Wirkung getestet, das bedeutet, auf die Hemmung der Bildung von Östrogen, das für das Wachstum der ER-positiven Zellen erforderlich ist. Im Labor erwiesen die Zitrusfrüchte (Zitrus-Limonoide) ihre zytotoxische Wirkung bei Darmkrebs, Bauchspeicheldrüsen- und Leberkrebs, gegen Neuroblastom und Leukämie. Zur Vorbeugung werden daher 75 Gramm Zitrusfrüchte empfohlen.

---

139 Desser L. Krokon EA et al: influence of Cytokines and proteolytic enzymes on the expression of vitrocetion receptor (VNR) in human melanoma cells. J. Cancer Res CI in Oncol 118. Suppl. R 117, 1992

Ich habe täglich zwei Zitronen oder eine Grapefruit gegessen, um auf meinen gewünschten Vitamin-C-Gehalt von 10–15 Gramm in meiner Nahrung zu kommen. Grapefruit kann während der meisten Chemotherapien nicht verzehrt werden.

g. Leinöl, Krillöl

Leinöl diente mir als hervorragende Omega-3-Quelle. Omega-3-Fettsäuren sind eine Gruppe von mehrfach ungesättigten Fettsäuren, die für den Menschen essentiell sind. Es gibt zu den Omega 3 Ölen wie zu allem auch sehr unterschiedliche Meinungen. Dr. Budwig schwor auf Leinöl, andere nur auf Omega 3 durch Fischöl und Dritte ziehen das Krillöl als Omega 3 Quelle vor.

Leider ist durch Umwelteinflüsse und die veränderte Tierhaltung das Verhältnis der Anteile von Omega-3 zu Omega-6 in unserer Nahrung nicht mehr, wie sie sein sollte. Früher hatten die meisten Lebensmittel ein ausgeglichenes Omega-3- zu Omega-6-Verhältnis von 1:1. Das ist heute aber nicht mehr der Fall.

Bei Milch ist beispielsweise ein einigermaßen ausgeglichenes Verhältnis nur noch bei Demeter-Milch zu finden. Mittlerweile haben die meisten Lebensmittel nicht mehr ein Omega-3- zu Omega-6-Verhältnis von 1:1, sondern von 1:20, und teilweise sogar 1:50. Dieses Ungleichgewicht kann sich negativ auswirken. Es kann einen Einfluss auf Herz-Kreislauferkrankungen haben, auf entzündliche Prozesse, Gefäßleiden und Krebs. Untersuchungen bei den Eskimos in Grönland, deren Ernährung Omega-3-überschüssig ist, haben ergeben, dass die Eskimos trotz eines Mangels an frischem Obst und Gemüse größtenteils von Herz-Kreislauf-krankheiten verschont sind. Omega-3-Fette sind gekennzeichnet durch die Linolensäure, die man keinesfalls mit der Linolsäure des Omega-6 verwechseln darf.

Grundsätzlich müssen wir unsere Fette in drei große Gruppen einordnen: In gesättigte, ungesättigte und Transfette.

Transfette sind im höchsten Maße gesundheitsgefährdend und krebserregend. Diese finden wir in Margarine, gehärteten Ölen, Backfett oder in Speck.

Die ungesättigten Fette muss man wiederum in mehrfach ungesättigte (Omega-3- und Omega-6-Fettsäuren) und einfach ungesättigte (Omega-9-Fettsäuren) einordnen. Während Omega-6-Fettsäuren entzündungs- und somit krebsfördernd sind, sind Omega-3-Fettsäuren entzündungs- und krebshemmend. Die wohl bekannteste Frau, die sich den Heileffekten der Omega-3-Fettsäuren verschrieben hat, ist Dr. Johanna Budwig. Sie entwickelte auch die gleichnamige Budwig-Krebsdiät, die ich später erläutere.

Die Omega-3-Fettsäuren führen zu einer Drosselung der Produktion von Entzündungsmolekülen. Diese beeinflussen das Immunsystem und begünstigen die Entstehung von Krebs. Sie wirken aber auch direkt auf die Krebszelle, indem sie deren Fähigkeit, sich der Apoptose zu entziehen, schwächen, und auch die Angiogenese unterbinden, welche für das Zellwachstum und die Versorgung mit Nährstoffen des Tumors notwendig ist. Auch sind für die Sauerstoffversorgung der Zelle die Omega-3-Fettsäuren notwendig.

Wichtig ist also, die Zufuhr von Omega-3-Fettsäuren zu erhöhen und die von Omega-6-Fettsäuren zu reduzieren. Gute Öle sind z. B. Olivenöl und, für die kalte Küche, das Leinöl oder Rapsöl.

h. Curcumin

Curcumin ist ein Inhaltsstoff der Kurkuma-Pflanze und wird im indischen Raum sehr viel als Gewürz verwendet. Im Durchschnitt werden 1,5 - 2 Gramm täglich pro Person in Indien verzehrt. Auch ist Kurkuma eine der Hauptzutaten der traditionellen indischen Medizin, der ayurvedischen Heilkunst. Das gelbe Pulver hat blutreinigende und antibiotische Wirkung. Mit dem scharfen, bitteren und herben Geschmack wirkt es erhitzend und appetitanregend, reguliert die Darmflora und den Gallenfluss. Es hat unterstützende Wirkung bei Nieren- und Gallenleiden, Diabetes, Arthritis und Hautproblemen.

Es wird davon ausgegangen, dass Curcumin im Zusammenhang damit zu sehen ist, dass die Krebsrate in Indien geringer ist als in Amerika.[140] Besonders Magenkrebs ist interessant.

Vergleich der Krebsarten in Europa und der USA auf 100.000 Personen im Jahre 2020				
	Indien		Amerika (WHO)	
	Männer	Frauen	Männer	Frauen
Lunge	7.8	17	25,5	19
Brust	-	25,8	-	68
Prostata	3,1	-	64,8	-
Blasé	2,5	0,66	12,3	3.3
Magen	6,1	2,9	400,9	333,2

Laborexperimente zeigen, dass Curcumine die Wirkung einer Chemotherapie auf Tumorzellen verstärken, sowie Chemotherapie Resistenzen verringern kann. In vielen Krebsdiäten (ohne Chemotherapie oder vor oder nach Chemotherapie) ist Curcumin auch in Form von frischen, grünen Säften Bestandteil der Diät, zusammen mit der Kukuma-Wurzel oder als Gewürz in warmen

140 GLOBOGAN 2020, Krebshäufigkeit, Sterblichkeit und weltweite Prävalenz, International Acency for Research on Cancer 2021

Speisen wie Suppen, Reis oder Gemüse zusammen mit Kokosöl und Pfeffer.

Die krebshemmende Wirkung von Curcumin wurde bei Versuchstieren im Labor eindeutig nachgewiesen. Man konnte feststellen, dass diejenigen Mäuse, die Curcumin bekamen, nicht an Tumoren erkrankten, die durch verschiedene Karzinogene erzeugt wurden. Curcumin kann bei mehreren Krebsarten vorbeugend eingesetzt werden, wie: Magen-, Darm-, Dickdarm-, Haut- und Leberkrebs, und zwar sowohl zur Verhinderung der Initiation des Tumors als auch bei der Promotion. Heutzutage wird die Karzinogenese als Mehrstufenprozess gesehen, der zumindest aus den Phasen Initiation, Promotion und Progression besteht. Zwei dieser Phasen können also eindeutig durch Curcumin beeinflusst werden. Im Labor konnte auch bewiesen werden, dass das Wachstum einer bemerkenswerten Anzahl von Tumorzellen durch Curcumin gestoppt werden konnte.

Andere Untersuchungen haben ergeben, dass Curcumin einen Einfluß auf die Angiogenese[141] hat und somit der Tumor keine neuen Blutgefäße ausbauen kann und seiner Energiequelle beraubt wird.

Ebenfalls wurde in Tierversuchen nachgewiesen, dass Tumore, die aufgrund genetischer Grundlagen entstehen, durch Curcumin um 40% verlangsamt werden können, wie z. B. das Polypenwachstum bei Darmkrebs.
Bei der Einnahme synthetischer Blut-Gerinnungshemmer, zum Beispiel Marcumar, muss man in Verbindung mit Curcumin aufpassen. Schwangere, Stillende, Bluter und Menschen mit Gallensteinen sollten die Einnahme unbedingt mit ihrem behandelnden

---

141 https://www.ncbi.nlm.nih.gov/pubmed/17569211

Arzt absprechen. Dies gilt ebenso, wenn man Curcumin während einer Chemotherapie einnehmen will, da dieses oft in Interaktion mit den Zytostatika steht. Daher ist eine zusätzliche Selbstmedikation mit Curcumin unter einer Chemo- oder Strahlentherapie nicht ratsam.
Auch Menschen mit akuter Magenschleimhautentzündung, Gastritis, oder Magengeschwüren sollten Curcuma sehr vorsichtig anwenden. Eine besondere und sehr seltene Art der Nebenwirkung wurde bei Patienten mit thrombozytopenischer Purpura, TTP, beobachtet. Menschen mit dieser seltenen Erkrankung des blutbildenden Systems sollten Curcuma weder als Gewürz noch als Nahrungsergänzung anwenden, da es unter Umständen zu lebensbedrohlichen Nebenwirkungen kommen kann.

Wichtig ist auch zu wissen, wie man Curcumin anwenden muss. Um Curcumin absorbierbarer für den Organismus zu machen, können Sie aus dem Curcumin-Pulver eine Mikroemulsion zubereiten. Dafür sollten Sie einen Esslöffel Pulver mit 1-2 Eigelb und 1-2 Teelöffel geschmolzenem Kokosöl vermischen. Danach mit einem Stabmixer rühren, um das Pulver zu emulgieren.

Eine weitere Variante, die Sie verwenden können, um die Absorption zu erhöhen, ist, einen Esslöffel des Curcumin-Pulvers in 1 Liter kochendes Wasser zu geben. Das Wasser muss kochen, wenn Sie das Pulver hinzufügen, sonst wird die Wirkung nicht optimal. Nach dem Kochen über ca. zehn Minuten haben Sie eine 12%ige Lösung. Sie können diese als Getränk zu sich nehmen, sobald es abgekühlt ist. Nach etwa sechs Stunden ist die Lösung nur noch 6%; daher sollten Sie das Wasser am besten innerhalb von vier Stunden trinken.

Ebenfalls möglich ist die Einnahme zusammen mit Leinöl.

Curcumin in Kapseln hat oftmals nur eine biologische Verwertbarkeit von 1%. Zur Krebstherapie wird empfohlen, bis zu drei Gramm täglich zu sich zu nehmen. Normalerweise hat Curcumin - bei einer Einnahme von bis zu acht Gramm am Tag - keine Nebenwirkungen.
Manche Therapeuten dosieren innerhalb einer Hochdosis-Therapie aber auch höher und verabreichen 150 Milligramm Curcumin über eine Infusion. Hierzu sollte man ein Zentrum wählen, das sich mit dieser Art von Infusionen auskennt, oder aber die richtigen Kapseln empfehlen kann.

i. Grüner Tee:

Auch der grüne Tee verhindert die Angiogenese, die Versorgungsstraßen zum Tumor werden also unterbrochen durch Catechin, dass wir im grünen Tee finden. Er sollte aus Japan kommen (Halbschattentee), wo er speziell angebaut wird. Die Felder haben spezielle Pflanzen, mit welchen sie umrandet werden. In den Kliniken in Japan wird er obligatorisch eingesetzt.
Man verwendet den grünen Sencha Tee und bereitet ihn besonders zu:

- $\frac{1}{2}$ Teelöffel Sencha mit 300 ml mit 55 Grad heißes Wasser aufgießen, abdecken und 15 Minuten stehen lassen.
- Täglich 300 ml trinken.

2) Gerson Diät

Die Gerson-Therapie wurde von dem deutsch-amerikanischen Arzt Dr. Max Gerson (Arzt für Innere Medizin und Nervenheilkunde) Anfang des 20. Jahrhundert entwickelt, ursprünglich als Heilmittel gegen seine eigene Migräne, unter der er jahrelang litt. Nachdem er sich selbst geheilt hatte, wandte Dr. Gerson die Therapie bei seinen Migränepatienten an. Nach einer Weile fand er heraus, dass seine Diät für die verschiedensten Krankheiten geeignet war, da sich bei seinen Migränepatienten auch andere Symptome unter der Diät aufgelöst hatten. So behandelte er im Jahre 1928 drei austherapierte Krebspatienten mit seiner Ernährungsmethode. Alle drei Patienten erholten sich vollständig.

Einer seiner Migränepatienten hatte auch Hauttuberkulose (Lupus). Als Dr. Gerson feststellte, dass bei diesem Patienten nicht nur die Migräne, sondern auch die Hauttuberkulose geheilt wurde, verstärkte er die Anwendung bei Tuberkulosekranken und vielen chronisch erkrankten Patienten. Zunächst konzentrierte er sich auf verschiedene Tuberkulosearten (Lungen, Nieren- und Knochentuberkulose). Zu seinen bekanntesten Patientinnen gehörte Helene Schweitzer, die Gattin von Albert Schweitzer, dem berühmten Philosophen und Arzt. Helene Schweitzer erkrankte mit 43 Jahren an Lungentuberkulose, die im Laufe der nächsten acht Jahre immer schlimmer wurde. Nachdem sie neun Monate im Sanatorium von Dr. Gerson verbracht hatte, wurde sie wieder ganz gesund.
Ernst Ferdinand Sauerbruch gilt als einer der bedeutendsten und einflussreichsten Chirurgen des 20. Jahrhunderts. Dr. Sauerbruch war herausragend in neuen Operationsmethoden und Prothesen. Ferner war er auch Spezialist im Bereich der Lungentuberkulose, die er teilweise durch Operationen mit Zwerch-

fellähmungen, der Entfernung von Lungengewebe und Rippenentfernung verbessern wollte.

Durch Zufall wurde er auf Gerson aufmerksam. Da er jedoch neuen Heilmethoden gegenüber sehr kritisch war, schrieb er: *"Wer die unzähligen Mittel kennt, die mit großer Begeisterung in steter Folge gegen diese Seuche angepriesen worden sind, der weiß auch, wie rasch sie alle wieder vom Markte verschwanden, und wird vorsichtiger Zurückhaltung volles Verständnis entgegenbringen".*[142]

Ab März 1925 behandelten Professor Dr. Sauerbruch, Prof. Dr. Herrmannsdorfer und Dr. Gerson Tuberkulosekranke nach Gersons diätetischen Vorgaben und gab ihnen zusätzlich besondere Arzneien: Phosphorlebertran (45 g/Tag) und Mineralien (Kationen: Kalzium, Magnesium, Strontium, Natrium, Wismut, Aluminium, Anionen: Phosphate, Sulfate, Thiosulfate, Kieselsäure, Karbonate, Brom, Salizyl- und Milchsäure; Albumin als Bindemittel) dreimal täglich nach dem Essen ein gehäufter Teelöffel. Die Kernaussage dieser Diätform ist laut Sauerbruch: "Kochsalzentziehung und gleichzeitige Überschwemmung des Körpers mit anderen Mineralien ist nach unserer Auffassung das Besondere dieser Ernährungsart."

Die einen behaupten, es wären niemals Resultate aus dieser Studie veröffentlicht worden.[143] Andere geben an, dass die Studie mit 450 Hauttuberkulosekranken, die mit der Gerson-Therapie

---

142 Sauerbruch F, Herrmannsdorfer A, Gerson M: Über Versuche, schwere Formen der Tuberkulose durch diätetische Behandlung zu beeinflussen. Münch Med Wschr, 73(2), 47-51, 1926

143 https://www.psiram.com/de/index.php/Max_Gerson

behandelt wurden, zeigte, dass dabei 446 geheilt wurden.[144] Die Tatsache, dass man keine Veröffentlichungen von Dr. Sauerbruch über die Gerson-Therapie Studie auffindet, kann an verschiedenen Dingen liegen. Sie kann vielleicht aber auch damit im Zusammenhang stehen, dass sich Sauerbruch 1933 zu Hitler bekannte und Max Gerson Jude war. Die Familie Gerson wurde in Deutschland verfolgt und sieben der Geschwister verstarben während der Shoah (Holocaust). Max Gerson selbst gelang noch rechtzeitig die Flucht nach Amerika. Vielleicht wollte Prof. Sauerbruch während dieser Zeit nicht mit seinen jüdischen Kollegen in Verbindung gebracht werden. Während des Krieges unterhielt er angeblich keine persönlichen Kontakte zu jüdischen Kollegen. Er versuchte jedoch, nach dem Krieg wieder Kontakt zu ihnen aufzunehmen. Unabhängig davon wurde die Diät bei vielen Tuberkulose-Lupuspatienten eingesetzt. Da sie auch ein fester Bestandteil in vielen Sanatorien war - z. B. im Haus Hornheide, einem Sanatorium der Uniklinik Münster - verbreitete sich die Diät damals extrem schnell. Sie wurde im Laufe der Jahre verfeinert und gilt heute bei Krebserkrankungen als sehr empfehlenswert. Mittlerweile hat Max Gersons Tochter Charlotte schon lange sein Zepter übernommen und ihren Schwerpunkt auf Krebs verlegt. Charlotte Gerson hat über 1.500 erfolgreiche Heilungen bei Krebs dokumentiert. Sie führt eine Klinik in Mexiko und berät in Kalifornien. Charlotte selbst ist mittlerweile über 90 Jahre alt und bewundernswert fit. Sie trägt noch nicht einmal eine Lesebrille und lebt seit über 60 Jahren nach der Diät ihres Vaters, die sie etwas modifiziert hat. Der Schwerpunkt der Diät sind selbstgepresste Obst- und Gemüsesäfte, davon sollen 12-14 Gläser (250 ml) am Tag getrunken werden, hergestellt aus 17 bis 20 Pfund biologisch angebautem Obst und Gemüse. Jeglicher Salzzusatz wird aus der Nahrung gestrichen.

---

144 http://www.lazzari.at/pdf/gesund/max_gerson.pdf; http://gerson.org/gerpress/dr-max-gerson/

Insbesondere bei Krebsarten im Kopfbereich (Nase und Rachen) wurde Salz als eine Ursache in mehreren Studien weltweit dokumentiert.

Die Säfte dienen nicht nur der Nierenspülung und sollen eine Entgiftung fördern, sondern liefern dem Körper schnell verfügbare Nährstoffe und Vitamine. Alle Lebensmittel auf der Gerson-Liste sind natriumarm und enthalten wenig Fett und Eiweiß. Das Ziel der Therapie ist, einen ausgeglichenen Natrium / Kalium-Haushalt zu erlangen, sowie eine Regeneration der Leber und der Schilddrüse.

Man startet morgens mit einem Glas frisch gepresstem Orangensaft. Dann gibt es einen Saft aus grünem Blattgemüse und Gräsern. Dann ein Glas aus der Kombination Karotte/Apfel. Dann einen reinen Karottensaft. Dann wieder ein grüner Saft usw. Die Säfte sollten immer unmittelbar vor dem Genuss hergestellt werden und nicht für den Tag oder mehrere Tage vorproduziert werden. Auch von einem Einfrieren der Säfte wird abgeraten. Zusätzliches Wasser muss bei der Therapie nicht getrunken werden, da es keine Salze gibt, die der Körper ausspülen muss. Zweimal täglich isst man noch die Hippokrates-Suppe. Die Suppe wird aus Sellerie, Petersilie, Tomaten, Zwiebeln, Wurzelpetersilie, Lauch, Knoblauch und Kartoffeln hergestellt. Das Gemüse wird dazu gewürfelt und zwei Stunden lang - mit Wasser bedeckt - gekocht. Dann wird die Suppe passiert und zweimal täglich gegessen. Jeden Morgen wird ein Haferbrei gegessen. Er besteht aus einer halben Tasse Bio-Haferflocken, die mit einer Tasse Wasser bei niedriger Temperatur gekocht werden. Der Brei wird mit Früchten, Rosinen oder gedünsteten Pflaumen angerichtet.

Zu den Mahlzeiten wird kein reines Wasser empfohlen, da es die Magensäure verdünnt. Wer bei den dreizehn Säften täglich noch Durst haben sollte, kann einen Kräutertee trinken: zum Beispiel Pfefferminztee, Löwenzahntee, Lapachotee oder Lindenblütentee. Mittags und abends wird je ein Esslöffel Leinöl eingenommen.

Zusätzlich werden Kaffeeeinläufe gemacht (Zwei Esslöffel Biokaffee auf 500 ml destilliertes Wasser). Diese dienen der Entgiftung des Leber-Gallen-Systems. Man hat festgestellt, dass das Koffein die Gallengänge erweitert und die Beseitigung angesammelter Gifte fördert. Die häufige Aufnahme frisch gepresster Obst- und Gemüsesäfte regt die Nieren an, den Körper zu entgiften.

Es handelt sich bei der Gerson-Therapie nicht einfach nur um eine vegetarische Diät. Auch Vegetarier wurden mit dieser Form der Ernährung erfolgreich geheilt. Es handelt sich hierbei auch nicht um eine Form des Fastens, denn der Körper wird reichhaltig ernährt. Bei der Gerson-Therapie werden die Nahrungsmittel, die man zusätzlich essen möchte, in drei Gruppen geteilt: Gewünschte, verbotene und gelegentlich erlaubte (1-2 x pro Monat):

Gewünschte Lebensmittel		
Obst	Gemüse	Kartoffeln
Haferflocken	getrocknete Früchte	
Gelegentlich erlaubte Lebensmittel (1-2 x pro Monat)		
Brot aus Roggen-, Hafer- oder Reisvollkorn-mehl	Vollkornreis und Wildreis	Süßkartoffeln
Tiefkühlgemüse	Ahornsirup	Sprossen
Verbotene Lebensmittel		
Milchprodukte (nach 6-12 Wochen darf Magerquark und Buttermilch verzehrt werden)	Avocados	Alkohol
Fertigprodukte	Ahornsirup	Kaffee
Gurken, Pfeffer, Chili (weil schwerverdaulich)	Sojaprodukte	Weizenmehl (Pasta)
Fleisch	Geflügel	Fisch
Süßigkeiten	Nüsse (zu fett- und proteinreich)	Pilze (weil schwerverdaulich)

Es sollten auch keine Zahncreme oder Gurgelwasser mit Fluor verwendet werden, auf Dauerwellen und Haarfärbungen verzichtet werden, sowie natürlich Alkohol und Nikotin, Folsäure, Salzersatz, Nahrungsmittel in Dosen und Süßigkeiten jeder Art. Auch sollten Speisen nicht in Alufolie gepackt oder von Aluminiumtellern gegessen werden. Wichtig ist auch, dass Sie die Säfte so schonend wie möglich entsaften, also keine Zentrifugen benutzen, sondern Schneckenentsafter.

Neben der Diät werden noch Nahrungsergänzungsmittel eingenommen, die mit einem Arzt oder Heilpraktiker abzusprechen sind. Es werden Enzyme eingesetzt (Pankreatin und Acidol, Betain-Hydrochlorid und Pepsin). Ebenso kommen Schilddrüsenextrakt und Jod (in Form von Lugolscher Lösung) zum Einsatz. Damit sollen Stoffwechsel und Immunsystem stimuliert und der Organismus zur Selbstheilung aktiviert werden. Jod und Schildrüsenextrakt sollte nicht bei Hashimoto und Schilddrüsenüberfunktion eingenommen werden. Zusätzlich wird auch Kalium eingenommen.

Des Weiteren gibt es einen Rohleberextrakt mit Vitamin B12, um die Blutbildung anzuregen, sowie mehrmals täglich je 50 mg Niacin (Vitamin B3). Letzteres muss ebenfalls sehr individuell verordnet werden. Lebergeschädigte erhalten weniger B3. Menschen, die Cortison einnehmen, sollten - laut Dr. Gerson - gar kein B3 bekommen.

Die Therapie zielt auf eine ganzheitliche Heilbehandlung hin. Es wird empfohlen, die Diät über zwei Jahre anzuwenden, auch wenn schon eine Heilung eingetreten ist. Auch wenn eine Heilung sehr schnell auftreten kann, sollte die Diät trotzdem fortgesetzt werden. Viele Patienten heilen während der Diät nicht nur ihre Krebserkrankung, sondern auch weitere chronische Krankheiten.[145] Bei beispielsweise ALS (Amyotrophe Lateralsklerose), Arthritis (wenn schon lange Cortison genommen wurde), Pankreaskrebs nach Chemo-therapie oder Parkinson soll die Gerson-Therapie nicht gut ansprechen. Bei Leberkrebs mit einer Zerstörung der Leber von mehr als 50% kann durch die Gerson-

---

145 Gerson C, Walker M, Das Grosse Gerson Buch, Die bewährte Therapie gegen Krebs und andere Krankheiten, Mobiwell Verlag, ISBN: 978-3-9814098-4-0

Therapie nur eine Lebensverlängerung erlangt werden, aber keine Heilung.

Wer auf eine künstliche Ernährung angewiesen ist, also nicht mehr selbst essen und trinken kann, wer an Thrombosen leidet, wem mehr als die Hälfte des Dickdarms oder mehr als 75 Prozent des Magens entfernt wurden, wer ein transplantiertes Organ besitzt oder zur Dialyse muss, sollte ebenfalls auf die Gerson-Therapie verzichten. Durch die Therapie kann es auch zu körperlichen Reaktionen kommen, die allerdings anzeigen, dass diese wirkt. Zum Beispiel kann es sein, dass man alte Narben mehr spürt oder aber die Bereiche, die vom Krebs befallen sind, mehr durchblutet werden. Ödeme können schnell verschwinden. Der Vorgang richtet sich gegen alle Krankheiten im Körper - die schlummernden wie die aktiven.

Ein Ausschnitt einer Rede von Dr. Max Gerson:
„Als ich im Jahre 1928 Internist in Bielefeld war, wurde ich eines Tages zu einer Dame gerufen. Ich fragte sie, was ihr fehle, aber am Telefon wollte sie mir keine Auskunft geben.

Also ging ich hin. Sie wohnte ein wenig außerhalb der Stadt. Sie berichtete, sie sei in einer großen Klinik in der Nähe operiert worden, und man habe Gallenkrebs entdeckt. Ich sah die Operationsnarbe. Sie hatte hohes Fieber und Gelbsucht.
"Leider kann ich nichts für Sie tun", sagte ich. "Ich weiß nicht, wie man Krebs behandelt. Ich habe noch keine Erfolge beobachtet, vor allem nicht in fortgeschrittenen Fällen, die nicht mehr operabel sind."
Sie sagte: "Herr Doktor, ich habe Sie gerufen, weil ich weiß, dass Sie Tuberkulose und Arthritis schon öfter erfolgreich behandelt haben.
Also, hier ist ein Block. Schreiben Sie eine Behandlung auf. Dort

drüben auf dem Tisch liegt ein Buch. Bitte seien Sie so nett und lesen Sie mir das Kapitel 'Krebsheilung' laut vor."
Es war ein dickes Buch mit etwa 1200 Seiten über Volksheilkunde, und in der Mitte war dieses Kapitel. Ich begann zu lesen. Die Autoren waren drei Lehrer und ein Arzt. Keiner von ihnen praktizierte Medizin. So stellten sie dieses Buch zusammen. Sie schrieben etwas über Hippokrates, der seinen Krebspatienten eine spezielle Suppe gab. Genau diese Suppe geben wir heute unseren Patienten, die Suppe aus diesem Buch, deren Rezept von Hippokrates stammt, der 550 Jahre v. Chr. lebte! Er war der größte Arzt seiner Zeit, und ich glaube sogar, der größte aller Zeiten. Seiner Meinung nach musste man Kranke mit der Suppe, mit Einläufen und so weiter entgiften.

Ich las und las, aber schließlich sagte ich zu der Dame: "Schauen Sie, andere Ärzte sind wegen meiner Tuberkulose-Therapie gegen mich. Darum möchte ich Sie nicht behandeln." Doch sie bestand darauf: "Ich gebe Ihnen schriftlich, dass Sie für die Folgen der Behandlung nicht verantwortlich sind und dass ich es so wollte."

Als ich diese unterzeichnete Erklärung in der Hand hielt, dachte ich. "Na schön, probieren wir's." Ich schrieb den Behandlungsverlauf nieder. Es war fast dieselbe Therapie, die ich bei Tuberkulose anwandte und die ich an der Münchner Universitätsklinik mit Professor Sauerbruch ausgearbeitet und praktiziert hatte. Nach der Arbeit in der Klinik hatte ich die Therapie eingeführt und festgestellt, dass sie wirkte. Ich dachte, sie werde möglicherweise auch beim Krebs wirken. In der wissenschaftlichen Literatur liest man immer wieder, dass Tuberkulose und Krebs chronische Krankheiten sind und dass die Patienten entgiftet werden müssen. Doch das letztere hat nur Hippokrates geschrieben.

Ich versuchte es und die Patientin wurde gesund! Sechs Monate später stand sie auf und war in bester Verfassung. Dann schickte sie zwei andere Krebskranke zu mir. Einer war ein Angehöriger mit Magenkrebs. Während einer Operation, die abgebrochen wurde, hatte man Metastasen außerhalb des Magens festgestellt. Auch er wurde geheilt!

Dann musste ich gegen meinen Willen einen dritten Patienten heilen. Ich rechnete mit noch größerem Widerstand meiner Kollegen. Auch den dritten Fall, ebenfalls Magenkrebs, konnte ich heilen. An drei Patienten hatte ich mich versucht, und alle drei waren geheilt!"[146]

---

143 Dr. Max Gerson: Eine Krebstherapie, Fünfzig geheilte Krebsfälle, ISBN 3-89526-000-2, Waldthausen-Verlag 1996 Dr. Max Gerson: Eine Krebstherapie, Fünfzig geheilte Krebsfälle, ISBN 3-89526-000-2, Waldthausen-Verlag 1996

3) Budwig Diät

„Was wahr ist, soll wahr bleiben."

Dr. Johanna Budwig wurde 1908 in Essen geboren. Als diplomierte Chemikerin, approbierte Pharmakologin, promovierte Physikerin, Heilpraktikerin, Erfinderin und Buchautorin machte sie sich verdient um die Erforschung der Fette und deren Wirkung auf den Organismus. Sie war für den Nobelpreis für Medizin nominiert und strebte ein gesünderes und natürlicheres Leben in der heutigen Konsumgesellschaft an. Durch ihre energiereiche Ernährungsweise wollte sie, dass der Mensch körperliche und seelische Ausgeglichenheit erlangt.

Sie wandte sich gegen den Lebensstil der 50er Jahre und widersprach der damaligen Idee von ‚gesunder Ernährung' mit Margarine. Auch Fast Food war ihr ein Dorn im Auge.
Sie war davon überzeugt, dass schwere Zivilisationskrankheiten wie Herz- und Kreislauferkrankungen, Diabetes, Depressionen oder Krebs auf eine gestörte Zellatmung zurückzuführen sind. Ausgelöst durch einen modernen Ernährungsstil mit vorwiegend industriell erzeugter Nahrung und Transfetten.

Zu ihrem großen Glück wurde die wissbegierige Johanna in dem Jahr geboren, in dem es für Frauen eine große Wende gab und Preußen als letzter Bundesstaat seinen Widerstand im Hinblick auf die Bildung der Frauen aufgab. Mit Beginn des Wintersemesters 1908/09 wurden Frauen auch in Preußen - und damit erstmals im gesamten Deutschen Reich - zum regulären Studium zugelassen.
Johannas Mutter verstarb früh und ihr Vater konnte nicht mehr für den Familienunterhalt aufkommen, daher wurde Johanna in staatliche Hände gegeben. Dies bedeutete für sie zwar den Verlust der Familie, aber auch den Gewinn der Möglichkeit einer

kostenlosen Bildung. Ihr wurde das Schulgeld erlassen und damit der Besuch des städtischen Gymnasiums ermöglicht, wo sie durch ihre analytischen Fähigkeiten erstmals auf sich aufmerksam machte. Das Mädchen hatte ein großes Ziel; sie wollte Forscherin und Erfinderin werden. Deutschland hatte sich langsam vom Krieg erholt und bestach durch seine Forschungsarbeit. Jeder dritte Nobelpreis ging nach Deutschland. Um diesem Ziel näher zu kommen, trat Johanna Budwig in Kaiserswerth einem Orden als Diakonissenschülerin bei, um dort eine erstklassige Bildung zu erhalten. Sie arbeitete zuerst als Jungschwester, machte aber dann ihre Schulausbildung auf Wunsch der Diakonie fertig und schloss diese mit einem herausragenden Abitur ab. Die Diakonie blieb ihr Glücksfall. Das Mutterhaus verfügte neben einem Krankenhaus, einer Apotheke und dem Internat auch über die Möglichkeit, der jungen Johanna zu einem Studium der Pharmakologie zu verhelfen. Sie beendete dieses im Jahre 1936 als Pionierin unter den wenigen weiblichen Studentinnen ihrer Zeit mit dem Staatsexamen in Pharmazie und einem Diplom in Chemie.

Allen voran war es der ‚Fett-Papst', Prof. Dr. Kaufmann, der ihr geniales analytisches Denken erkannte. Sie wurde seine wissenschaftliche Mitarbeiterin und bereitete ihre Dissertation vor, die sie 1939 vollendete.

Der zweite Weltkrieg zwang sie zur Diakonie zurück, wo sie bis 1948 die Apotheke leitete, die sie später wieder zu Gunsten der Wissenschaft verließ.

Ihr Weg führte direkt zurück zu ihrem wissenschaftlichen Förderer: Prof. Dr. Kaufmann. Er schätzte ihren überragenden Intellekt und stattete sie großzügig mit Gerätschaften aus. Der ‚Fett-Papst' täuschte sich nicht: im Oktober 1950 konnte Dr.

Johanna Budwig - als erste Wissenschaftlerin - gesicherte Nachweise zur Differenzierung von Fettsäuren in "gesättigte" und "ungesättigte" auf der Fettforscher-Konferenz in München präsentieren. Bereits 1951 wurde sie zur Obergutachterin für Arzneimittel und Fette am Bundesinstitut für Fettforschung berufen. Ohne es zu ahnen, erforschte sie, was niemand wissen wollte. Nach dem Krieg wollten alle nur eines: viel und fett essen! Die deutsche Lebensmittelindustrie verzeichnete Rekordumsätze, pflanzliche Fette konnten gehärtet werden und die Margarine wurde erfunden und eroberte die Welt - in einer Zeit, wo Johanna die Schädlichkeit von Transfetten nachwies. Die Margarine-Industrie schrie auf und Johanna Budwig lieferte akribisch die Beweise der Schädlichkeit - und veröffentlichte diese. Außerdem meldete sie bis 1969 acht verschiedene Verfahren zur Haltbarkeit an, die nicht gesundheitsschädlich waren. Der Zusammenhang zwischen Ernährung und Gesundheit ließ sie nicht mehr los. Um ihre Erkenntnisse auf eine anerkannte medizinisch-wissenschaftliche Basis stellen zu können, begann sie 1956 auch noch ein Medizinstudium.

Sie war von der Erforschung der Omega-3-Fette fasziniert. Aufgrund ihrer umfangreichen Ausbildung konnte sie ihre Erkenntnisse leichter in Beziehung setzen als andere, wodurch sie viel Neid in ihrem wissenschaftlichen Umfeld auf sich zog.

Johannas Mentor, Prof. Dr. Kaufmann, wandte sich aufgrund der Kritik an der Margarine-Industrie von ihr ab.

Johanna hatte schon begonnen, immer mehr Patienten erfolgreich zu behandeln. Als Beispiel sei ein kleiner Junge mit Knochenkrebs genannt, dessen Arm amputiert werden sollte und den Johanna Budwig vor der Amputation bewahrte und heilte. All dies wurde aber nicht gerne gesehen und so wurden immer mehr Stimmen gegen ihr Verhalten laut. Johanna entschied sich daher, das Studium aufzugeben, um nunmehr wieder als Wissenschaftlerin - nicht als Medizinstudentin - gegen den sich bildenden Widerstand vorzugehen.

Johanna Budwig hat ihre Erkenntnisse konsequent verfolgt und zusammengefasst. Sie arbeitete an der Entwicklung einer Ernährung, die nicht nur Krankheiten vorbeugen, sondern sich auch heilend auf bestehende Leiden auswirken sollte. Schnell wurde ihr klar, dass - neben der positiven Wirkung von Omega-3-Fetten auf Krankheitsbilder wie Demenz und Depressionen - der Krebs eines ihrer bevorzugten Forschungsfelder werden sollte. Das Leinöl wurde von ihr als bedeutende Quelle hochungesättigter Fettsäuren identifiziert. Sie kreierte eine Quarkcreme, die sie bei ihren Patienten erfolgreich einsetzte. Diese wirkte zum einen durch die sulfurischen Eiweiße des Magerquarks, zum anderen aufgrund der hochwertigen Omega-3-Fettsäuren aus dem Leinöl. Wenn man nun beide Komponenten miteinander vermischt, wie Budwig es tat, so verbinden sich die Andockstellen der sulfurischen Eiweiße des Magerquarks mit den mehrfach ungesättigten Fettsäuren des Leinöls. Dadurch entsteht ein elektronenreiches Energiegemisch, das eine belebende Wirkung auf den Stoffwechsel jeder einzelnen Zelle hat. Schließlich braucht jede Zelle für das Öffnen und Schließen seiner Schleusen Elektronen.

Durch diese Form der Ernährung und Budwigs ausgearbeitete Diät soll die Zellatmung des Tumorgewebes vom anaeroben Stoffwechsel der Tumorzellen zurück zum aeroben Stoffwechsel geführt werden. Sie hatte in ihren Untersuchungen festgestellt, dass gerade Transfette, Fast Food, aber auch schlechte Fette (gesättigte Fettsäuren, Transfette wie Margarine, tierische Fette, Palmöl) die Zellatmung negativ beeinflussen. Bildlich kann man sich vorstellen, dass sich schlechte Öle um die Zelle legen und ihr langsam die Luft nehmen. Eine gesunde Zelle benötigt aber Sauerstoff. Dies wissen wir seit der Warburg-Theorie, die besagt, dass man einer Zelle nur 48 Stunden lang Sauerstoff entziehen muss, um aus ihr eine Krebszelle werden zu lassen. Um aber die Zellen mit Sauerstoff zu versorgen, muss man nach Budwig seine Ernährung so umstellen, dass die Zelle aufgrund gesunder Öle und entsprechender Nahrung wieder in der Lage ist, Sauerstoff aufzunehmen.

Erst durch die Papierchromatographie, einer Entwicklung von Dr. Johanna Budwig, wurde es 1950 möglich, Fette in ihre Bestandteile aufzuspalten. Dies war eine große Errungenschaft nicht nur für die Forscherin, sondern auch die gesamte Wissenschaft. Hierdurch wurden auch der Beweis und die Grundlage für Johanna Budwigs Ernährungskonzept erbracht.

In den weiteren Forschungen wurde der Nachweis erstellt, dass die essentiellen Fettsäuren, die Linolsäure und die Alpha-Linolensäure, als Partner für die schwefelhaltigen Aminosäuren bei der Sauerstoffaufnahme in die Zelle von großer Bedeutung sind. Im Leinöl fand Dr. Budwig beide Fettsäuren in idealer Kombination, daher hat sie auch besonders den Verzehr von Leinsamen, kaltgepresstem Leinöl, Quark und Hüttenkäse empfohlen, da diese ungesättigten Fettsäuren über ein enormes Elektronenpotenzial für unsere Zellen verfügen.
Eine schlechte Sauerstoffversorgung der Zelle führt auch zu Struktur- und Zellaufbaufehlern. Es fehlen die mehrfach ungesättigten Fettsäuren Alpha-Linolensäure und Linolsäure. Werden diese aber wieder zugefügt, so kommt es zu einer ordnenden, energiereichen und somit lebensspendenden und aktivierenden Kraft und harmonischen Zellstoffwechselprozessen. Diese sorgen für die Verbesserung des Immunsystems durch eine

erhöhte Fluidität (Fließfähigkeit/Flexibilität) der Zellmembran, die für den Austausch von Informationen verantwortlich ist. Dieses Wissen führte Dr. Johanna Budwig zu ihrer Öl-Eiweiß-Kost. Diese wandte sie nicht nur an Hunderten von Patienten an, sondern auch zur Nachsorge bei Krebs. Professor Halme von der chirurgischen Klinik in Helsinki verfolgte ihre Behandlung an ihren Patienten und stellte einen 90% Erfolg fest.
Johanna Budwig kontrollierte regelmäßig das Blut ihrer Patienten, das zu Beginn immer einen Mangel an ungesättigten Fettsäuren hatte und durch eine grüne Substanz gekennzeichnet war. Beides verlor sich während ihrer Diät. Sie untersuchte aber nicht nur Blut, sondern auch unzählige frisch operierte Krebsgeschwulste auf ihren Gehalt an Fetten und Fett-Eiweißverbindungen. Hierbei stellte sie eindeutig den Schaden fest, der durch industrielle Fette im Körper entstand. Sie erkannte den Zusammenhang zwischen den veränderten Fettsäuren - die nicht mehr die ihnen im Organismus zugedachten Funktionen erfüllten - und der darniederliegenden Zellatmung im Krebsgeschehen. Johanna Budwig heilte zahlreiche Menschen mit ihrer Diät und dokumentierte diese Fälle teilweise auch in ihren Büchern. Ein Beispiel zum Abschluss:

"Die Patientin H.B. kam am 21. Dezember 1955 nach Göttingen, zuerst auf die Station von Prof. Martius, dann in das Weender-Krankenhaus. Die dortigen Professoren wollten nach der Röntgenaufnahme und der Durchleuchtung noch am Heiligen Abend operieren. Die Kranke entschloss sich aber auf mein Anraten hin, nur die Öl-Eiweiß-Kost durchzuführen. Sie erholte sich schnell und durchgreifend. Als sie nach sieben Wochen Krankenhausaufenthalt in Göttingen zurück in ihre Heimat in die Schweiz reiste, wollte man ihr an der Grenze nicht glauben, dass der Pass, den sie vorzeigte und dessen Bild sie sieben Wochen vorher hatte anfertigen lassen, ihr eigener Pass sei. So sehr

hatte das krankhafte Aussehen sich innerhalb der sieben Wochen zum Vorteil der Kranken verändert. ... Diese Patientin lebt noch heute (Sept. 1977) in bester Gesundheit".[147]

Nicht erlaubte Lebensmittel nach der Budwig Diät			
Fleisch, besonders Schwein Selten erlaubt: Huhn	Fisch, Krustentiere	Butter, Margarine, Transfette	konservierte Nahrungsmittel
Wurst, Schinken	Milchprodukte (außer Quark)	Molasse, Zucker, Honig, Süßstoff	Ahornsirup
schwarzer Tee	Kaffee	Fertiggerichte	Eier
Nudeln	Erdnüsse	Süßigkeiten	Alkohol
Backwaren, Brot	Milch	Cola, Fanta etc.	Käseprodukte

Erlaubte Lebensmittel nach der Budwig Diät			
Gemüse	Hirse	Magerquark	Konservierte Nahrungsmittel
Obst, Salate	Datteln	Leinsamen	Chiasamen, Hanfsaat
Frisch gepresste Obst- und Gemüsesäfte	Buchweizen	Tees aus Pfeffeminze, grüner Tee, Hagebutte	Kartoffel (Nicola)

147 Dr. Johanna Budwig, Der Tod des Tumors II, 1977, S. 74

Muttersäfte	Sauer-krautsaft (vor dem Es-sen)	Feigen	Bio Hartkäse
Mandeln	Pinienkerne	Walnüsse	Paranüsse

Wichtiger Bestandteil der Öl-Eiweiß-Kost ist der sogenannte Budwig-Quark, der aus 100 bis 125 Gramm Quark, drei Esslöffeln Leinöl, zwei Esslöffeln Milch und einem Esslöffel Fruchtmuss besteht. Mit Hagebuttenmus, Sanddornsaft, anderen Fruchtsäften oder gemahlenen Nüssen lässt sich der Geschmack der Quark-Leinöl-Mischung täglich variieren.

Essenziell ist das Trinken warmen Tees - dreimal pro Tag.
Eine Mahlzeit kann auch in Kartoffeln mit Magerquark und Leinöl bestehen. Im Internet oder im Kochbuch von Dr. Johanna Budwig[148] findet man zahlreiche Rezepte. Beim Magerquark sollte man darauf achten, dass dieser biologisch ist. Im letzten Test, den ich gelesen habe, hatte der Demeter Magerquark das beste Verhältnis zwischen Omega 3 und Omega 6 Fettsäuren, sowie die geringste Belastung mit Hormonen. Da bei Demeter schon die Mutterkühe biologisch-organisch aufgewachsen sein müssen, ist davon auszugehen, dass die Belastung deutlich geringer ist als bei herkömmlichen Produkten. Eine Hormonbelastung sollten Sie bei einer Krebserkrankung vermeiden.
Mikrowellenbenutzung, Teflon-Pfannen oder -Töpfe sowie Fertigprodukte dürfen während der Diät nicht verwendet werden!

---

148 Dr. Johanna Budwig, die Öl-Eiweiß-Kost.
Basisrezepte aus der Öl-Eiweiß-Kost: Gesunde Ernährung zur Vorbeugung von Zivilisationskrankheiten.

Auch sollten Sie versuchen, Leinöl zu verwenden, da es einen hohen Wert an Omega 3 hat. Omega 6 sollten Sie meiden, auch Mischungen aus Omega 3 - 6 und 9. Je höher der Omega-3-Anteil, desto besser. Durch die Veränderung der Umwelt haben wir einen viel zu hohen Anteil an Omega 6 in unserer Nahrung. Omega 6 ist ein Entzündungsförderer.

Dr. Johanna Budwig betonte gegenüber ihren Patienten auch immer wieder, wie wichtig es sei, sich von emotionalem Stress zu trennen, da dieser toxisch ist. Ein Teil der Krankheitsbekämpfung war, ihrer Meinung nach, auch die Auflösung von Konflikten und emotionalem Stress.

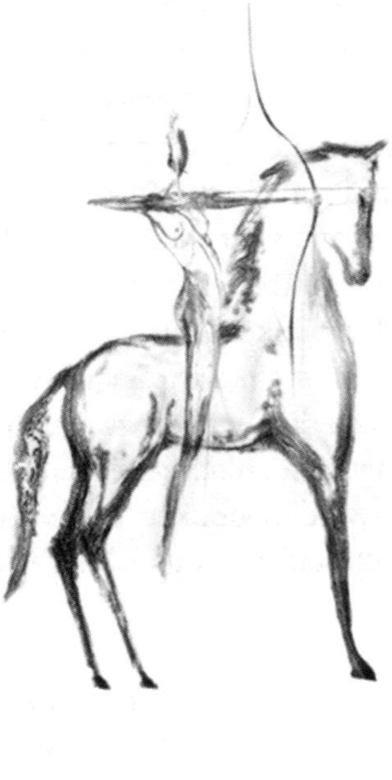

4) Milchprodukte, Fleisch und Zucker als Problem in unserer Nahrung

a) Milch

Seit der Herausgabe von Krebsatlanten und der Feststellung, dass nicht alle Menschen an unterschiedlichen Orten an denselben Krebsarten erkranken, und dies teilweise mit sehr unterschiedlicher Häufigkeit, stellt man sich die Frage, inwiefern Ernährung und Umwelt einen Einfluss haben könnten?

Besonders auffällig ist hierbei, dass asiatische Frauen deutlich weniger an Brustkrebs erkranken als überall sonst auf der Welt. Selbst wenn eine Frau traditionell im verstrahlten Fukushima, Nagasaki oder Hiroshima lebt, ist ihr Brustkrebsrisiko geringer als das einer Engländerin. Im asiatischen Raum nennt man Brustkrebs „the rich women desease" (Die Krankheit reicher Frauen), weil sich nur reiche Frauen „Hong Kong Food" leisten können, also importierte Waren und viel Milch, Käse und Fleisch. Die asiatische Ernährung basierte bisher nicht auf Milchprodukten. Diese waren eher verpönt; unter anderem aufgrund des Geruchs. Anstatt der Milchprodukte wurden Sojaprodukte verwendet, die wiederum – wenn sie nicht genmanipuliert oder pestizidverseucht sind – krebsreduzierend bzw. vorbeugend wirken. Die Sojabohne ist der hauptsächliche Proteinlieferant in der fernöstlichen Ernährung. Milchprodukte oder Käse findet man in den ursprünglichen Kochbüchern aus China, Thailand, Japan oder Korea nicht.

Man geht davon aus, dass die großen Unterschiede im Vorkommen hormonabhängiger Tumorerkrankungen wie Prostata- und Brustkrebs auf den Konsum von Soja - besonders auch vor der Pubertät - zurückzuführen sind. Soja reduziert diese Erkrankungen; tierische Milchprodukte fördern sie. Begründet liegt dies wohl in den Isoflavonoiden, die in ihrer chemischen Struktur den Sexualhormonen ähnlich sind und die Entwicklung von Karzinomen stören können. Im Gegensatz dazu verfügt unsere heutige Milch über zahlreiche Wachstumshormone, die das Tumorwachstum fördern. Manche vergleichen den Einfluss von Soja sogar mit dem Medikament Tamoxifen, das viele Brustkrebspatientinnen als Antiöstrogen bekommen.

Brustkrebs pro 100.000[149]	Stand: 2020
Südostasien: 28,3	Europa: 69,7

In den Siebziger Jahren machte man eine Studie mit Brust- und Prostatapatienten, bei der man feststellte, dass die Sterberate sich reduzierte, wenn die Patienten keine Milch- und Fleischprodukte zu sich nahmen.[150]

Die Milch und ihre Produkte sind schon lange umstritten. Die einen gehören zu den vehementen Befürwortern des Calcium-Lieferanten, die anderen kritisieren, dass die Milch ein Produkt ist, das ein Kalb ernähren soll, das eines Tages zwischen 700 und 1.100 kg wiegen wird und dementsprechend von der Natur ausgelegt ist.

Es ist auch wichtig zu wissen, dass Milch nicht gleich Milch ist! Vor sehr langer Zeit lag zum Beispiel der Anteil der Omega 3 und Omega 6 Fette bei 1:1. Ein einigermaßen passables Verhältnis kann man heute nur noch bei ökologischen Produkten finden - und das nur bei Kühen, die wenig mit Mais gefüttert werden. Je mehr die Fütterung auf Mais basiert, desto schlechter wird das Verhältnis. In Deutschland haben Demeter Produkte noch

149 Cancer Today, WHO, https://gco.iarc.fr/today/home
150 Stocks, P., 1070. Breast cancer anomalies. British journal of cancer 24, 633-43

das beste Verhältnis zwischen Omega 3 und 6, womit sie dem Ursprungsprodukt Milch noch am nächsten sind. Es gibt aber leider auch Produkte, bei denen ein Verhältnis von 1:10, 1:20 oder noch höher vorhanden ist. Es wurden sogar schon Produkte mit einem Omega 3 zu 6 Verhältnis von 1:50 gefunden! Wichtig ist dabei zu wissen, dass Omega 3 entzündungshemmend und krebshemmend wirkt; dahingegen ist Omega 6 entzündungsfördernd und krebsfördernd.

Ein viel größerer Faktor ist jedoch die Belastung der Milch durch Hormone.
Eine Studie der *Harvard University* setzte pasteurisierte Kuhmilch aus industriellen Milchbetrieben mit hormonbedingten Krebserkrankungen in Verbindung. Diese enthält eine hohe Belastung an weiblichen Geschlechts-hormonen und Wachstumshormonen (IGF - also insulinähnlichen Wachstumsfaktoren). IGF-1 ist bei Menschen und Kühen identisch. IGF-1 überlebt die Verdauung und wurde als der Schlüsselfaktor beim Wachstum von menschlichem Krebs identifiziert. Der IGF-1-Rezeptor ist an der Regulation von Zellwachstum und Zellstoffwechsel beteiligt. Aus Studien weiß man mittlerweile, dass die Aktivierung des IGF-IR-Signalwegs die Proliferation, das Überleben und die Metastasierung von Brustkrebszellen fördert. Brustkrebszellen reagieren auf kleinste IGF-1-Mengen, indem sie sich um das Vier- bis Fünffache reproduzieren.[151]

Das krebserregende Potential von natürlichen Östrogenen sei bis zu 100.000-mal höher als beispielsweise jenes von hormonähnlichen Substanzen in Pestiziden, wurde in der Studie festgestellt. Die industrielle Milchverarbeitung erzeuge aber Milch, die extrem hormonbelastet sei. Dies ist nicht nur durch die

---

151 De Leon and others 1992. Effects of IGF's and IGF receptor antibodies on the proliferation of human breast cancer cells. Growth factors 6, 327-36

Zufütterung von Wachstumshormonen, sondern insbesondere dadurch, dass die Kühe immer gemolken werden, auch während der gesamten Schwangerschaft, in welcher die Hormonbelastung noch einmal deutlich erhöht ist. In einer weiteren Studie wurde die Milch von mongolischen Kühen - die nur für den Eigenbedarf und maximal fünf Monate im Jahr gemolken werden (und nur im Frühstadium der Schwangerschaft) - mit der Milch aus industriellen Betrieben verglichen. Es wurde festgestellt, dass die Zusammensetzung und Hormonbelastung der industriellen Milch eine völlig andere sind. So enthält die Milch hochschwangerer Kühe einen bis zu 33-mal höheren Estronsulfat-Gehalt[152] als Milch von Kühen, die gerade gekalbt haben. Damit die Kühe für die Milchindustrie nutzbar sind, unterliegen sie einem lebenslangen Kreislauf von Trächtigkeit und Laktation. Ab dem zweiten Lebensjahr beginnt für die Kühe die Dauerschwangerschaft.[153] Sie werden jedes Jahr künstlich befruchtet und sind fast ununterbrochen schwanger, damit sie unterbrochen Milch geben können. Dementsprechend ist der Hormongehalt ihrer Milch.[154]

Auch andere Studien bestätigten den Zusammenhang zwischen Milchprodukten und Krebserkrankungen, insbesondere in Ländern, in denen der Milch- und Käsekonsum traditionell hoch ist, wie in Dänemark und in der Schweiz. In Ländern, in denen man weniger Milchprodukte zu sich nimmt, wie in den asiatischen Ländern oder auch in Algerien, sind hormonbedingte Tumorerkrankungen geringer.

Es wird oft diskutiert, ob Rohmilch eine Alternative sein könnte, aber bisher liegen keine eindeutigen Ergebnisse vor. Falls also Milchprodukte Bestandteil Ihrer Diät sind, so sollten Sie dieses

---

152 http://harvardmagazine.com/2007/05/modern-milk.html

153 Maria Rollinger: Milch besser nicht, Erfurt 2004, S. 93

154 Royal Society, 2000. Endocrine disrupting chemicals. Document 06/00. Also available on www.roysoc.ac.uk

überdenken, die Milch reduzieren, und in jedem Fall auf biologische - am besten Demeter Produkte - umsteigen. Bei hormonabhängigen Tumoren wie Brustkrebs, Prostata- oder Hodenkrebs sollten Sie auf Milch- und Milchprodukte vollkommen verzichten.

b) Fleisch

Beim Fleisch besteht leider die gleiche Problematik wie bei der Milch. Die Tiere sind nicht nur hormonbelastet, sondern werden teilweise mit über 400 Medikamenten gefüttert, von denen wir nicht wissen, welche Auswirkungen sie auf unseren Körper haben. Leider ist auch der Konsum von weißem Fleisch, als gesundem Fleisch, ein völliger Irrglaube.

Ich habe mich während meiner Erkrankung *ausschließlich* von Lebensmitteln ernährt, die sich direkt gegen die Erkrankung gerichtet haben, indem sie entweder besondere Vitamine oder Enzyme enthielten oder aber auf die Angiogenese oder Apoptose der Tumorzellen positiven Einfluss hatten.

Fleisch gehört nicht dazu. So fand man in einer Studie am National Cancer Institute, in der man fast 500.000 Menschen über acht Jahre lang begleitete, heraus, dass die Probanden mit einem besonders hohen Konsum von rotem Fleisch ein um 25% erhöhtes Risiko hatten, an Dickdarmkrebs zu erkranken. Das Lungenkrebsrisiko war um 20% erhöht und das Risiko für Speiseröhren- und Leberkrebs war zwischen 20% und 60% erhöht.
Obwohl es zahlreiche Warnungen gibt, essen die Menschen munter weiter. Besonders verarbeitetes Fleisch - wie Wurstwaren - ist das reinste Gesundheitsrisiko.

Die WHO stellte Fleisch und Wurstwaren in die Kategorie 1 der krebserregenden Stoffe. Salami, Pasteten und Frankfurter

Würstchen stehen damit auf einer Stufe mit karzinogenen Stoffen wie Tabakrauch, Asbest, Plutonium oder Röntgenstrahlen. Rindersteaks oder Schweineschnitzel stecken nun gemeinsam mit Lammkotelett und Ziegenbraten in einer Schublade mit Unkrautvernichtungsmitteln, Kaminrauch oder Formaldehyd. Aber es stört die wenigsten! So muss man leider immer wieder feststellen, dass der Krebs zu einem erschreckend hohen Prozentsatz eine vom Menschen kreierte Krankheit ist.

"Die Wahrscheinlichkeit des Auftretens von Darmkrebs steige um 18 Prozent je 50 Gramm täglich", hieß es in einer Erklärung der WHO. Dies entspreche 34.000 Todesfällen weltweit pro Jahr, rechneten die Fachleute vor.

In Anbetracht der hohen Hormon- und Antibiotikabelastung und auch mit dem Wissen um alle anderen Skandale, die es ums Fleisch gab - wie Fleisch- oder Fischmehl als Tierfütterung, Altöl im Futter, und Erkrankungen wie Schweinegrippe, Vogelgrippe, BSE, Creutzfeldt-Jakob-Krankheit oder Ehec - sollte man gerade als Krebserkrankter zweimal darüber nachdenken, ob Fleisch die richtige und krebshemmende Ernährung für einen kranken Organismus ist.

c) Zucker

Wie ich schon mehrfach geschrieben habe, liebt der Krebs den Zucker. Diese Tatsache wird für Untersuchungen ausgenutzt und manche benutzen den Zucker sogar als trojanisches Pferd, wobei dies eine gewagte Kriegsführung ist. Wer sich etwas Gutes tun möchte, der trennt sich schlicht und ergreifend ganz vom Zucker, auch von Molasse, Ahornsirup und all den Zuckerersatz- und Austauschstoffen.
Honig kann eine Ausnahme bilden, insbesondere Manuka-Honig, aber auch hier sollte man vorsichtig sein.

Es gibt Berichte, dass sich Menschen mit Manuka-Honig und Walnüssen geheilt haben; allerdings handelt es sich hierbei eher um ein Experiment und man muss auch bedenken, was diese Menschen ansonsten noch oder auch nicht gegessen haben. Grundsätzlich muss einem klar sein, dass die Krebszellen durch Zucker gekräftigt werden und man daher diesen meiden sollte.

Der tumorspezifische Stoffwechsel unterscheidet sich durch die vermehrte Umsetzung von Glukose zu Milchsäure (Laktat) ganz wesentlich von dem der gesunden Zelle. Dies ist der bereits des Öfteren erwähnte Warburg-Effekt. Warburg ging damals davon aus, dass die Krebszelle einen Defekt in der mitochondrialen Atmung hat und dies die Ursache für die vermehrte Produktion von Laktat in Gegenwart von Sauerstoff sein müsse. Im Vergleich zur Zellatmung ist die Milchsäuregärung energetisch ungünstig. Die Tumorzellen aber sichern ihren Energiebedarf durch eine 20- bis 30-fach höhere Zuckeraufnahme als eine gesunde Zelle. Aus diesem Grunde verwendet man Zuckerlösungen auch in der medizinischen Untersuchung von Krebs. In einem PET CT zum Beispiel werden radio-aktive Substanzen als "Marker" für die Stoffwechselaktivität benutzt. Das in der Krebsmedizin am häufigsten bei der PET benutzte Radio-pharmakon ist die sogenannte Fluor-18-Desoxyglucose (FDG), also mit radioaktivem Fluor markierter Traubenzucker. Krebszellen haben einen besonders großen Energiebedarf und verbrauchen mehr Traubenzucker als die meisten gesunden Zellen. Diesen Unterschied macht man sich bei der PET zunutze.

Mittlerweile wurde festgestellt, dass fast alle Tumorarten den Warburg-Effekt aufzeigen, inklusive Neuroblastome und Wilms-Tumoren. Daher ist es wichtig, der Krebszelle den Zucker zu entziehen.

Stehen dem Körper kaum Kohlenhydrate und Zucker zur Verfügung, jedoch ausreichend Fett in gut verfügbarer Form (Leinöl, natives kaltgepresstes Olivenöl, Kokosöl), so bildet die Leber aus Fett die sogenannten Ketonkörper. Diese stellen dann für die gesunden Zellen eine besonders gute Energiequelle dar. Auf die Krebszellen wirkt es sich allerdings gegenteilig aus, da ihr Stoffwechsel verändert ist und vor allem Glukose und einige Aminosäuren verstoffwechselt werden.

Zucker kann aber nicht nur durch die direkte Aufnahme in den Körper gelangen. Kohlenhydrate werden in Zucker umgewandelt, daher sollten auch diese reduziert werden. Auch kann ein zu hoher Blutzuckerspiegel die Krebszellen ernähren. Mit den angegebenen Diäten von Budwig und Gerson oder auch einer reinen veganen Diät ohne Kohlenhydrate und Zucker, aber mit viel Leinöl, wird sich auch der Blutzuckerspiegel senken. Einen wirklichen Vorteil für Ihre Gesundheit und die Eindämmung der Krebszellen haben Sie aber nur, wenn Sie ganz auf Zucker und dessen Austauschstoffe verzichten. Der Zucker- und Kohlehydratverzicht stellt eine Ganz-oder-Gar-nicht-Lösung[155] dar, da die günstige Wirkung erst dann eintritt, wenn die Glykosespeicher leer sind. Wichtig ist, dass Sie, wenn Sie auf Zucker und Kohlenhydrate verzichten, Ihren Anteil an guten Fetten drastisch erhöhen. Ich habe mir beispielsweise immer Leinöl in meine frischen Säfte getan und teilweise auch einfach das Leinöl zusätzlich eingenommen, zum Beispiel einen Esslöffel Leinöl in einen Esslöffel Magerquark, und das mehrfach täglich.

---

155 Universitätsklinikum Salzburg, Bericht 2015 von Prof. Dr. Barbara Kofler im Mai 2016; http://cancerres.aacrjournals.org/content/70/15/6368?sid=b9c0b3b0-85be-4aec-af8b-dd868d0e8827

d) Angebotene Tests für ein Tumorprofil zur Entscheidung der Ernährung und Therapieform

In der Alternativmedizin werden Tests zur Bestimmung des Enzyms TKTL1 (mit dem EDIM-TKTL1-Test) und auch die Bestimmung von Apo-10 (ebenfalls mit einem EDIM-Test) angeboten. EDIM steht für „epitope detection in monocytes", also dem Nachweis von Epitopen in Monozyten. Die Grundlage der Tests ist die kombinierte Bestimmung der beiden neueren Universalmarker - DNaseX/Apo10 und TKTL1 - in den "Fresszellen" (Makrophagen). Die Tests machen es sich zu Nutze, dass die Fresszellen auch Tumorzellen aufnehmen, und in diesen nachgewiesen werden können.

Mit diesen Tests soll bei TKTL1 aus einer Blutprobe bestimmt werden, wie der Stoffwechsel des Tumors ist, ob die Tumorzellen einen von der Glukosezufuhr abhängigen Stoffwechsel haben und welche Behandlungs- und Ernährungsformen daher in Frage kommen. Wenn der Tumor einen glukose-abhängigen Stoffwechsel hat, wird eine zucker- und kohlehydratfreie Diät empfohlen. Das TKTL1 wird für die Veränderung oder das Umschalten des Kohlenhydratstoffwechsels verantwortlich gemacht. Untersuchungen haben bisher aufgezeigt, dass Tumore mit einer Expression von TKTL1 einen glukosezufuhr-abhängigen Stoffwechsel haben. Ob das Vorhandensein des Enzyms aber ein Hinweis auf ein aggressives Tumorwachstum ist, bleibt unter den Fachleuten strittig.

Auch wird von manchen angenommen, dass das Vorhandensein des TKTL1 nicht nur für das Krebswachstum verantwortlich sei, sondern auch für die Resistenz gegenüber Standardtherapien wie Chemo- und Strahlentherapie. Hier wird davon ausgegangen, dass das TKTL1 einen Schutzmechanismus für Zellen darstellt, insbesondere wenn diese in Stress geraten. Die Zelle kann dann

mit Hilfe des TKTL1 ihren Stoffwechsel umschalten und sich dadurch vor Radikalen und dem Zelltod zu bewahren. Diesen Mechanismus können die Zellen dann auch benutzen, um sich vor der Chemo- oder Strahlentherapie zu schützen. Daher gehen die Befürworter davon aus, dass Zellen mit diesem Stoffwechsel gegenüber den Standardtherapien - wie Chemo- und Strahlentherapie - resistent sind.
Das Deutsche Krebsforschungsinstitut hat in Untersuchungen nachgewiesen, dass Therapien wie Imatinib (Glivex) bei einer Expression von TKTL1 zu einer Resistenz führt. Auch wurde eine Therapieresistenz gegenüber Paclitaxel (Taxol) und Cisplatin nachgewiesen.

In einigen Studien konnte festgestellt werden, dass die Ergebnisse der Testungen nicht immer richtig gewesen sind. So wurde bei 5,7% der gesunden Patienten durch den Test ein Vorhandensein einer Krebserkrankung diagnostiziert. Es wird daher abgeraten, diese Tests **ausschließlich** zur Diagnose zu verwenden.

Ein weiterer Test betrifft APO10. Apo10 und TKTL1 stehen beide für die Aggressivität der Tumorzellen. Beide Strukturen machen die Krebszelle überlebensfähiger, und damit auch aggressiver. Durch das Epitop Apo10 auf dem Gen für DNase X (Desoxyribonuklease X) kann die Apoptose der Krebszelle, also ihre Fähigkeit zum Zellselbstmord, verhindert werden. Ob es vorhanden ist, kann durch einen Antikörpertest festgestellt werden. Beide Marker können eventuell für eine Prognose in Betracht kommen, wobei man davon ausgeht, dass sich die Heilungs- und Überlebenschancen verschlechtern, wenn beide Marker positiv sind. Der EDIM Test war ursprünglich nur dazu entwickelt, Mundhöhlen- und Brustkrebs sowie Prostatakarzinome nachzuweisen. Man hofft jedoch, dass dieses laserbasierte Verfahren eines Tages zum Meilenstein in der Krebsdiagnostik und der Überwachung des Therapieverlaufs wird. Auch für die Krebsvorsorge und das frühe Erkennen einer Krebserkrankung oder eines Rückfalls kann - oder könnte - der Test ein großer Pluspunkt sein, sobald man seine Aussagekraft belegt hat.

Der Hersteller geht im Mai 2017 davon aus, dass die Tests u. a. Prostata-, Brust- und orale Plattenepithelkarzinome mit einer Sensitivität von 95,8% und einer Spezifität von 97,3% erkennen können.
Da der "Krebsmarkt" sehr bunt ist und sowohl in der Schul- als auch in der Alternativmedizin und sonstigen Märkten viele Produkte angeboten werden, sollte man sich als Betroffener, beziehungsweise potentieller Kunde, immer die Frage nach dem Zweck stellen: Welche therapeutische Konsequenz möglicherweise aus dem Ergebnis zu ziehen ist, ob der Test zum gegebenen Zeitpunkt Sinn macht, und ob er überhaupt bei der Krebsart, um die es geht, geeignet ist.

Voraussetzungen:

- Der EDIM-Bluttest kann bei allen **soliden Tumoren** und bei **Lymphomen** eingesetzt werden. TKTL1 und APO10 sind Marker für alle Karzinome und Sarkome.

- Der Nachweis von TKTL1 (Transketolase-like-1) ermöglicht, das Maß der Invasivität und der Metastasierung des Tumors zu bestimmen.

- Der Test kann nur mit einem Abstand von mindestens 4 Wochen zu Operationen, Chemo- und Strahlentherapien durchgeführt werden.

- Kritiker behaupten, der Abstand zur Chemotherapie müsste 4 Monate sein, da das Blutbild vorher nicht aussagekräftig ist.

Allgemeines:

- Die meisten gesetzlichen Krankenkassen übernehmen den Test bei malignen Erkrankungen einmal im Jahr.

- Sollten Sie Zweifel haben, ob Sie eine Chemotherapie oder Strahlentherapie machen möchten, ist der Test sehr sinnvoll, um festzustellen, ob überhaupt eine Wirksamkeit der Therapie möglich ist. Sollten Sie jedoch auf JEDEN FALL eine Chemo- oder Strahlentherapie machen wollen, ist es sicherlich nicht sinnvoll, vorher zu wissen, dass sie wahrscheinlich nicht wirken wird.

- Je höher der TKTL1-Wert, desto größer die Resistenz der Stammzellen und desto unwahrscheinlicher ein Erfolg der Chemo.

- Für eine Chemo sollte der Wert laut Angaben von Heilpraktikern unter 120 sein.

- Wenn Sie bereits eine Chemotherapie machen, ist das Ergebnis des Tests nur eingeschränkt verwertbar. Rückschlüsse auf die Metastasen-Tendenz und die Prognose können nur aus dem Vergleich dieses Ergebnisses zu den Ergebnissen aus Folgekontrollen, also aus einer Längsschnittbetrachtung, gezogen werden.

- Zur Vor- und Nachsorge ist der Test gut geeignet, um gesundheitlich belastende Untersuchungen zu vermeiden.

Kritik:

- Um eine klare Aussage über den Tumor treffen zu können, müsste man normalerweise den Tumor selbst untersuchen. Hier aber werden nur die Menge an TKTL1 an jenen Monozyten untersucht, die mit der Tumorabwehr im Zusammenhang stehen, den Fresszellen. Die Menge der Gene (TKTL1), die man dort findet, wird auf den Tumor – also eine unbekannte Größe – übertragen. Das Vorhandensein dieser Gene muss aber nicht zwingend eine Auswirkung haben. Auch wenn ein Gen im Erbgut vorhanden ist, heißt es nicht unbedingt, dass es Auswirkungen auf den Menschen hat. Ob sich ein Gen auswirkt, also seine Funktion entfaltet, hängt davon ab, ob es ein- oder ausgeschaltet wird. Selbst wenn ein Gen eingeschaltet ist, so ist dies kein lebenslanger Zustand, sondern ein Zustand, der sich verändern kann. Gene können sich ein- und ausschalten.

Daher wird auch im Test nicht nur bestimmt, ob das Gen vorhanden ist oder nicht, sondern man misst die Menge des durch TKTL1-Genaktivierung produzierten Enzyms beim konkreten Patienten. Man tut dies in einem ganz bestimmten Stadium seiner Gesundheit, oder Krankheit, und setzt es in Beziehung zu dem Wert, der bei den meisten anderen Menschen gefunden wird.
Wenn das Gen also aktiv ist, so kann man davon ausgehen, dass seine Aktivität die krebstypische Vergärung von Zucker begünstigt und man durch die Aufnahme von Zucker und Kohlenhydraten durch die Ernährung die Metastasierung und das Tumorwachstum fördert.

Gleichzeitig wissen wir aber, dass bei allen Krebsarten das Zellwachstum durch Zucker gefördert wird, sonst hätten wir auch nicht zahlreiche Therapien, bei denen Zucker als trojanisches Pferd benutzt wird. Sollte man also feststellen, dass TKTL1 nicht vorhanden ist, so wäre es gefährlich, daraus den Umkehrschluss zu ziehen, dass man nun Zucker konsumieren dürfe.
Oft wird der Rückschluss aus dem Test gezogen, dass hohe Werte von TKTL1 und Apo10 bedeuten, dass der Verlauf der Krankheit aggressiver und schlechter ist. Dies muss aber nicht unbedingt der Fall sein. Vielmehr kann sogar zu Beginn der

Therapie ein Anstieg einen Therapieerfolg bedeuten, da abgestorbene Tumorzellen von den Fresszellen des Immunsystems aufgelöst und aufgenommen werden. In diesem Fall müssten dann allerdings im weiteren Verlauf, etwa bei einem Kontrolltest nach 3-4 Monaten, die Werte auch wieder fallen. Aufgrund des ersten Ergebnisses kann man nicht eine immer richtige Aussage für den Therapieverlauf machen.

Zu Bedenken bleibt dann, was das vermeintliche Ergebnis mit dem Patienten macht, der davon ausgeht, dass er nicht auf dem Weg der Besserung ist, sondern aufgrund der Werte eine aggressive und nicht heilbare Form einer Erkrankung hat.

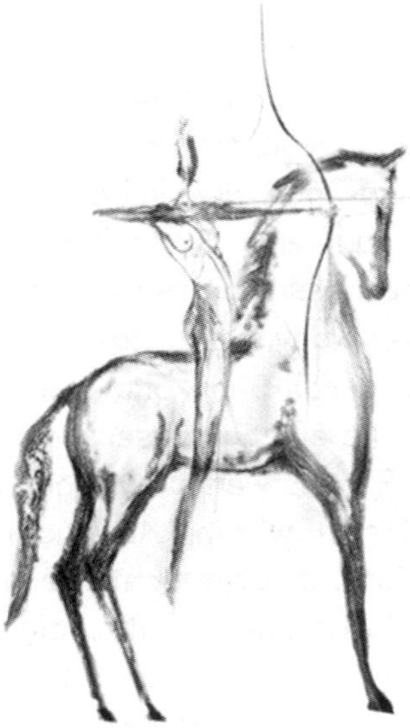

5) Weitere Diäten

Selbstverständlich gibt es noch viele, viele weitere Diäten, die den Krebsverlauf positiv beeinflussen sollen. Nicht alle können auch den Nachweis für einen positiven Heilungsverlauf bieten. Grundsätzlich denke ich, dass der Anwender selbst von der Diät überzeugt sein sollte. Eine Beurteilung, ob die Diät tatsächlich wirkt und den erhofften Erfolg bringt, kann man nur dann abgeben, wenn man sie konsequent und über Monate durchgehalten hat.

Wir alle kennen die Geschichten dicker Menschen. Abgesehen davon, dass sie nichts essen, gibt es unvorstellbar viele Gründe, warum gerade sie aus dem Nichts zunehmen! Bei einer Krebsdiät sollte man nie vergessen, dass sich der Krebs nicht betrügen lässt!

Es ist ihm völlig egal, welche Geschichte Sie erzählen, welche Ausrede Sie finden und aus welchem Grunde Sie nun doch eine Tafel Nougatschokolade gegessen haben. Auch ob Sie nach ihrer Tafel Nougatschokolade nun glücklicher sind oder nicht, interessiert Ihren Krebs nur wenig. Sicherlich, dauerhaft glückliche Menschen haben eine bessere Überlebensrate als depressive Patienten, aber ich gehe davon aus, dass diese Studie nicht auf glücklichen Menschen durch Schokoladenkonsum beruhte.

Lügen hilft also im Falle einer Krebserkrankung leider genauso wenig wie Ausreden. Ebenso wenig: „Morgen fange ich an." Eine Diät kann nur so gut sein, wie ihr Anwender. Ein permanentes Modifizieren einer Diät bedeutet nicht das Einhalten einer Diät. Sie brauchen nichts Zusätzliches. Entscheiden Sie sich für eine Diät und machen Sie diese genauso wie sie vorgegeben ist! Mehr nicht. Wie anfangs gesagt, halte ich es für wichtig, von der gewählten Ernährungsform überzeugt zu sein, und auch zu wissen, warum man überzeugt ist. Mir hat meine Diät nicht unbedingt geschmeckt; ich hatte jahrelang danach ein gespaltenes Verhältnis zu Ananas und Kohl und selbstverständlich mag ich immer noch keinen Knoblauch. Aber meine Diät hat mich überzeugt - daher war sie die richtige für mich. Ich habe mich ausschließlich von meiner Diät ernährt; ich habe nichts verändert und nichts Zusätzliches eingenommen.

Man liest auch immer wieder von den Vorzügen der Ketogenen Diät oder aber vom „Banting", dass gerade im englisch-sprachigen Bereich für jegliche Erkrankungsform in Mode ist. Auch diese beiden Diäten - die Kohlenhydrate reduzieren bzw. ausschließen und eine relativ fett- und fleischreiche Ernährung propagieren - haben sicherlich ihre Berechtigung und machen für den ein oder anderen Anwender Sinn. Für mich kommt eine fleischreiche Ernährung mit vielen tierischen Produkten, Butter und Eiern mit Speck nicht in Betracht. Selbstverständlich ist es die leichteste Form der Diät, jedoch habe ich bisher keine Studie gefunden, die Fleisch oder Eier und Milch als Heilmittel bei Krebs empfahl. Das Gegenteil ist aber oft der Fall. Anders verhält es sich selbstverständlich bei einer ketogen-veganen Diät.

Auch Fette sind ein schwieriges Gebiet. Reine, kaltgepresste Öle mit einem hohen Omega-3 Anteil sind optimal in der Krebsernährung. Bei einer Ketogenen Diät oder beim Banting wird nicht unbedingt ausschließlich auf gute, entzündungshemmende Öle Wert gelegt, die mehr Sauerstoff in unseren Körper bringen und die es der Krebserkrankung erschweren, weiter zu existieren. Hier liegt es also wieder am Anwender, wie er eine fettreiche Ernährung interpretiert. Viel Butter, Sahne und zusätzlich Omega 6 Öle halte ich für weder sinnvoll noch heilend bei Krebs, sondern eher als krebserregend. Eine kohlenhydratarme Ernährung mit guten Omega 3 Ölen und wenig - und nur sehr ausgewähltem Fleisch (biologisch, unbelastet, hormonarm) -

kann durchaus einen positiven Einfluss haben. Ich selbst ziehe einfache und extreme Diäten gegen einen extremen Feind vor. Bei hormonabhängigen Krebserkrankungen würde ich Milch- und Fleischprodukte vollkommen streichen!
Aufgrund der heutigen Tierhaltung und der starken hormonellen Belastung der Tiere sowie der hohen Gift-, Strahlen- und Plastikbelastung beim Fisch würde ich als Kranker ebenfalls auf diese Form des „Krebstriggerns" verzichten.
Es gibt auch Stimmen, die behaupten Eier wären Angiogenese Förderer und durch deren Verzehr könnte das Krebsgeschwür leichter seine Blutgefäße entwickeln.

Zu den Risiken der Krebsdiäten gehören eine Mangel- und Unterernährung, insbesondere in Bezug auf Eiweiße, fettlösliche Vitamine, Vitamin B12 und Eisen. Aus diesem Grunde sollte bei Patienten, die eine Diät oder besondere Ernährungsform einhalten, regelmäßig eine Untersuchung auf Mangelerscheinungen, ggf. auch mit ergänzenden Laboruntersuchungen, durchgeführt werden. Mangelerscheinungen können leicht ausgeglichen werden und können auch ohne Diät entstehen, sollten aber beobachtet werden, denn nur eine optimale Nährstoffversorgung kann den Körper in die Lage versetzen, auch in optimaler Form zu agieren. In Nahrungsmitteln mit guter Bioqualität sind aber fast alle Nährstoffe, Mineralstoffe und Vitamine vertreten - man muss sich nur einlesen!

11. Vitamine, welche sich positiv auf die Heilung auswirken

Ein Vitamin ist das Gemüt,
Das schwindet, wenn es abgebrüht.
Solls kräftig bleiben, lebensfroh,
Lässt man's getrost ein bisschen roh.[156]

1) Vitamin E

Vitamin E ist in der Behandlung von Krebs ein eher umstrittenes Vitamin. Dies liegt unter anderem daran, dass es unterschiedliche Formen von Vitamin E gibt. Auch werden Vitamintabletten oft mit Zusatzstoffen hergestellt, die auch Nebenwirkungen erzeugen können. Man spricht hier von Füll- und Verlaufsmaterialien. Magnesiumstearat ist eines dieser Mittel - ein Salz der Stearinsäure. Diese kann das Immunsystem negativ beeinflussen.[157] Diese Problematik ist allerdings bei sehr vielen Medikamenten und Vitaminzusätzen vorhanden.

Schwieriger allerdings ist die Frage nach der Wirksamkeit des Vitamins bei Krebs, abgesehen von den durch die Herstellung bedingten Nebenwirkungen.

Grundsätzlich muss gesagt werden, dass es besser ist, Vitamine durch Nahrung aufzunehmen, als zu substituieren, auch wenn es vielen bequemer erscheint. Es wird beispielsweise vor einer zu hohen Vitamin-A-Substituierung durch Nahrungsergänzungsmittel gewarnt. Man spricht bei einer Überdosierung von Vitaminen von einer Hypervitaminose. Die Nebenwirkungen reichen von Kopfschmerzen bis zu Übelkeit, Erbrechen, Doppelbildern oder Schleimhautblutungen. Diese Überdosierung kann man aber vergleichsweise nicht erreichen, wenn man zu viele Karotten isst. Man muss also den Unterschied zwischen natürlichen und

---

156 Eugen Roth
157 https://www.ncbi.nlm.nih.gov/pmc/artcles/PMC1384169/?tool=pubmed

künstlich hergestellten Vitaminen kennen.

Bei Vitamin E muss man aber vor allem unter den verschiedenen Formen des Vitamin E unterscheiden, denn die einen Formen sollen das Krebsrisiko erhöhen[158], während man annimmt das andere es senken.[159]
Die „guten" Formen des Vitamin E gelten als Schutz vor Krebs und nennen sich gamma-Tocopherol und delta-Tocopherol, die man in Nüssen und Gemüseölen finden kann. Das alpha-Tocopherol, das oft in Nahrungsergänzungstabletten vorkommt, soll krebsfördernd sein, insbesondere bei Prostata-Krebs. Letzteres ist auch oft in Frühstückscerealien enthalten und muss vermieden werden (wer sich gesund ernähren will, sollte diese grundsätzlich von seinem Speiseplan streichen).

Die beiden „guten" Formen, (gamma- und delta-Tocopherol) finden sich in Sojabohnen, Raps- und Maisöl, sowie in Pekannüssen, schwarzen Walnüssen und Sesamsamen. Diese schützen vor Krebserkrankungen (Prostatakrebs, Dickdarmkrebs, Lungenkrebs und Brustkrebs) und können sogar das Wachstum von Tumoren in bereits erkrankten Patienten verlangsamen. Auch soll Vitamin E gegen tumorauslösende wie tumorfördernde Stoffe wirksam sein und auch antioxidative Wirkungen mit einer Erhöhung der zellulären Immunität haben. Studien zeigten unter Applikation von Vitamin E in nicht toxischen Dosen gute Erfolge gegen Kolonkrebs, orale Leukoplakie, Tumoren im Mund-Rachen-

---

158 High dosage Vitamin E supplementation may increase all-cause mortality. Ann. Intern. Med 2005; 142: 37-46; E.R. Miller, R. Pastor
159 http://cancerpreventionresearch.aacrjournals.org/content/early/2012/04/14/1940-6207.CAPR-12-0045 „Does Vitamin E Prevent or Promote Cancer?" Chung S. Yang, Nanjoo Suh and Ah-Ng Tony Kong
DOI: 10.1158/1940-6207.CAPR-12-0045 Published April 2012

Bereich und Ösophaguskrebs auf.
Wenn Sie sich unsicher sind, welche Form des Vitamin E in Ihrem Vitaminpräparat vorhanden ist, sollten Sie lieber das Vitamin E in Form von Nahrungsmittel aufnehmen und ganz auf zusätzliche Vitamin E-Tabletten verzichten.

Wenn Sie nun täglich das Folgende zu sich nehmen, kommen Sie auf eine hervorragende Vitamin-E-Zahl, nämlich auf mehr als 30 mg:

- 1 Esslöffel Weizenkeimöl (10g mit 18,5 mg Vitamin E)
- 5 g Moringa (2 bis 4 mg Vitamin E)
- 20 g / eine Handvoll Nüsse (Pekannüssen, schwarzen Walnüssen, übers Müsli oder den Salat gestreut – 5 mg Vitamin E)
- 1 EL Erdnussöl (z. B. zur Zubereitung von Gemüse im Wok - 2,5 mg Vitamin E)
- 20 g Erdnussmus (z. B. aufs Brot - 1,7 mg Vitamin E)
- Grundsätzlich sind frische, kaltgepresste Öle ein guter Lieferant von Vitamin E. Sie dürfen nur nicht oxidieren also ranzig werden, denn dann schaden diese mehr als sie sich positiv auswirken.

2) Vitamin C

Vitamin C wurde erstmals 1928 von dem ungarischen Wissenschaftler Szent-Györgyi isoliert. Es spielt bei den verschiedenen biologischen Prozessen eine wichtige Rolle, zum Beispiel bei der Kollagenbiosynthese. Es stellt ein wichtiges wasserlösliches Reduktionsmittel und Antioxidans dar. Ein anhaltender Vitamin-C-Mangel kann zu Skorbut und zum brüchig werden der Gefäße führen, und schließlich auch zum Tode.

Skorbut kann man oft bei Krebspatienten feststellen, auch wenn man es heute nicht mehr so bezeichnet. Es stellt sich als eine Mangelernährung dar mit rissigen Lippen, blutendem Zahnfleisch und Entzündungen. Dem Patienten mangelt es an Nährstoffen und Vitaminen, die er aufgrund seines Ernährungsstatus oder seiner Erkrankung nicht mehr in der Form aufnehmen kann.

Linus Pauling war der Wegbereiter für die Behandlung mit Vitamin C. Er wurde am 28. Februar 1901 in Portland im US-Bundesstaat Oregon geboren. Seine Vorfahren stammten aus Freiburg. Sein Vater war Apotheker und Linus beobachtete schon früh, wie sein Vater Mixturen herstellte und hatte daran großes Interesse. Ein Freund von ihm hatte mit 13 Jahren sogar ein Chemielabor, das in Linus die Liebe zur Chemie erweckte. Er studierte in Amerika und Europa und erhielt 1930 eine vollwertige Professur. Er widmete sich ganz der Forschung und entwickelte seine berühmten Theorien über die chemische Bindung.

Im zweiten Weltkrieg arbeitete Linus Pauling in der militärischen Forschung. Mit dem ersten Einsatz der Atombombe wurde er zum Atomgegner. Es bildete sich 1946 bei den Wissenschaftlern in den USA unter der Führung von Albert Einstein eine Gruppe, die vor einer nuklearen Katastrophe warnte, welcher Pauling angehörte. Er sammelte Unterschriften für die nukleare Abrüstung. In der Ära um den amerikanischen Hardliner Joseph McCarthy galt Pauling zeitweise sogar als "Verdächtiger" oder als "Kommunist" und man verweigerte ihm die Teilnahme an Veranstaltungen im Ausland.

Ungeachtet dessen erhielt er 1954 in Schweden den Nobelpreis für Chemie für die Aufklärung der Struktur komplexer Substanzen.

Im Jahre 1958 übergab Pauling dem UN-General-Sekretär eine Petition mit 11.000 Unterschriften von führenden Wissenschaftlern und Fachexperten gegen Kernwaffentestversuche. In 1963 unterschrieben der amerikanische Präsident J. F. Kennedy und der russische Präsident Nikita Chruschtschow ein Moratorium, das zukünftige Atomtests nur noch unterirdisch erlaubte. Im selben Jahr erhielt er für sein großes Engagement und das von ihm erschienene Buch "No More War!" den Friedensnobelpreis als besondere Auszeichnung für seinen Einsatz gegen Atomwaffentests.

Mit 60 erkrankte er an Prostatakrebs, was zu einer intensiven Auseinandersetzung mit dem Thema ‚Vitamine' führte. Mit 65 Jahren begründete er die Orthomolekulare Medizin und übernahm die Ideen des Biochemiker Irwin Stone, der Vitamin C als das Mittel gegen Erkältung erklärte. Im Jahre 1974 gründete er - zusammen mit Albert von Szent-Györgyi (Medizinnobelpreisträger 1937 für Forschungen im Bereich der biochemischen Vorgänge von Vitamin C) und Edmund T. Williams - das Institut für Orthomolekulare Medizin (heute: Linus Pauling Institute of Science and Medicine) in Palo Alto, Kalifornien.

Pauling nahm an, dass der Mensch - im Gegensatz zu anderen Lebewesen - im Laufe der Evolution die Fähigkeit zur körpereigenen Produktion von Vitamin C verloren habe. Daraus folgerte er, dass man zusätzlich Vitamin C einnehmen müsse, da wir durch unsere heutige Ernährung und die Veränderung der Vitamin-C-Werte in Obst und Gemüse nicht mehr genug Vitamin C erhalten und selbst keines herstellen können. Er meinte, die Dosierung solle mindestens dem entsprechen, was die meisten Tiere selbst produzieren, etwa eine Menge von 10-12 Gramm pro Tag. Bald darauf begann Pauling sich mit der Anwendung des Vitamin C in der Krebstherapie zu beschäftigen. Gemeinsam mit dem

schottischen Arzt Dr. Ewan Cameron stellte er in jahrelangen Beobachtungen fest, dass die Gabe von täglich 10 Gramm Vitamin C den Zustand der behandelten Patienten deutlich verbesserte. Mit 93 Jahren starb Linus Pauling schließlich auf seiner Ranch in Kalifornien - über 33 Jahre nach seiner Diagnose - an Prostata-Krebs.
Er war bis ins hohe Alter von einer extremen Konzentrationsfähigkeit und einem starken Arbeitswillen geprägt. Er gab bis zu seinem Tode Interviews und Vorträge und arbeitete am Institut für Orthomolekulare Medizin. In seinen letzten Lebensjahren nahm er täglich 18 Gramm Vitamin C zu sich.

Bei Vitamin C dürfen wir nicht den Fehler machen, davon auszugehen, dass Ascorbinsäure gleich Vitamin C entspricht. Ascorbinsäure ist ein Bestandteil des Vitamin C, aber das natürliche Vitamin C besteht aus weiteren Teilen, nicht nur aus Ascorbinsäure. Der beste Vitamin-C-Lieferant ist die Natur selbst. Leider hat die Überdüngung unserer Böden und die Veränderung der Agrarwirtschaft auch die Veränderung der Vitamin-C-Werte in Obst und Gemüse beeinträchtigt. Den höchsten Vitamin-C-Verlust hat die Erdbeere zu verzeichnen, nämlich 83%. Ein guter Vitamin-C-Lieferant hingegen bleibt die Acerola-Kirsche. Vitamin C sollte in Verbindung mit Magnesium und Zink eingenommen werden. Magnesium kommt in Nüssen vor (Nüsse, Samen, Sonnenblumenkerne, Mandeln, Walnüsse). Zink fehlt leider mittlerweile auch in den Böden und daher auch in unseren Nahrungsmitteln (natürliche Quelle: BIO-Roggenkeimlinge, Weizenkeimlinge, Sonnenblumenkerne). Auch hier sollte auf natürliches Zink geachtet werden: aus dem Boden und nicht aus dem Labor! Wichtig ist naturidentisches Vitamin C nicht nur für das Immunsystem, zur Stärkung der Fresszellen / Killerzellen und deren Vermehrung, sondern es ist ebenfalls ein Lieferant von Antioxidantien. Vitamin C wirkt auch entzündungshemmend und stellt einen sehr guten Zellschutz dar. Der Sauerstoffgehalt in Blut und Zellen wird durch Vitamin C erhöht und das Blut wird auch dünner.

Otto Warburg hatte bereits im Jahr 1931 entschlüsselt, wie Krebs entsteht. Er ging davon aus, dass, wenn man jeder beliebigen Zelle 35% Sauerstoff entzog, diese zu einer Krebszelle würde.[160]

Vitamin C ist der Schlüssel für eine gute Sauerstoffversorgung unserer Zellen. Mit genügend Sauerstoff kann sich aber auch jede Krebszelle wieder zu einer normalen Zelle zurückschalten. Auch besteht ein direkter Zusammenhang zwischen Vitamin C und Entgiftung. Die Gifte lagern sich in unserem Bindegewebe ab. Das Bindegewebe kommt ohne Wasser, Vitamin C und ohne Magnesium nicht aus. Schäden im Bindegewebe können sich zum Beispiel an den Arterien zeigen. Das Blut wird ohne Vitamin C dicker und es können sich Ablagerungen (Verkalkungen) an den Wänden bilden, sowie Entzündungen und Risse. Ohne Vitamin C wird das Risiko, an Bluthochdruck, Herzerkrankungen oder einem Herzinfarkt zu erkranken, höher. Wissenschaftlich sind über 50 toxische Substanzen bekannt, die durch Vitamin C gebunden werden, bevor sie Schäden anrichten können.

In-vitro-Studien haben gezeigt, dass ein Plasmaspiegel von 1000 µmol/l auf Tumorzellen zytotoxisch wirkt. Die normalen und gesunden Zellen werden aber nicht beeinträchtigt. Die Therapien variieren bei Vitamin-C-Infusionen zwischen 15 und 50 Gramm. Auch 60 Gramm werden teilweise 2x die Woche in 1000 ml Ringer-Lactat-Lösung verabreicht, nachdem labormedizinisch ein Glycose-6-Phospat-Dehydrogenase-Mangel (Cave Hämolyse) ausgeschlossen wurde. Bei Strahlentherapie wurde bisher von einer Vitamin-C-Therapie oft abgeraten, aber auch hier erhält man permanent neue Erkenntnisse und sollte sich daher mit

---

160 S. Matoba: p53 Regulates Mitochondrial Respiration. In: Science. 312, 2006, S. 1650, doi:10.1126/science.1126863.

einem Arzt beraten, der auf Vitamin C - begleitend zu schulmedizinischen Therapien - spezialisiert ist. Das Gleiche gilt für jede Form des Nierenkrebses. Normalerweise kann man alle Krebsarten mit Vitamin C behandeln, nur bei Nierenkrebs sollte man dies nicht auf eigene Faust tun. Es gibt aber viele Zentren in Deutschland, die Nierenkrebs mit Chemotherapie oder Bestrahlung (und auch ohne), sowie Vitamin C hochdosiert, Vitamin B17 und Hyperthermie behandeln. Man sollte sich im Falle von Nierenkrebs an ein Zentrum wenden, das damit Erfahrung hat.

Die Vitamin-C-Therapie gilt unter vielen Menschen, die sich nicht mit der Chemotherapie oder Strahlentherapie belasten wollen, als DIE Krebstherapie. Aber auch kombiniert hat diese Therapie erstaunliche Vorteile.

Bei der intravenösen Therapie werden teilweise Peak-Werte von etwa 6.000 µmol/l bzw. 14.000 µmol/l im Plasmaspiegel erreicht. Bei der toxischen Wirkung auf Krebszellen spielt das Wasserstoffperoxid, dessen Synthese von Vitamin C induziert wird, eine zentrale Rolle, denn Wasserstoffperoxid ist in der Lage, Krebszellen selektiv zu vernichten.[161]

Bei Versuchen mit Mäusen wurde mittlerweile schon mehrfach bestätigt, dass Vitamin C eine Hemmung des Tumorwachstums mit sich bringt.[162]

---

161 Padayatty J.S., Wang Y., Sun H. „Vitamin C pharmacokinetics: Implications for oral and intravenous use. Ann Intern Med, 2004; 140 (7): 533-538
Chen Q, Espey MG, Krishna MC, et al. Pharmacologic ascorbic acid concentrations selectively kill cancer cells: action as prodrug to deliver hydrogen peroxide to tissues. Proc Natl Acad Sci USA 2005; 102(38): 13604-13609.
162 Pollard HB, Levine MA, Eidelman O, Pollard M: Pharmacological ascorbic acid suppresses syngeneic tumor growth and metastases in hormone-refractory prostate cancer. In Vivo 24:249-255, 2010. PMID:20554995

Es folgen nun verschiedene Fallberichte von Vitamin C in Verbindung mit Chemotherapie. Linus Pauling allerdings sah das Heilpotenzial ohne Chemotherapie. Er behandelte vor allem austherapierte Patienten mit einer Hochdosis Vitamin C und konnte feststellen, dass diese eine längere Lebenserwartung hatten - und dies verbunden mit einer besseren Lebensqualität.

Eine weitere Studie fand in den 70ger Jahren am Vale of Leven Hospital in Loch Lomonside, Schottland, von Ewan Cameron, MB, ChB, statt. Hierbei erhielten 100 Patienten im fortgeschrittenen Stadium täglich 10.000 Milligramm Vitamin C intravenös. Der klinische Verlauf wurde mit 1.000 Patienten ohne Vitamin C aus dem gleichen Krankenhaus verglichen. Die mit Vitamin C behandelten Patienten lebten im Schnitt 300 Tage länger als ihre Vergleichspatienten.[163]

Im Jahre 1979 erzielten zwei japanische Ärzte ähnliche Ergebnisse in einer Vergleichsstudie.
In 1978 begann die Mayo Klinik mit einer prospektiven, kontrollierten Doppelblind-Studie, um die Beobachtungen von Pauling und Cameron zu testen. Die Patienten wurden randomisiert und erhielten 10 Gramm Vitamin C pro Tag - allerdings oral als Kapsel. Diese Studie zeigte insgesamt wenig Nutzen einer Vitamin C-Gabe, weshalb die Vitamin-C-Therapie insgesamt in Verruf geriet. Die orale Gabe ist jedoch nicht mit der intravenösen Gabe zu vergleichen, da oral nicht so viel Vitamin C aufgenommen wird und es zu Durchfällen kommt. Der Magen-Darm-Trakt reduziert das Resorptionsvermögen des Vitamin C im Plasma-Spiegel, wie

---

Mamede AC, Pires AS, Abrantes AM et al.: Cytotoxicity of ascorbic acid in a human colorectal adenocarcinoma cell line (WiDr): in vitro and in vivo studies. Nutr Cancer 64:1049-1057, 2012. DOI:10.1080/01635581.2012.713539

163 Die Vitamin-C-Hochdosis-Infusionstherapie in der adjuvanten Krebstherapie. Eine Leitlinie der Deutschen Gesellschaft für Onkologie e.V. (DGO) 2017

man heute weiß. Wichtig ist aber der Vitamin-C-Plasma-Spiegel, der deutlich höhere Werte bei einer intravenösen Gabe aufzeigt. Entscheidend ist auch die selektive Wirkung des Vitamins, denn Vitamin C wirkte in mehreren Studien nicht toxisch auf nicht-tumoröse Zelllinien.[164] Auch zeigt Vitamin C in Kombination mit unterschiedlichen Zytostatika synergistische oder additive Effekte.[165] Vitamin C reduziert nachweislich die Anzahl an Metastasen und senkt die bei Tumoren erhöhte Expression von Angiogenese- und Metastasierungsrelevanten Faktoren, wie endothelialem Wachstumsfaktor (VEGF) und Matrixmetalloproteinase-2 (MMP2).[166]

Vitamin C wurde entweder allein oder kombiniert mit konventioneller Therapie eingesetzt. Hierbei konnte man in Studien eine Reduktion der Nebenwirkungen um 53% nachweisen. Insgesamt zeigten die Ergebnisse keine Toxiditäten durch Vitamin C.
In mehreren Fällen wurde zudem eine Regression des Tumors oder sogar eine Remission beobachtet.[167]

---

164 https://www.onkopedia.com/de/onkopedia/guidelines/vitamin-c-hoch-dosiert/@@guideline/html/index.html 2015; Ma, Chapman et al. 2014)

165 Kurbacher, Wagner et al. 1996; Fromberg, Gutsch et al. 2011

166 Chen, Espey et al. 2008; Belin, Kaya et al. 2009; Pollard, Levine et al. 2010; Cha, Roomi et al. 2011; Cha, Roomi et al. 2013

167 Cameron E, Campbell A: The orthomolecular treatment of cancer. II. Clinical trial of high-dose ascorbic acid supplements in advanced human cancer. Chem. Biol. Interact 9:285-315, 1974. PMID:4430016
Riordan H, Jackson J, Schultz M. Case Study: High Dose intravenous Vitamin C in the Treatment of a Patient with Adrenocarcinoma of the Kidney. J Orthomol Med 5:5-7, 1990.
http://www.orthomolecular.org/library/jom/1990/pdf/1990-v05n01-p005.pdf
Jackson JA, Riordan HD, Hunninghake RE, Riordan N. High dose intravenous vitamin C and longtime survival of a patient with cancer of head of the pancreas. J Orthomol Med 10:87-88, 1995.
http://www.orthomolecular.org/library/jom/1995/pdf/1995-v10n02-p087.pdf
Riordan N, Jackson J, Riordan HD. Intravenous vitamin C in a terminal cancer patient. J Orthomol Med 11:80-82, 1996.
http://www.orthomolecular.org/library/jom/1996/pdf/1996-v11n02-p080.pdf

Die klinischen Studien, geben Hinweise, dass die Applikation von > 0,5 g Ascorbinsäure pro kg Körpergewicht nebenwirkungsarm möglich ist, wenn keine renale Funktionseinschränkung vorliegt und ein Glukose-6-Phosphat-Dehydrogenasemangel ausgeschlossen ist.

a) Brustkrebs

125 Brustkrebspatientinnen (UICC-Klassifikation: IIa bis IIIb; Durchschnittsalter 56 Jahre) erhielten nach der Operation begleitend zur Chemo- und Radiotherapie einmal wöchentlich 7,5g Vitamin C intravenös über mindestens vier Wochen. Bei ihnen waren typische krankheits- oder therapiebedingte Beschwerden nur etwa halb so intensiv wie in der Kontrollgruppe ohne Vitamin-C-Infusionen. Die Vitamin-C-Infusionen selbst verursachten keine Nebenwirkungen.[168] Die Nebenwirkungen wurden alle deutlich verringert. Der größte Einfluss bestand hinsichtlich des Fatigue-Syndroms, Appetitlosigkeit, Übelkeit, Depression und Schlafstörungen.

Riordan HD, Jackson JA, Riordan NH, Schultz M. High-dose intravenous vitamin C in the treatment of a patient with renal cell carcinoma of the kidney. J Orthomol Med 13:72-73, 1998. http://www.orthomolecular.org/library/jom/1998/pdf/1998-v13n02-p072.pdf
Riordan NH, Riordan HD, Casciari, JJ. Clinical and experimental experiences with intravenous vitamin C. J Orthomol Med 15:201-213, 2000. http://www.orthomolecular.org/library/jom/2000/pdf/2000-v15n04-p201.pdf
Drisko JA, Chapman J, Hunter VJ: The use of antioxidants with first-line chemotherapy in two cases of ovarian cancer. J Am Coll Nutr 22:118-123, 2002. PMID:12672707
Padayatty SJ, Riordan HD, Hewitt SM et al.: Intravenously administered vitamin C as cancer therapy: three cases. CMAJ 174:937-942, 2006. PMID:16657755

168 Vollbracht C, Schneider B, Leendert V, Weiss G et al. Intravenous vitamin C administration improves quality of life in breast cancer patients during chemo-/radiotherapy and after care: results of a retrospective, multicentre, epidemiological cohort study in Germany. In Vivo, 2011; 25: 983–990. https://www.ncbi.nlm.nih.gov/pubmed/24867961

b) Ovarialkarzinom

Patientinnen mit fortgeschrittenem epithelialem Ovarialkarzinom (Stadium IIIc), die nach einer Primäroperation eine Chemotherapie bzw. Konsolidierungstherapie mit Carboplatin und Paclitaxel erhielten, supplementierten regelmäßig hochdosierte diätetische Antioxidanzien. Zusätzlich wurde ihnen nach Ausschluss eines Glucose-6-Phosphat-Dehydrogenase-Mangels 40 Monate lang zweimal wöchentlich 60g [!] Vitamin C infundiert, um einen Plasmaspiegel von 200mg/dl zu erzielen.
Die Auswirkungen auf die tumordestruktive Effektivität und Nebenwirkungsrate der Chemotherapie sowie auf die Remissionsdauer und die Lebensqualität waren überaus günstig. Bei den Patientinnen waren drei Jahre nach Ende der Behandlung keine Rezidive nachweisbar. Der Tumormarker CA-125 lag im Normbereich.[169]

c) Pankreaskarzinom

Bei neun Patienten mit Pankreaskarzinom im Endstadium wurde eine Vitamin-C-Hochdosistherapie (zwischen 15-125g i. v. 2 x / Woche) gegeben, die einen positiven Einfluss auf den Krankheitsverlauf hatte.
Bei einem Patienten konnte man nach vier Monaten eine Abnahme des Primärtumors feststellen. Auch bestätigte man einen positiven Einfluss auf das Gewicht der Patienten. Im Schnitt verloren sie innerhalb von sechs Monaten nur 5,3kg. Die durchschnittliche Überlebensdauer von Patienten verdoppelte sich (von 6,65 auf 13 Monate).[170]

---

169 Drisko JA, Chapman J, Hunter VJ, The use of antioxidants with first-line chemotherapy in two cases of ovarian cancer. J Am Coll Nutr, 2003; 22(2): 118-123.
170 http://d.mp3vhs.de/VitaminC/PdF/2.pdf

Vitamin-C-Lieferanten		
Paprikaschoten	Chili-Schoten	Rosenkohl
Camu-Camu-Beeren	Acerolakirschen	australische Buschpflaume
Broccoli	Artischocke	Tomate
Blumenkohl	Rosenkohl	Süßkartoffel
Papaya	Erdbeeren (BIO!)	Orangen
Kiwi	Grapefruit	Cantaloup-
Grünkohl	Zitrusfrüchte	Buschpflaume

Zusammenfassend kann man sagen, dass eine Vitamin-C-Therapie einen extrem positiven Verlauf als individuelle oder kombinierte Therapie aufzeigt. Es hat sowohl einen positiven Einfluss auf das Tumorwachstum als auch in der kombinierten Therapie (mit Chemotherapie), um die Nebenwirkungen deutlich zu reduzieren und eine Verstärkung der Therapie zu erlangen.

Sollten Sie Vitamin C oral einnehmen wollen so sollten Sie liposomales Vitamin C verwenden, es hat die höchste Bioverfügbarkeit, sie wird um bis zu 80% gesteigert. Vitamin C gehört zum EINZIGEN Vitamin, dass man bedenkenlos bei Krebs einnehmen kann, wenn man keine Nierenprobleme hat. Viele Vitamine füttern auch den Krebs. Bei Vitamin C ist das nicht der Fall.

3) Vitamin D

"Vitamin D allein ist nicht alles, aber ohne Vitamin D ist alles wirklich nichts!"

Vitamin D ist ein essentielles Vitamin und steuert im Körper ca. 3.000 verschiedene Gene. Leider haben immer mehr Menschen einen Vitamin-D-Mangel aufzuweisen. Dies liegt in der Veränderung unserer Lebensgewohnheiten. Haben wir früher vermehrt in der Natur gearbeitet oder mussten zumindest zu unserer Arbeit laufen, so verbringen heute die meisten Menschen ihren Tag in Räumen.

Verantwortlich für die Bildung von Vitamin D in der Haut ist der unsichtbare UV-B-Anteil des Sonnenlichts, mit einer Wellenlänge von 290 - 315 Nanometern. Dieses Licht dringt durch die oberen Hautschichten und wandelt dort eine Form von Cholesterol (7-Dehydrocholesterol) durch die Photolyse zunächst zum sogenannten Prävitamin D3 um, welches in einem zweiten Schritt durch die zeitgleich entstehende Wärme zu Vitamin D3 umgewandelt wird.

Ein Vitamin-D-Mangel kann zum einen durch chronische Erkrankungen entstehen, aber auch durch zu wenig Kontakt mit der Sonne. Die Dauerbenutzung von Sonnenschutzmitteln verhindert ebenfalls eine Vitamin-D-Produktion. Um seine Speicher auf zufüllen sollte sich jeder täglich etwa 10–15 Minuten mit viel unbedeckter Haut der Sonne ohne Sonnenschutzmittel aussetzen.[171] In Deutschland müsste dies zur Mittagszeit sein. Steht die Sonne tiefer als etwa 45 Grad am Himmel, findet keine Vitamin-D-Produktion mehr statt. Wie viel Vitamin D im Körper

---

171 Holick MF. Vitamin D: a millenium perspective. J Cell Biochem. 2003;88(2):296-307. doi: 10.1002/jcb.10338

produziert wird hängt aber nicht nur vom Einstrahlungswinkel der Sonne ab, sondern auch von unserer Pigmentierung und unserem Alter. Eine 70-jährige Person benötigt dreimal so viel Zeit in der Sonne wie ein Kind.[172] (Mit einem 15- bis 20-minütigen Sonnenbad werden im Sommer ca. 10.000 IE bis 20.000 IE (Internationale Einheiten) Vitamin D3 erzeugt. Längeres Sonnenbaden steigert die Vitamin-D-Produktion aber nicht weiter.) Bei der Benutzung von Sonnenschutzmitteln ab Lichtschutzfaktor acht ist die Vitamin-D-Produktion hingegen fast vollständig eingestellt (zu 95%). Je dicker eine Person ist, umso mehr Vitamin D benötigt diese, da Vitamin D fettlöslich ist. Als Faustregel sagt man, dass ein gesunder Mensch pro Tag 4000 Einheiten benötigt (neuste Berichte sprechen von 4.000 - 8.000, es variiert je nach Betrachter und selbstverständlich nach Gewicht der betreffenden Person). So viel würde man einem U-Boot-Fahrer substituieren. Wenn man also den ganzen Tag nicht an der Sonne war und die Speicher leer sind, sollte man Vitamin D einnehmen. Problematisch sind die Wintermonate von Oktober bis März in Ländern nördlich des 40. Breitengrades, da in dieser Zeit nicht genug Vitamin D gebildet wird. Der Körper muss es dann zugeführt bekommen oder aber er greift auf seine Depots zurück, falls er über solche verfügt, was selten der Fall ist. 70 bis 90% der Deutschen leiden in den Wintermonaten unter Vitamin-D-Mangel.[173]

Die Produktion über die Sonne ist dabei sehr viel nachhaltiger als bei Vitamin-D-Aufnahme über Lebensmittel oder Präparate: Der Vitamin-D-Spiegel im Blut bleibt nach Vitamin-D-Produktion über die Haut signifikant länger erhöht als bei der oralen

---

172 Holick MF. Vitamin D deficiency. N Engl J Med. 2007;357(3):266-281. doi: 10.1056/NEJMra070553

173 https://dr-balz-fritz.de/images/sonnevitamind.pdf (Interview Prof. Dr. Spitz und Prof. Dr. Ingrid Gerhard

Einnahme. Nimmt man Vitamin D oral ein, so sollte man dies gleichmäßig und täglich tun. Studien ergaben, dass der Vitamin-D-Spiegel im Blut bei einer einmaligen Vitamin-D-Depoteinnahme (1x im Monat oder auch 1x in der Woche) nicht im gleichen Maße stabil bleibt, wie bei der gleichmäßigen täglichen Einnahme, auch wenn es insgesamt die gleichen Einheiten ergibt.

Lange, exzessive Sonnenbäder mit (oder auch ohne) Sonnenschutzmittel sind schädlich und zu vermeiden; diese sollten nicht als Alternative angesehen werden. Es ist andererseits sinnvoll, täglich ohne Sonnenschutz in die Sonne zu gehen - allerdings nur kurz, so dass man keinen Sonnenbrand bekommt - oder aber in der Sonne Sport zu treiben – auch dies ohne Sonnenbrand. Sobald man merkt, dass die Haut empfindlich wird, sollte man sich eher anziehen als Sonnenschutzmittel zu verwenden.

Es wird jedoch immer populärer, sich im Alltag gar nicht der Sonne auszusetzen, und dafür dann im Urlaub stundenlange Sonnenbäder mit hohem Lichtschutzfaktor zu nehmen. Beides ist für unseren Körper extrem ungesund.

Ein Vitamin-D-Mangel stellt sich mittlerweile weltweit als ein Gesundheitsproblem heraus, da aus diesem viele Krankheiten entstehen. Es wird davon ausgegangen, dass eine Milliarde Menschen einen Vitamin-D-Mangel haben. Dieses Vitamin, das auch als Hormon betrachtet wird, da es in der Haut gebildet wird, hat aber Einfluss auf fast jede Zelle unseres Körpers[174], da es Rezeptoren auf fast jeder Zelle besitzt. Nicht nur das Knochen-

---

174 Bouillon R, Bischoff-Ferrari H, Willett W. Vitamin D and health: perspectives from mice and man. J Bone Miner Res. 2008;23(7):974-979. doi: 10.1359/jbmr.080420

wachstum, sondern auch eine Entzündungsreduktion und die Stabilität unseres Immunsystems hängen von Vitamin D ab.
Quellen von Vitamin D sind neben der Sonne: Fisch (Lachs, Thunfisch, Sardinen und Schwertfisch), Lebertran, Eigelb, Rinderleber, Käse, Avocado, und Orangensaft.[175] Wir müssten allerdings große Mengen davon verzehren, um unseren Spiegel zu halten. Viele chronische Krankheiten im gastrointestinalen Bereich reduzieren auch die Vitamin-D-Produktion und führen zu einem Mangel. Vitamin D ist fettlöslich und kann sich im Fettgewebe abkapseln. Dies kann auch bei normalgewichtigen Menschen passieren.
Ein Vitamin-D-Mangel kann bei den meisten Krebspatienten festgestellt werden und mit einem ungünstigen Verlauf korrelieren, wie in einer amerikanischen Studie mit 1000 Patienten mit Non-Hodgkin-Syndrom herausgefunden wurde.[176] Bei Patienten mit Darmkrebs und Mamma-Karzinom erkannte man, dass ein Vitamin-D-Mangel nicht nur das Auftreten von Komplikationen bei der Krebserkrankung begünstigt, sondern sich auch als Prädikator für das Überleben erweisen kann.[177] Daraus darf gefolgert werden, dass bei jedem Patienten der Vitamin-D-Spiegel bestimmt und durch adäquate Supplementierung kompensiert werden sollte.
Nach sechs Wochen sollte der Vitamin-D-Spiegel erneut kontrolliert werden, wenn Sie Medikamente einnehmen. Insbesondere bei einer Chemotherapie kann der Vitamin D Spiegel stark abfallen und die Einnahmemenge muss angepasst werden. Ein

---

175 Vitamin D: fact sheet for health professionals. National Institutes of Health website. https://ods.od.nih.gov/factsheets/VitaminD-HealthProfessional/. Accessed March 10, 2017.
176 Drake MT, Maurer MJ, Link BK, Habermann TM, et al. Vitamin D insufficiency and prognosis in non-Hodgkin's lymphoma. J Clin Oncol 2010; 28: 4191-4198.
177 Goodwin PJ, Ennis M, Pritchard KI, Koo J, et al. Prognostic effects of 25-hydroxyvitamin D levels in early breast cancer. J Clin Oncol 2009;27:3757–63.

gesunder Mensch kann seinen Vitamin-D- Spiegel nach vier Monaten kontrollieren.
Man dosiert Vitamin D folgendermaßen:

40 x (Sollwert - Istwert nmol/l) x kg

Der Sollwert ist der Wert, den Sie erreichen möchten. Dieser kann sehr unterschiedlich sein und die Empfehlungen ändern sich sehr oft. Dies ist eine Empfehlung aus der Schulmedizin:

Wert ng/ml	Wert nmol/l	Interpretation
30 - 60	75 - 150	Gute Normalwerte

Mit kg ist Ihr Körpergewicht gemeint.
Angenommen Sie wiegen 60 kg, möchten einen Wert von 150 nmol (Sollwert) erlangen und ihr Wert ist 50 (Istwert nmol/l).

40 x (Sollwert - Istwert nmol/l) x kg

40 x (150 - 50) x 60 = 40 x 100 x 60 = 240.000 **Internationale Einheiten.**
Diese initiale Vitamin D Dosierung sollte - je nachdem wie schnell Sie auffüllen wollen - über 7-10 Tage verteilt werden. Danach werden 60 I.E. pro kg am Tag empfohlen, das wären bei 60 kg 3600 IE am Tag. Viele Menschen nehmen aber auch sehr viel mehr Vitamin D ein.
Hier muss man sich etwas einlesen und selbst entscheiden. Manchen kann der Vitamin-D-Spiegel gar nicht hoch genug sein, andere halten dies für schädlich. Es ist auch fraglich, ob hier ‚viel mehr' auch viel mehr hilft. Die Angaben auf den Packungsbeilagen sind allerdings meist viel zu gering. Oft wird eine Empfehlung von 1.000 I.E. am Tag gegeben, was deutlich zu niedrig ist, da man schon bei einem gesunden Menschen ohne Mangel von mind. 4.000 I.E. ausgeht.

Auch ist es zusammen mit Vitamin K2 und Magnesium einzunehmen, wobei das Magnesium noch wichtiger ist als Vitamin K2. Wer **Blutverdünner** nimmt, sollte entweder auf Vitamin K verzichten oder es mit dem Arzt absprechen.
Im Falle einer Leukämie sollte man nicht eigenständig Vitamin D substituieren. Dies gilt nicht für das Auffüllen des Vitamin-D-Speichers in den normalen Bereich, aber für eine Hochdosistherapie. Auch bei Leukämie-Patienten fand man heraus, dass 30% einen Vitamin-D-Mangel haben, und sich ein ausgeglichener Vitamin-D-Haushalt positiv auf das Überleben der Patienten auswirkt.[178]
Eine weitere Studie konnte belegen, dass das Risiko für Frauen, an einem Mamma CA zu erkranken, sich bei einem Vitamin-D-Mangel um das Dreifache erhöht.
Durch Vitamin D wird körpereigenes Antibiotikum gebildet, das Infekte verhindert. Auch wirkt es entzündungshemmend und kann auf viele Nebenwirkungen einen positiven Einfluss haben und die Entzündungsherde im Körper, die auch insbesondere durch die Krebserkrankung vorhanden sind, reduzieren.
Von einem Vitamin-D-Mangel spricht man bei einem Wert von unter 20 µg/l (50 nmol/l). Viele Krebspatienten zeigen einen Wert von unter 10µg/l.
Vitamin D als Öl auf der Zunge wirkt viel effektiver als in Tablettenform. Bei einem Wert von über 150µg/l geht man davon aus, dass dieser toxisch ist. In manchen alternativen Foren wird allerdings ein Wert über 150µg/l (375 mmol/l) propagiert. Ob dieser zu einer besseren Heilung führt, ist ein Selbstexperiment. Ich konnte keine Quellen finden, die ich als relevant einstufen würde.
Es wird oft diskutiert, ob man auch Vitamin K zusammen mit Vitamin D nehmen müsse. Hierzu gibt es noch nicht genügend

---

178 https://www.ncbi.nlm.nih.gov/pmc/articles/PMC3056589/?report=printable

Studien. Bekannt ist Vitamin K dafür, dass es das Calcium im Blut daran hindert, sich als tödliche Plaque in den Arterien festzusetzen, und so unsere Gefäße sauber hält, so dass Patienten die Herz- oder aber Gefäßprobleme haben, grundsätzlich über die Einnahme von Vitamin K nachdenken können. In Verbindung mit Vitamin D ist es aber bei einer normalen Dosis von 4000 IE nicht unbedingt nötig, auch wenn die beiden Vitamine Hand in Hand arbeiten.

Grundsätzlich muss man zwischen Vitamin K1 und K2 unterscheiden. Im Falle von Vitamin D würde man Vitamin K2 supplementieren. Dies tut man dann, wenn man seine Vitamin-D-Speicher möglichst schnell und mit hohen Dosen auffüllen möchte (ab 10.000 IE pro Tag). Wenn man aber Vitamin D nicht als Hochdosistherapie macht, geht man davon aus, dass man es nicht zusammen einnehmen muss, da wir genügend Vitamin K durch unsere Nahrung aufnehmen. Außerdem wird es im Darm gebildet - sofern der Darm gesund ist.
Während Phyllochinon (Vitamin K1) in den Chloroplasten (zur Photosynthese befähigte Zellorganellen) grüner Pflanzen gebildet wird und dort am Photosyntheseprozess beteiligt ist, erfolgt die Biosynthese von Menachinon (Vitamin K2) durch verschiedene Darmbakterien - wie Escherichia coli und Lactobacillus acisophilus - die im unteren Dünndarmabschnitt bzw. im Colon (Dickdarm) vorkommen. Vitamin K1 nehmen wir also in grünen Gemüsen auf, und ein Teil dieses Vitamin K1 wird in Vitamin K2 umgewandelt. In unserer Nahrung finden wir Vitamin K2 zum Beispiel im Eigelb - allerdings nur von Hühnern, die Gras fressen. Auch bildet sich Vitamin K2 in fermentierten Gemüsen, wie beispielsweise im Sauerkraut oder Natto (fermentierte Sojabohnen).[179]

---

179 http://www.vitalstoff-lexikon.de/Vitamine-A-C-D-E-K/Vitamin-K/

Grundsätzlich sollte man sich als Krebspatient um eine ausreichende Versorgung mit Vitamin K in der Ernährung bemühen. Im Reagenzglas konnte Vitamin K2 Leukämiezellen töten, und eine Studie ist zu dem Ergebnis gekommen, dass Vitamin K2 einen Einfluss auf die Sterberate von Krebspatienten hat,[180] wobei in den Studien Vitamin K2 durch die Nahrung aufgenommen wurde und nicht in Form von Nahrungsergänzungsmitteln. Außerdem wird auch oft davon gesprochen, dass Vitamin D nur in Verbindung mit Magnesium wirken kann. In den bekanntesten Studien - und auch von Ärzten, die sich dem Vitamin D verschrieben haben - wird nichts davon erwähnt, was andere ihnen zum Vorwurf machen. Fest steht, dass es unheimlich viele Wechselwirkungen zwischen Vitamin D3 und Magnesium gibt. Die Vitamin D-Transportmoleküle (DBP) zum Beispiel benötigen Magnesium und werden durch dieses reguliert.[181] Die Enzyme, die Vitamin D in seine verschiedenen Formen umwandeln, benötigen Magnesium.

Vitamin-Form ➔ Zirkulationsform ➔ Vitamin D Hormon

Für jeden dieser Umwandlungsschritte sind bestimmte Enzyme notwendig. All diese Enzyme sind wiederum abhängig von Magnesium. Daher kann man davon ausgehen, dass Magnesium die Wirkung von Vitamin D3 maßgeblich verbessert. Magnesium dient dazu, Vitamin D im Körper zu transportieren. Durch eine Vitamin-D-Therapie steigt daher der Bedarf an Magnesium. Wenn nun also der Vitamin-D-Spiegel schnell angefüllt wird, kann es zu einem erhöhten Verbrauch von Magnesium kommen und dadurch zu einem Magnesiummangel, der zu Muskelkrämpfen, Müdigkeit, Nervosität oder Kopfschmerzen führen kann. Da

---

180 http://ajcn.nutrition.org/content/87/4/985.abstract (hier Prostatakrebs)
181 Rude RK, Adams JS, Ryzen E, Endres DB, Niimi H, Horst RL, Haddad JG Jr, Singer FR. Low serum concentrations of 1,25-dihydroxyvitamin D in human magnesium deficiency. J Clin Endocrinol Metab. 1985;61:933–940

unsere Böden - und damit auch unsere Ernährung - im Laufe der Zeit ärmer an Magnesium geworden sind, besteht in der Bevölkerung ein Magnesiummangel, der, je nach Land, bei 50% liegt. In Deutschland wurde im Jahr 2001 von 33% ausgegangen - und es ist mit Sicherheit nicht besser geworden.[182]
Ein weiterer Grund, warum der Körper Magnesium in Verbindung mit Vitamin D3 benötigt, ist PTH, ein Hormon der Nebenschilddrüse, das den Stoffwechsel von Vitamin D reguliert, und stark durch Magnesium beeinflusst wird. Daher kann man sagen, dass Vitamin D von Magnesium deutlich abhängig ist.
Es gibt zwei verschiedene Möglichkeiten Magnesium aufzunehmen:

1. **Oral:** Durch Kapseln, Tabletten, Pulver oder Lösungen
2. **Transdermal:** Durch die Haut, durch Magnesium-Bäder oder Magnesium-Öl.

Oral ist der Magnesium-Aufnahme durch die abführende Wirkung eine Grenze gesetzt. Die Aufnahme über die Haut ist allerdings noch nicht ausreichend erforscht. Es wird aber davon ausgegangen, dass die Aufnahme höher ist.
Selbstverständlich ist Magnesium aber auch in unserer Nahrung erhalten, wenn wir diese von biologisch-organischen Herstellern beziehen. So finden wir Magnesium in Hülsenfrüchten, Bananen, Vollkorn, Grünkern, Sojabohnen oder Limabohnen und vielen anderen Lebensmitteln.
Wichtig ist auch zu wissen, dass bei der Einnahme von **Bisphosphonaten** der Vitamin-D-Spiegel unbedingt gemessen und ausgeglichen werden muss, da diese bei einem Vitamin-D-Mangel kontraindiziert sind. Im Falle einer Chemotherapie kann der Vitamin-D-Spiegel unter manchen Medikamenten abfallen, zum Beispiel

---

182 Schimatschek, H. F., & Rempis, R. Prevalence of hypomagnesemia in an unselected German population of 16,000 individuals. Magnesium research: official organ of the International Society for the Development of Research on Magnesium, 2001, 14. Jg., Nr. 4, S. 283-290

bei der Einnahme von Taxanen (Taxan, Tamoxifen, Taxol...). Hier sollte der Vitamin-D-Spiegel regelmäßig kontrolliert werden, da es zu einer Haut-Schleimhaut-Toxizität kommen kann. Taxane greifen in den Vitamin-D-Stoffwechsel ein und können so einen Vitamin-D-Mangel mit entsprechenden Folgen erzeugen.[183] Im Falle einer Langzeittherapie sollte daher der Vitamin-D-Spiegel bestimmt werden und bei Defiziten 4000 - 6000 IE täglich eingenommen werden, bzw. sollten Sie Ihren Bedarf je nach Ihrem Istwert errechnen. Während der Sublimierung sollte auch der Testteronspiegel beachtet werden. Im Falle einer Krebserkrankung sollten Sie einen höheren Vitamin-D-Wert von mindestens 100 und 150 nmol/l anstreben.

Wert ng/ml	Wert nmol/l	Interpretation
< 20	< 50	Vitamin-D-Mangel
20 - 35	50 - 80	Unterversorgung
35 - 60	80 - 150	Gute Normalwerte

Vitamin-D-Supplementierung bei Krebspatienten in Abhängigkeit vom 25-OH-D-Spiegel nach Absprache mit dem Arzt - Vorschlag
< 5 ng/ml: initial 200.000 IE, 1. Woche 20.000 IE pro Tag, 2. Woche 20.000 IE jeden 2. Tag, dann 4.000 - 5.000 IE pro Tag, nach 5-6 Wochen erneute Kontrolle
5 - 10 ng/ml: initial 100.000 IE, 1. Woche 20.000 IE jeden 2. Tag, dann 4.000 - 5.000 IE pro Tag, nach 5-6 Wochen erneute Kontrolle

183 www.klinikum.unimuenchen.de/Brustzentrum/download/inhalt/veranstaltungen/2013/Informationsnachmittag/Vitamin, Komplementaermedizin-Orientierung_mit_Selen.pdf

4) Vitamin B

Vitamin B gehört wieder zu den Vitaminen, die man bei Krebs nicht einfach einnehmen sollte und die grundsätzlich umstritten sind. Nur weil man ein gutes Gefühl mit vielen Vitaminen und Multivitaminen hat, sollte man die verschiedenen Vitamin-B-Arten nicht einfach selbstständig dazu nehmen. Oft wird der Krebs dadurch nur unterstützt.

Es ist sinnvoll, Mangelzustände gezielt auszugleichen, damit der Zellstoffwechsel wieder das tun kann, wozu die Natur ihn bestimmt hat:
den Organismus in seiner Regulationsfähigkeit zu unterstützen und so eine Heilung zu ermöglichen.

Man sollte in gar keinen Fall grundlos B-Vitamine zu sich nehmen, das heißt ohne einen Bluttest mit einer Mangelerscheinung als Grundlage.

Vitamin C und D sind die einzigen Vitamine, die bei Krebs grundsätzlich wirkungsvoll sind. Alle anderen Vitamine müssen sehr überlegt eingesetzt werden. Insbesondere Multivitamintabletten sollte man NICHT verwenden, sondern nur nach Vorlage eines Blutbildes Mängel ausgleichen, und das im Rahmen einer gezielten Vitamintherapie.

a) Vitamin B1 - auch Thiamin genannt

B-Vitamine werden nicht im Körper gespeichert, sondern müssen laufend durch die Nahrung ersetzt werden.
Vitamin B1 dient Nerven, Herz, Muskeln und dem Stoffwechsel der Kohlenhydrate. Medizinisch wird es oft bei Störungen des Nervensystems eingesetzt. Vitamin B1 und Vitamin B6 unterstützen die körpereigenen Reparaturmaßnahmen, indem sie das

Wachstum der Nervenfasern fördern. Der tägliche Bedarf kann leicht über die Ernährung gedeckt werden. Zum Beispiel durch:

Fleisch / Fisch	Pflanzen
100 Gramm Schweine-fleisch	50 Gramm Sonnenblumen-kerne
300 Gramm Scholle oder Thunfisch	200 Gramm Haferflocken 200 Gramm Wildreis 200 Gramm Sojabohnen

Ein Mangel an Vitamin B1 kann durch Alkohol, die Antibabypille, Stress oder andere Medikamente erzeugt werden. Ein weiterer Faktor, der einen Mangel an Vitamin B1 erzeugen kann, ist der Konsum von raffiniertem Zucker. Zusätzliche Einnahmen von Vitamin B1 bei Krebs werden nicht empfohlen.

b) Vitamin B2 - auch Riboflavin oder Lactoflavin genannt

Vitamin B2 ist eines der B-Vitamine, das relativ bedenkenlos eingesetzt werden kann; auch im Falle einer Krebserkrankung. Es handelt sich um ein echtes, wasserlösliches Vitamin, das an zahlreichen Prozessen im Körper teilnimmt. Es ist an der Verstoffwechselung von Kohlenhydraten, Proteinen und Fettsäuren beteiligt und nimmt eine wichtige Rolle bei der Gewinnung von Energie ein. Überdies ist Vitamin B2 für die Aktivierung von Vitamin B6 und die Umwandlung von Tryptophan zu Niacin (Vitamin B3) wichtig. Es beeinflusst das Wachstum der Zellen und dient als Radikalfänger, indem es die Oxidation in Zellen hemmt. Der oxidative Stress im Körper wird somit durch das Vitamin B2 reduziert. Auch unser Nervensystem ist stark von diesem Vitamin abhängig. Ebenso die Schleimhäute, die gerade bei einer Krebsbehandlung oft stark angegriffen sind. Man geht davon aus, dass

Erwachsene 1,0 - 1,4 Milligramm/Tag Vitamin B2 benötigen (Deutsche Gesellschaft für Ernährung). Bei einem nachgewiesenen Mangel und zur Stärkung der körpereigenen Abwehr kann entweder Vitamin B2 eingenommen werden oder man erhöht den Vitamin-B2-Spiegel über seine Ernährung.

Im Falle einer Krebserkrankung benötigt der Körper mehr Vitamin B2. Dies kann zum einen an einer geschädigten Darmflora liegen, aber auch an der Einnahme von Medikamenten. Bei einer Überdosierung von Vitamin B2 wird unser Urin stark gelb. Durch Hitze, Licht und auch Alkohol wird Vitamin B2 zerstört. Bei übermäßigem Alkoholgenuss benötigt der Mensch daher auch mehr Vitamin B2. Da es zu einer Wechselwirkung mit Antibiotika kommen kann (Tetrazykline), sollte man bei einer zusätzlichen Einnahme, und der Gabe von Antibiotika, seinen Arzt befragen.

Vitamin B2 auf 100 Gramm (1,0 - 1,4 Milligramm/Tag als Erwachsener)		
Fleisch	Milchprodukte	Pflanzen
Hackfleisch 0,15 mg	Joghurt 0,18 mg	Champignions 0,45 mg
Kalbsleber 1,10 mg	Cheddar 0,15 mg	Bierhefe 0,4 mg
Rindfleisch 0,26 mg	Vollmilch 0,18 mg	Spinat 0,2 mg
Schweinefilet 0,31 mg	Speisequark 0,31 mg	Gerste 0,18 mg
Hühnerleber 2,49 mg	Brie 0,52 mg	Soyabohnen 0,50 mg

c) Vitamin B6

Vitamin B6 wird häufig für die Behandlung von Hautkrankheiten eingesetzt, aber auch zur Stärkung des Immunsystems. Der

tägliche Bedarf an Vitamin B6 liegt bei rund 1,5 bis 2 Milligramm. In manchen Studien wurde bestätigt, dass ein Mangel der B-Vitamine zu einem erhöhten Krebsrisiko führen kann,[184] insbesondere zu Darmkrebs.[185] Daraus darf aber nicht gefolgert werden, dass die Einnahme von Vitamin B6 bei Krebs automatisch sinnvoll ist. Der Ausgleich eines Mangels schon, die zusätzliche Einnahme - über den Mangelausgleich hinaus - aber nicht unbedingt. Es gibt viele Stimmen, die behaupten, dass das Zellwachstum nur gefördert wird und daher nur die Vitamin-B-Versorgung über die Ernährung stattfinden soll. Bei einem Vitamin-B-Mangel muss eine Komplementierung erfolgen nach der Erstellung der Blutwerte. Man sollte bei einer Krebserkrankung den unteren Normbereich bei Vitamin B6 und B12 anstreben.
Bei einer Mehrzahl von Studien konnte durch die Einnahme von Vitamin B6 ein Wachstum der Tumore verzeichnet werden.[186] Aus diesem Grunde sollte eine generelle Einnahme von Vitamin B6 bei einer Tumorerkrankung genau überdacht werden.

d) Vitamin B9 Folsäure

Folsäure und Krebs - das ist ein zweischneidiges Schwert! Folsäure kann einerseits die Entstehung von Tumoren verhindern, andererseits aber Krebsvorstufen zum bösartigen Wachstum anregen. Die Problematik wurde erkannt, als man feststellte, dass viele Frauen, die während der Schwangerschaft Folsäure einnahmen, danach eine höhere Durchschnittsrate an Brustkrebs verzeichneten und häufiger an Brustkrebs verstarben als Frauen ohne Fol-Vitamin.[187] Nun könnte man daraus auch den Rückschluss ziehen, dass die Schwangerschaft und die Hormon-

---

184 https://www.ncbi.nlm.nih.gov/pubmed/22116703
185 https://www.ncbi.nlm.nih.gov/pmc/articles/PMC3581987/
186 https://www.ncbi.nlm.nih.gov/pubmed/3178170; https://www.ncbi.nlm.nih.gov/pubmed/2676471
187 Charles D et al./BMJ 2004

belastung zu dieser erhöhten Rate geführt hatte aber die Studie wurde an Frauen mit und ohne Folsäuresupplementierung gemacht. Später kam noch eine weitere Studie bei Männern mit Prostatakrebs dazu.[188]

Die Gabe von Folsäure und Vitamin B12 kann nach norwegischen Studienergebnissen das Krebsrisiko erhöhen. Nach 39 Monaten Behandlung und 38 Monaten Nachbeobachtung lag die Zahl der Krebsdiagnosen in der Gruppe unter Folsäure (0,8 mg/d) und Vitamin B12 (0,4 mg/d) um 21 Prozent höher als unter Placebo (341 versus 288 Krankheitsfälle).[189]
136 Patienten mit Vitaminbehandlung starben an Krebs - im Vergleich zu 100 Todesfällen unter Placebo. Dies entspricht einem relativen Risikoanstieg um 38 Prozent.
Andere Untersuchungen weisen hingegen nach, dass das Darmkrebsrisiko durch Folsäure reduziert werden kann.[190] Desweiteren wurde erkannt, dass es auf die Art und Weise der Aufnahme der Folsäure ankommt, und dadurch die unterschiedlichen Ergebnisse entstehen. Natürliches Folat **aus unserer Nahrung** wird anders verstoffwechselt als das synthetisch hergestellte, das in Nahrungsergänzungsmitteln verwendet wird. Letzteres muss durch das Enzym Dihydrofolsäure-Reduktase zu Tetrahydrofolsäure umgewandelt werden. Wird synthetische Folsäure nicht mit Hilfe der enzymatischen Prozesse verstoffwechselt, dann reichert sich metabolisierte Folsäure (= UMFA) im Organismus an. Das kann zu DNA-Schäden führen. Auch bei Stress oder Entzündungen wird Folsäure aus Nahrungsergänzungsmitteln zu einer aggressiven Form umgewandelt, die ebenfalls Zellschäden begünstigt. Bei einer Krebserkrankung ist beides vorhanden. Aus

---

188 Figueiredo JC et al./J Natl Cancer Inst 2009
189 http://www.pharmazeutische-zeitung.de/?id=31776
190 Gibson TM et al./J Clin Nutr 2011

diesem Grund sollte Folsäure nur über die Ernährung aufgenommen werden.

Vitamin B9 auf 100 Gramm (300 µg /Tag als Erwachsener)		
Fleisch	Milchprodukte	Pflanzen
Schweineleber 136,0 µg	Vollmilch 6,38 µg	Äpfel 12,0 µg
Forelle 9,23 µg	Chesterkäse 19,0 µg	Himbeeren 30 µg
Thunfisch 15 µg	Gauda 21 µg	Weintrauben 43 µg
Ei 67 µg	Brie 65 µg	Grünkohl 187 µg
Leberpastete 60 µg	Joghurt 13µg	Speisekleie 195 µg
		Kichererbsen 340 µg

e) Vitamin B12

Vitamin B12 ist bei der Entwicklung aller Körperzellen von Bedeutung. Durch Vitamin B12 wird beispielsweise das Zellwachstum gefördert, da es an den Zellteilungsprozessen beteiligt ist und eine schnelle Zellteilung unterstützt.
Da die Krebszellen ebenfalls rasch wachsen und damit durch Vitamin B12 in ihrer Vermehrung unterstützt werden könnten, wurde die Anwendung von Vitamin B12 bei Krebs in der Vergangenheit oft kontrovers diskutiert. Selbstverständlich sollte der Körper nicht in einen Nährstoffmangel geraten oder bewusst in diesen getrieben werden, aber das Supplementieren muss bedacht werden.

Bei vegetarischer Ernährung zum Beispiel sollte man regelmäßig sein Blutbild auf Vitaminmängel untersuchen lassen und diese gegebenenfalls auffüllen. Man sollte nicht auf eigene Faust Vitamine zu sich nehmen, sondern nur dann, wenn im Blut ein Mangel nachgewiesen wurde. Ein Vitamin-**B12-Mangel** kann sich in Blutarmut und Störungen im Nervensystem äußern. Die bedarfsmäßige Zufuhr und der Ausgleich von Mängeln muss daher behoben werden, damit der Körper nicht noch zusätzlich geschwächt wird. Ein höherer als der nötige Vitamin-B-Spiegel sollte aber nicht angestrebt werden.

Es wird dazu geraten, erhöhte Dosierungen von Vitamin B12 (ab 100µg pro Tag) langfristig bei Krebserkrankten nur dann einzusetzen, wenn im Blut ein Vitamin-B12-Mangel vorliegt.

In pflanzlichen Lebensmitteln kommt Vitamin B12 nicht vor. Nur fermentierte pflanzliche Lebensmittel - wie Sauerkraut und Bier, sowie die Alge Chlorella - enthalten geringe Mengen an Vitamin B12.

Vitamin B12 auf 100 Gramm		
Fleisch	Milchprodukte	Pflanzen
Innereien 60 µg	Käse 3,1µg	Chlorella 100 µg
Fisch 10 µg	Quark 1,0 µg	Bierhefe 20 µg
Fleisch 10 µg	Milch 0,4 µg	

Eine Mikronährstofftherapie hat nicht zum Ziel, dem Körper pauschal ein paar Antioxidanzien zuzuführen – nach dem Motto: „Viel hilft viel." Es ist sinnvoll, Mangelzustände gezielt auszugleichen, damit der Zellstoffwechsel wieder das tun kann, wofür er von Natur aus gedacht ist: den Organismus in seiner

Regulationsfähigkeit zu unterstützen und so eine Heilung zu ermöglichen.

Grundsätzlich sind pflanzliche Vitamine synthetischen Vitaminen vorzuziehen.

f) Vitamin B17

In der alternativen Krebsmedizin wird allerdings ein B-Vitamin häufig als Therapie verwandt: das Vitamin B17, auch als Amygdalin oder Laetrile bekannt, denn streng genommen ist Vitamin B17 kein Vitamin, sondern ein *Pseudovitamin*.

Amygdalin kommt in bitteren Aprikosen- und Mandelkernen vor. Es handelt sich um eine Glykosidverbindung, aus der das in den Kernen der Früchte enthaltene Enzym Alpha-Glucosidase Blausäure freisetzen kann. Nach oraler Aufnahme wird aus Amygdalin Mandelonitril freigesetzt und durch die Flora im Darm zu Benzaldehyd und Cyanid transformiert, sodass eine Intoxikationsgefahr besteht. Und genau an diesem Punkt scheiden sich die Geister! Alternativmediziner gehen davon aus, dass das Cyanid - also die Blausäure - zerfällt und den gesunden Zellen nicht schadet, dafür aber eine giftige Wirkung auf Krebszellen hat. Die Schulmedizin zweifelt genau das an und warnt vor Vergiftungen. Vitamin B17 wird oft in Form von Aprikosenkernen angewendet. Die Verzehrempfehlungen sind dabei sehr unterschiedlich und reichen von 2 - 60 Aprikosenkernen täglich. Einig ist man sich nur darüber, dass man die Anzahl der verzehrten Aprikosenkerne langsam steigern soll. Es wird geraten, mit zwei anzufangen und jeden Tag zwei mehr zu essen. Vertreter von B17 raten einer 80 kg schweren Person zu 60 Kernen am Tag, andere sprechen davon, dass man sich auf sein eigenes Gefühl verlassen sollte und nicht mehr zu essen, als man wirklich möchte. Andere gehen wiederum davon aus, dass man sich damit langsam vergiftet.

Heilpraktiker bevorzugen teilweise Infusionen. Vor diesen Infusionen wiederum wird gewarnt, weil Amygdalin eine Zyanid-freisetzende und damit stark toxische Substanz ist (nach schulmedizinischer Meinung). Die Gegenseite argumentiert damit, dass in den Siebziger Jahren die Verwendung von Amygdalin eine der am meisten angewandten alternativen Therapien gegen Krebs war. Es wurden 70.000 Patienten in den USA damit behandelt.

Trotzdem gibt es wenige evidenzbasierte Studien. Man stellte die Patienten jedoch unter Beobachtung und notierte deren Krankheitsverlauf. Auf diese Weise konnte bei 12,5% der insgesamt 368 Patienten eine komplette Heilung oder ein Rückgang der Krankheit verzeichnet werden. Bei 6,8% kam die Krankheit zum Stillstand, und 22,9% konnten einen Vorteil verzeichnen.[191]

In der Frankfurter Studie[192] allerdings konnte man einen Vorteil bei der Anwendung von Vitamin B17 bei Blasenkrebs feststellen. Die Forscher der Uniklinik Frankfurt belegten dies inzwischen auch für mögliche andere Wirkmechanismen von Amygdalin. Sie konnten in Laborexperimenten zeigen, dass bestimmte Eiweiße, die im Zellwachstum regulierend eingebunden sind, durch Amygdalin verändert werden und dadurch das Wachstum isolierter Tumorzellen gehemmt werden kann.

Die Begründung der Alternativmediziner zur Anwendung von Amygdalin liegt oft darin, dass man hierbei davon ausgeht, dass ein Vitamin-B17-Mangel zu einer Krebserkrankung geführt hat oder führt. Daher dient die Substituierung als Vorbeugung und Therapie.

---

191 Milazzo S, Lejeune S, Ernst E/ Support Care Cancer 2007

192 Frankfurter Studie, http://www.dr-puttich.de/wp content/uploads/2014/11/Amygdalin_PlosOne_Wachstum_Blase.pdf

Auch wird argumentiert, dass Unterschiede in der Enzymausstattung mit Alpha-Glucuronidase und Rhodanase zwischen gesunden und Tumorzellen bestehen. Je nach Argumentationskette soll in Tumorzellen mehr.
Cyanid entstehen bzw. dieses dort nicht entgiftet werden können, während dies in gesunden Zellen möglich sei.
Die Gegner wiederum behaupten, dass all dies nicht bewiesen sei und verweisen auf Studien [193], die die Unwirksamkeit von Amygdalin feststellten oder auf dessen Neben-wirkungen: Erbrechen, Azidose, Koma, Herzstillstand, Fieber, Abgeschlagenheit, neuromuskuläre Schwäche, Benommenheit, Lungenödem, Agranulozytose, hämolytische Anämie, Atemnot und Krämpfe.

Es wird auch kritisiert, dass nicht bewiesen ist, dass auch wirklich nur Krebszellen beeinflusst werden und nicht etwa auch die gesunden Zellen. Die Schulmedizin warnt besonders vor der gleichzeitigen Anwendung von Vitamin C und Amygdalin, da Vitamin C die Toxizität von Amygdalin erhöht.[194]

Nach Einschätzung des Bundesinstituts für Arzneimittel und Medizinprodukte (BfArM) ist Amygdalin als „bedenkliches Arzneimittel" im Sinne des §5 Arzneimittelgesetz (AMG) einzustufen: „Bedenkliche Arzneistoffe dürfen danach nicht in Verkehr gebracht werden und nicht an anderen Menschen angewendet werden. Eine Abgabe ist somit für Amygdalin selbst dann unzulässig, wenn eine ärztliche Verordnung vorliegt."

---

193 Moertel CG, Fleming TR, Rubin J, Kvols LK, Sarna G, Koch R, Currie VE, Young CW, Jones SE, Davignon JP.A clinical trial of amygdalin (Laetrile) in the treatment of human cancer. N Engl J Med. 1982 Jan 28;306(4):201-6.
Lilienthal N. Amygdalin - fehlende Wirksamkeit und schädliche Nebenwirkungen; Arzneimittel im Blick 2014;3(9):7-13
194 Milazzo S, Ernst E, Lejeune S et al.: Laetrile treatment for cancer. Cochrane Database Syst Rev 2011; Issue 11:
CD005476.

Eine Apotheke allerdings klagte und ist nun zur Abgabe von Vitamin-B17-Infusionen berechtigt. Vor Produkten aus dem Internet wird gewarnt. Im Internet werden oft ausländische Produkte angeboten, die nicht den strengen pharmazeutischen Qualitätsregelungen entsprechen.

Trotz aller Kontroversen ist Amygdalin als alternatives Heilmittel bei den Patienten sehr beliebt, auch wenn es an einer zufriedenstellenden wissenschaftlichen Begründung noch fehlt. Besonders wurde dieser „Trend" durch Philip Day und seinem aus dem Englischen übersetzten Buch „Krebs-Stahl, Strahl, Chemo und Co - vom langen Ende eines Schauermärchens" gefördert. Für die Krebsheilkunde wurde es aber schon in den zwanziger Jahren von Ernst Krebs entdeckt. Er zog seine Schlussfolgerungen aufgrund von Tierversuchen und schrieb dem Vitamin B17 besondere Heilfähigkeiten bei Krebs zu.

Schade ist, dass trotz der großen Beliebtheit und unzähliger Patienten, die Amygdalin einnehmen, keine weiteren Studien veranlasst worden sind, die tatsächlich Licht ins Dunkel bringen. Bei den vielen Verwendern kann wohl eher nicht von starken Nebenwirkungen ausgegangen werden, ob es aber tatsächlich einen Nutzen hat, gilt es noch zu beweisen.
Die Tatsache, dass die Leber durch die Aktivität des Enzyms Rhodanase Blausäure abbauen kann, könnte die tatsächlich wenigen Klagen über Nebenwirkungen erklären. Wie Patienten berichten, sollen selbst bei hohen Dosierungen von täglich 40-50 Aprikosenkernen keine toxischen Nebenwirkungen auftreten. Bestätigt wurde dies im Jahr 2007 höchstrichterlich vom Oberlandesgericht Niedersachsen, wobei festgestellt wurde, dass das hochreine Amygdalin sowohl oral als auch als Infusion ungiftig ist.

Zu Beginn der Behandlung können aber Schwindel oder Übelkeit auftreten und daher sollte man in jedem Fall langsam mit der Behandlung anfangen. Es gibt Vorschläge, mit zwei Kernen pro Tag anzufangen und alle zwei Tage zwei mehr zu essen. Andere beginnen mit drei Kernen und erhöhen alle drei Tage um drei Kerne. Die einen sprechen von 20 - 40 Kernen am Tag, andere setzen die Grenze auf 60 hoch. Dies ist sicherlich auch vom Gewicht des Patienten abhängig und jeder sollte selbst erfühlen, wie es ihm mit der Anzahl der Kerne geht.
Viele Heilpraktiker behaupten wiederum, dass die Kerne völlig nutzlos sind und nur die von ihnen verabreichten Infusionen einen Heilerfolg bewirken. So enthält eine Infusion mit 18g Amygdalin die Menge, die in 36.000 Aprikosenkernen enthalten wäre. Und eine Infusion von 1,5 g, die Patienten zur Prophylaxe bekommen, enthält immer noch die Amygdalinmenge von 1.500 Kernen! Die Infusionen sind aber relativ teuer. Man muss in etwa mit 180 Euro pro Infusion rechnen. Leider findet man auch manche Therapeuten, die wahre Unsummen für die Behandlung verlangen. In seiner natürlichen Form kommt Vitamin B17 in höheren Konzentrationen vor in:

- bitteren Mandeln, bitteren Aprikosenkernen, Apfelkernen
- Samen anderer Steinfrüchte wie Kirschen, Nektarinen,
- Pfirsichen, Pflaumen,
- wilden Brombeeren usw.
- Radicchio

Deutlich **geringere** Mengen Vitamin B17 enthalten dagegen:

- Hirse, Buchweizen
- verschiedene Hülsenfrüchte (Linsen, Erbsen, Mungobohnen)
- Leinsamen
- Macadamianüsse oder Bambussprossen.

5) Vorbeugende Effekte von Vitaminen auf unterschiedliche Krebsformen

Vitamin	Krebsform
Vitamin B2	Ösophagus
Folsäure	Zervikale Dysplasie Kolorektale Dysplasie Kolorektale Adenome
Vitamin C	Magen
Vitamin A	Haut, Brust, Lunge
β-Carotin	Ösophagus, Magen, Lunge, Kolorektale Karzinome
Vitamin E	Oropharyngeale Karzinome, Ösophagus, Magen

6) Selen

Nach seiner Entdeckung durch Berzelius im Jahre 1817 war Selen, das nach der griechischen Mondgöttin Selene benannt ist, lange Zeit nur als toxische Substanz bekannt. Erst im Jahre 1957 erkannte man, dass eine verminderte Zufuhr zu charakteristischen Krankheitssymptomen führt, das Element also essentiell ist. Die Wissenschaftler Schwarz und Foltz konnten damals bei Ratten durch einen Selenmangel eine Lebernekrose herbeiführen, die zum Tode führte.[195]

Mittlerweile steht das Spurenelement Selen aufgrund seiner antioxidativen und antientzündlichen Eigenschaften wie kein anderes Spurenelement im Fokus der Wissenschaft, insbesondere in der Intensiv- und Krebsmedizin. Ein ausgeglichener Selenspiegel ist für die optimale Funktion unseres Körpers unerlässlich. Mangelerscheinungen werden mit vorzeitigen Alterungsprozessen, funktionellen Beeinträchtigungen von Geweben und Organen, sowie Schäden des humanen Genpools und Erkrankungen wie Krebs assoziiert.

Es findet sowohl in anorganischer (z. B. Natriumselenit oder -selenat) als auch organischer Form (z. B. Selenomethionin) in zahlreichen selenhaltigen Nahrungsergänzungsmitteln oder Präparaten für medizinische oder gesundheitsfördernde Zwecke Verwendung. Es dient dem Patienten nicht nur zur Verringerung der Nebenwirkungen bei Chemo- oder Strahlentherapie, sondern kann auch als Krebsvorbeugung eingesetzt werden. Dies konnte durch Studien in vitro und in vivo nachgewiesen werden.[196]

Im gesunden Zustand sollten Kinder im Alter von drei bis vier Jahren 20 µg, Kinder über vier Jahre 50 µg, Jugendliche und Erwachsene 100 µg, Frauen mit Kinderwunsch 150 µg, Schwangere und Stillende 200 µg und ältere Menschen 150 bis 200 µg

---

195 SELENIUM AS AN INTEGRAL PART OF FACTOR 3 AGAINST DIETARY NECROTIC LIVER DEGENERATION, Klaus Schwarz, Calvin M. Foltz, J. Am. Chem. Soc., 1957, 79 (12), pp 3292–3293, DOI: 10.1021/ja01569a087, Publication Date: June 1957

196 Selen in der komplementären Onkologie: Eine kritische Stellungnahme zur SELECT Studie von Uwe Gröber (SELECT = Selenium and Vitamin E Cancer Prevention Trial)

pro Tag einnehmen. Gerhard Schrauzer, Ph. D von der "University of Califonia", geht davon aus, dass 250-300 µg täglich eine sehr gute Vorbeugemaßnahme gegen alle Krebsarten sei.
Höhere Dosen als die empfohlenen sollten allerdings nicht in Eigenregie eingenommen werden, da Selen auch Nebenwirkungen bei Überdosierungen hat. Viele raten auch dazu, Selen in Verbindung mit Vitamin E – am besten in der Nahrung – aufzunehmen.

Eine finnische Studie ergab aufgrund von 21.172 Blutproben, dass Männer mit einem Selenium-Mangel innerhalb der nächsten zehn Jahre eher an Lungenkrebs erkranken als Männer ohne Selenium-Mangel.[197]

Eine Studie der Universität Bonn hat ergeben, dass Selenium die Nebenwirkungen von ultravioletter Bestrahlung reduzieren kann. Auch wurde in dieser Studie festgestellt, dass Hautkrebspatienten oft unter einem Selenium-Mangel leiden und sich ihre Situation unter der Substitution wesentlich verbessert.[198]

Die Vorteile von Selenium sind folgende:

- antioxidativ, Radikalfänger, Proliferationshemmung
- Hemmung der Angiogenese
- Hemmung der COX-2- Expression
- Förderung der DNA-Reparatur
- Reduktion von Tumorgewebe bei Tieren
- Beeinflussung des Stoffwechsels der Tumorzelle
- Regulation der epigenetischen Methylierung
- antivirale Wirkung

---

197 Jane A. Plant, „The No-Dairy Breast Cancer Prevention Programm"
198 Reinhold U., u.a. „Selenium deficiency amd lethal skin cancer. Abstract of paper read at the 4 th International Symposium on Selenium in Biology and Medicine, Tübingen, Germany.

- antiradiotoxische Wirkung, was besonders wichtig bei einer Strahlentherapie ist.
- Verringerung der Nebenwirkungen bei Chemotherapie.

Selen spielt aber auch eine wichtige Rolle bei der Entgiftung. Es moduliert die Lymphozytenfunktion und steigert die Aktivität von natürlichen Killerzellen.

Durch unsere Nahrungskette können aber nur geringe Mengen von Selen aufgenommen werden. Dies liegt an den selenarmen Böden aufgrund der modernen Agrartechnologien.
Die Nahrungsergänzung mit Selen bei Tumorpatienten wird mit unterschiedlichen Zielsetzungen empfohlen:

- Steigerung der Wirksamkeit konventioneller Radio- und Chemotherapien im Rahmen der Tumorbehandlung.
- Prävention von Rezidiven oder Metastasen nach kompletter Remission.
- Prävention und Behandlung der unerwünschten Wirkungen konventioneller Tumortherapien. Hierbei konnte in einer Studie nachgewiesen werden, dass die Nebenwirkungen von Cisplatin durch eine Selengabe verringert werden konnte. Dies wirkte sich besonders auf eine Reduktion der Hämato-und Nephrotoxizität aus. Da Cisplatin besonders schädlich auf die Nieren wirken kann (bis hin zum Nierenversagen), ist dies von besonderem Vorteil. Auch war in der Studie auffällig, dass die Patienten weniger Bluttransfusionen benötigten als die Vergleichsgruppe. Bei Bestrahlungen im Beckenbereich konnte in einer Studie nachgewiesen werden, dass die Patientinnen weniger unter Durchfällen litten als die Vergleichsgruppe.[199]

---

199 https://www.onkopedia.com/de/onkopedia/guidelines/selen-einsatz-waehrend-der-tumortherapie/@@view/html/index.html

Selen hat einen weiteren Vorteil. Es ist eine kostengünstige Unterstützungsmaßnahme. Die Kosten für 100 µg anorganisches Selen betragen bei Internetapotheken etwa 0,50 € (0,15–1,60 €), das entspricht etwa 15 € pro Monat.

Empfehlung für einen guten Selen-Spiegel
101-139 µg Selen pro Liter (Serum)
121-168 µg Selen pro Liter (Vollblut)

Bitte keine Supplementierung bei normalen oder hochnormalen Werten.
Eine regelmäßige Kontrolle des Blutbildes mit Selen-Spiegel ist erforderlich.
Die Nebenwirkungen bei einer Überdosierung mit Selen sind: Haarverlust, Durchfall, Schmerzen, Fatigue.

Selenreiche Lebensmittel in µg - **pro 100g Lebensmittel**		
Weizenvollkornbrot 8 µg	Haferflocken 10 µg	Naturreis 11 µg
Weizenkleie 60 - 130 µg	Emmentaler Käse 11 µg	Barsch 24 µg
Forelle 25 µg	Lachs 26 µg	Seezunge 29 µg
Obst im Durchschnitt 1 µg Mandarinen, Trauben 2 µg	Bückling 140 µg	Gemüse im Durchschnitt 1 µg
Obst im Durchschnitt 1 µg	Rosenkohl 18 µg	Paranüsse 100 µg
Kokosnüsse 810 µg	Ei 20 µg	Schweineleber 58 µg

12. Der pH-Wert

„Keine Krankheit kann in einem basischen Milieu existieren, nicht einmal Krebs.“ [200]

Für Ihr Immunsystem und Ihren pH-Wert haben Sie bereits viel getan, wenn Sie morgens einen frisch im Entsafter oder Mixer zubereiteten Gemüsesaft oder grünen Smoothie zu sich nehmen und dafür auf das weit verbreitete Frühstück mit Kaffee, Brot, Kuchen, Butter, Wurst, Ei und Marmelade verzichten!

Für den Gemüsesaft verwenden Sie z. B. Äpfel, Birnen, rote Beete, Karotten, Pastinaken, Broccoli, Kohlrabi oder andere Kohlgemüse.

Für den Smoothie eignen sich selbst-gesammelte Wildkräuter (z. B. Brennessel, junger Löwenzahn, Klee, Spitzwegerich, Butterblume, junger Sauerampfer, Gundermann, Gänseblümchen, Knoblauchrauke, Schafgarbe, Springkraut/Blüten, Blätter und Früchte von Erdbeeren, Brombeeren, Himbeeren...), Brokkolisprossen, Salat, Leinöl, Walnussöl und Avocado.
Viele Variationen und Mischungen zwischen Gemüsesaft und Smoothie sind möglich. Bei der Zubereitung des Smoothies mit selbst-gesammelten Wildkräutern schlagen Sie zwei Fliegen mit einer Klappe: Sie haben Bewegung an der frischen Luft (Vitamin D, Stressausgleich, Anti-Depressiv) und Ihr Körper bekommt konzentrierte bioaktive Pflanzenstoffe, Vitamine und Mineralien zur Stärkung der Abwehrkräfte.
Viele Menschen werden immer kränker, weil falsche Ernährung

---

200 Otto Warburg erhielt 1931 den Nobelpreis der Medizin für seinen bahnbrechenden Erkenntnisse in der Krebsforschung.

und Stress die Körperchemie völlig aus der Bahn werfen. Durch unsere moderne Ernährung und unser stress- und giftreiches Leben hat der Körper ständig mit einem Überfluss an Säuren zu kämpfen.
Gifte sammeln sich im Körper an und beeinflussen den pH-Wert auf negative Weise. Gifte kann man unter anderem über die Lunge, die Haut, den Darm, die Nieren und die Blase ausscheiden.

Über die Lunge entgiften wir, wenn wir tief atmen und Kohlendioxid ausatmen. Problematisch ist nur, dass wir aufgrund unseres wenigen Sports und dem vielen Sitzen in Räumen sehr flach atmen und nicht mehr tief, wodurch die Entgiftung verringert ist.

Über die Haut können wir auch entgiften, beispielsweise wenn wir schwitzen. Dies tun wir allerdings auch wiederum wenig, weil uns dazu die körperliche Betätigung fehlt. Auch ist es problematisch, dass viele Kosmetikprodukte, die wir auf die Haut auftragen, zum einen Giftstoffe enthalten und zum anderen nicht pH-neutral sind oder unsere Poren verstopfen.

Wollen wir wirklich entgiften und dadurch auch unseren pH-Wert neutralisieren, so müssen wir viel trinken. Zwei Liter Wasser sind dabei zu wenig. Während einer Chemotherapie werden sieben Liter empfohlen. Kaffee, Süß- oder alkoholische Getränke werden nicht als Flüssigkeit gezählt.

Als Faustregel gilt: Der Körper benötigt mindestens 30 ml Wasser pro Kilogramm Körpergewicht pro Tag. Für einen 80 kg schweren Menschen ergibt das, rein rechnerisch, einen täglichen Wasserbedarf von mindestens 2,4 Liter. Im Krankheitsfalle oder bei einer Entgiftung muss die Flüssigkeitsmenge erhöht werden.

Ein weiteres Problem unserer Gesellschaft ist der Darm. Mittlerweile haben wir uns an chronische Verstopfungen gewöhnt und halten es auch für ausreichend, nur einmal am Tag zur Toilette zu gehen. Ein Großteil der Bevölkerung geht sogar nur 2- bis 3-mal in der Woche. Dadurch kommt es zu einer sehr ungleichmäßigen Entgiftung. Viele Gifte, die vom Körper im Normalfall ausgeschieden würden, können sich so festsetzen.

Eine weitere Form der Entgiftung ist die Regelblutung der Frau. Je verschlackter der weibliche Körper ist, desto stärker ist die Blutung. Dies wird meist mit Hormonen reguliert, was wiederum zu mangelnder Entgiftung und einer Verschlechterung des pH-Wertes führt.
Auch Infektionskrankheiten können zu einer Reinigung und Entgiftung führen. Da sie jedoch meist schnell durch Medikamente behandelt werden, kann eine wirkliche Entgiftung nicht stattfinden.

Aber was ist denn nun der pH-Wert überhaupt?
Grundsätzlich ist der pH-Wert ein Maß für den sauren oder basischen Charakter einer wässrigen Lösung. Unser Urin sollte schwach basisch sein und einen Wert zwischen 7,0 und 7,5 haben. Viele Menschen aber haben einen pH-Wert um die 5,5, Krebspatienten auch gerne niedriger, und sind somit chronisch sauer. Wichtig ist, dass in den unterschiedlichen Teilen unseres Körpers der richtige pH-Wert vorliegt, da ansonsten Krankheiten entstehen. Wir haben ganz unterschiedliche pH-Werte in unserem Körper. So ist der Magen selbstverständlich sauer und das Blut leicht basisch (7,35 - 7,45). In der Bauchspeicheldrüse und im Darm liegt der Wert bei 8,0. Das Bindegewebe hat Werte

zwischen 7,08 und 7,29 und Sekrete von Leber und Gallenblase sind mit pH 7,1 leicht basisch.

Im Blut gibt es diverse Puffersubstanzen: Das Bicarbonatpuffersystem, das Proteinatpuffersystem und das Phosphatpuffersystem. Im Sauerstoffkreislauf wirkt das Hämoglobin als Puffer. Diese Puffer fangen die pH-Veränderungen durch die Stoffwechselreaktionen gut auf und halten den pH-Wert konstant. Bicarbonat ist der wichtigste Puffer, um überschüssige Säuren im Körper zu neutralisieren. Daneben kann der Körper den pH-Wert regulieren, indem er Kohlendioxid über die Lunge abatmet oder Wasserstoffionen oder Ammoniumionen über die Niere ausscheidet.

Wenn unser Körper über längere Zeit eher im sauren, als im alkalischen Bereich ist und die Puffersysteme nicht mehr greifen können, gibt der Körper saure Substanzen (meist Gifte) in die Zellen ab, um dem Blut weiterhin die Möglichkeit zu geben basisch zu bleiben, mit dem Nachteil, dass diese Gifte nicht abgebaut werden, sondern sich im Bindegewebe oder in Form von Schlacken oder Schleim im Darm festsetzen. Je mehr Gifte in den Zellen sind, desto mehr werden die Sauerstofflevels verändert, was wiederum zu einer Schädigung der Zelle führen kann. Ein Teil der Zellen wird dadurch absterben und diese abgestorbenen Zellen sind dann auch wiederum sauer. Andere Zellen, die nicht absterben, können aber ihre DNA verändern werden wiederum problematisch, indem sie z. B. zu Krebszellen werden.

Im Falle eine Chemotherapie kann es zum Absterben von Tumormasse kommen. Diese abgestorbenen Zellen sind sauer und verändern unseren pH-Wert negativ. Daher ist besonders im Falle von Chemo- und Strahlentherapie wichtig, auch auf den pH-Wert zu achten. Chemotherapie wirkt auch besser, wenn unser pH-Wert ausgeglichen ist. Ein niedriger pH-Wert verschlechtert die Wirkung der Therapie.

Die Veränderung des pH-Werts in den sauren Bereich (Azidose) kann zu vielen Folgen in unserem Körper führen, und von Müdigkeit, Schlafstörungen, Kopfschmerzen, Hypotonie, Magenbeschwerden, Gallensteinen, Arthritis bis hin zum Herzinfarkt, als extremer Folge, reichen.

Es gibt aber nun seit Otto Warburg die Theorie, dass Krebszellen ein bestimmtes Milieu benötigen, um wachsen zu können. Dadurch, dass die Krebszellen ihre notwendige Energie aus der anaeroben Vergärung (Milchsäuregärung) von Traubenzucker gewinnen, liegt das Milieu um die Krebszelle im sauren pH-Bereich. Oder umgekehrt ausgedrückt: Ein gesundes basisches Milieu und ein hoher Sauerstoffgehalt der Zellen kann Krebs verhindern. Manche gehen davon aus, dass es deswegen keinen „Herzkrebs" gibt. Krebs am Herzen ist unbekannt, da dort immer die höchste Sauerstoffkonzentration vorherrscht und keine Säurebelastung ist, so wird angenommen. Daher spielt unser pH-Wert eine entscheidende Rolle bei unserer Genesung und auch in der Vorbeugung gegen Krebs und selbstverständlich vieler anderer Krankheiten.

Krebszellen verlieren unter Azidose und Hypoxie das p53-Gen[201] und damit ein Apoptosesignal,[202] also die Fähigkeit zum Zellselbstmord. Ein abgesenkter pH-Wert führt auf Dauer zu einer

---

201 Ines Müller, Elwira Strozyk, Sebastian Schindler, et al.: Cancer cells employ nuclear caspase-8 to overcome the p53-dependent G2/M checkpoint through cleavage of USP28. Molecular Cell, 2019, DOI: 10.1016/j.molcel.2019.12.023.

202 Angewandte Physiologie: „Komplementäre Therapien verstehen und integrieren" Frans van den Berg

Störung der Zellfunktionen und Zellinteraktionen, sowie eine immunologische Defizienz. Therapien greifen schlechter, wenn ein unausgeglichener pH-Wert vorliegt.

Ein schlechter pH-Wert führt nicht unbedingt zu einer Krebserkrankung, er kann aber den Beginn einer pathogenen Kette darstellen, die in die Erkrankung führt.

Was aber beeinträchtigt unseren pH-Wert negativ?

Die meisten Menschen gehen davon aus, dass sie gesund leben und daher einen guten pH-Wert haben müssten. Ich habe in meinem Umfeld mal ein paar Stichproben gemacht. Meine eigene Familie hatte das Glück, zwischen 6,5 und 7,5 zu liegen, was bei meinen Kindern NICHT an der gesunden Ernährung liegen kann, sondern am Sport. Meine Kinder essen zwar wenig Süßigkeiten, lieben aber Kohlenhydrate, die zu Zucker werden. Sie essen gerne Brot, besonders Weißbrot, Nudeln, Pizza, und sie lieben Fleisch. All das verschafft uns keinen guten pH-Wert, außer wenn wir - wie im Falle meiner Kinder - jung sind und täglich mehr als eine Stunde Sport machen (hier: Joggen, Fußball, Tennis und Fitnesstraining).

Durch Sport können wir durch die verstärkte Atmung und das Schwitzen unseren Körper von Giften reinigen und unseren Sauerstoffgehalt im Blut anheben und somit wieder unseren pH-Wert regulieren. Sollten wir keinen Sport oder diesen allzu ehrgeizig betreiben und damit wieder Milchsäure erzeugen, so fällt der pH-Wert ab. Kohlenhydrate werden in Zucker umgewandelt und dieser lässt wiederum unseren pH-Wert absinken. Im Falle einer Krebserkrankung sollte daraus allerdings nicht gefolgert werden, dass man sich ruhig schlecht ernähren könne und dann nur Sport zu treiben brauche und alles sei wieder gut! Man darf nie vergessen, dass sich der Krebs gerne von Zucker und Kohlenhydraten ernährt und eine systemische Krankheit darstellt!

Der durchschnittliche Wert, den ich ermitteln konnte, lag bei 5,5 - und damit weit unter dem Normbereich von 7,0 – 7,5. Bei einem Wert von 5,5 sind wir aber weit entfernt von jeglicher Heilung und ganz nah an den verschiedensten gesundheitlichen Problemen. Wir haben uns mittlerweile angewöhnt, ein Marmeladenbrot zum Frühstück zu essen. In englisch-sprachigen Ländern sind es Eier mit Speck, Rostbratwürstchen und anderes Gebratenes mit weißem Toast. Mittags gibt es was Schnelles mit Fleisch und einer Cola oder Limo und in Deutschland einen Radler oder Bier, danach einen Kaffee, und abends Brot und Wurst mit Bier oder Wein. Mit etwas Glück gab es mittags einen Salat als Beilage; ansonsten wäre unsere Ernährung komplett im sauren Bereich. Da hilft auch das Gemüse aus der Dose oder die Möhren des Discounters nicht mehr viel. Diese Dosengemüse enthalten im Zweifelsfall so viele Gifte, dass unser Körper diese mit Basen binden muss und wieder nicht genügend Basen für sein „Alltagsgeschäft" übrighat. Wieder fallen wir in den sauren Bereich ab.

Die Crux ist aber nun, dass die meisten Lebensmittel, die unseren pH-Wert abfallen lassen, auch Zucker enthalten - und Krebszellen „lieben Zucker". Wenn also schon Krebszellen vorhanden sind, so ernähren wir sie mit jedem Zuckergenuss und all den Kohlenhydraten, die wiederum zu Zucker werden. Wenn man markierte Zuckermoleküle über eine Infusion zuführt, kann man den Zucker schon 15 Minuten später in stark erhöhter Konzentration in den Krebsnestern und Metastasen nachweisen. Für Krebszellen ist der Zucker essentiell. So essentiell, dass - wenn man während der Chemotherapie Kohlenhydrate oder Zucker isst - die Krebszellen leichter Resistenzen entwickeln können, da sie durch unsere Ernährung die nötige Kraft haben. Dazu kommt, dass wir unseren Körper in einen Zustand der Übersäuerung versetzen, in dem es unsere gesunden Zellen schwerer haben sich gesund zu erhalten, die Krebszellen sich aber durch den niedrigen pH-Wert problemlos entwickeln können. Eine Krebszelle kann auch bei einem pH-Wert von 6,0 noch weiterwachsen, während ein solcher pH-Wert bereits einen negativen Einfluss auf unseren Körper hat.

Durch den Tumor selbst und die Krebszellen wird die Übersäuerung des Körpers durch deren spezifische Stoffwechselvorgänge noch begünstigt, denn der Tumor benötigt keinen Sauerstoff, um aus Zucker Energie zu gewinnen, sondern er verstoffwechselt mit dem Prinzip der Gärung Zucker zu Milchsäure (Laktat). Damit fällt wiederum mehr Laktat im Blut an und verschiebt den pH-Wert in den sauren Bereich. Der pH-Wert um den Tumor ist nicht nur sauer, sondern auch sauerstoffarm.

Im Falle einer Krebserkrankung kann auch noch ein weiterer Faktor zu einer Übersäuerung des Körpers führen: Die Unterernährung des Patienten. Durch die Behandlung, den Stress, Schmerzen und auch die Therapien kann es zu einer Verminderung des Appetits kommen, und dadurch - sowie auch durch Übelkeit oder Erbrechen aufgrund von Therapien - zur kurz- oder langfristigen Auszehrung oder dem sogenannten (Anorexie-Kachexie-Syndrom).

Biologisch gesehen begibt sich der Körper dann in den Hungerstoffwechsel und gewinnt seine Energie aus Nebenprodukten des Fettstoffwechsels (Ketone). Die Ketolyse aber verschiebt den pH-Wert in den sauren Bereich. Oft wird auch versucht, den Patienten mit zuckerreichen Produkten wieder aufzupäppeln. Dies wiederum ist kontraindikativ, da sich durch diese Produkte nicht nur der pH-Wert verschlechtert, sondern sich gleichzeitig die Tumorzellen stärken! Sinnvoll, ist hier also eine basische und keine kohlenhydratreiche oder zuckerhaltige Ernährung.

Diese Übersäuerung unterstützt aber nicht nur die Krebserkrankung, sondern führt auch zu zahlreichen Symptomen, die den Patienten noch schwächer machen und sein Unwohlsein verstärken. Dies kann sich in Stimmungsschwankungen, Ermüdbarkeit, Leistungsbeeinträchtigung, vermehrtem Schwitzen oder Haar- und Nagelproblemen ausdrücken. Normalerweise versucht der Körper mittels seiner Puffersysteme und der körpereigenen Basenspeicher (Bicarbonate) diese Störung auszugleichen. Wenn der Zustand aber länger anhält, kann er dem nicht mehr gerecht werden. In diesem Fall, muss der Körper Raubbau an Knochen und Gelenken betreiben, um mit daraus entzogenen Mineralien den pH-Wert auszugleichen.

Wie also sollte man vorgehen?
Grundsätzlich - und das gilt ganz allgemein bei Krebs und nicht nur für den pH-Wert - sollte man stark säurebildende Nahrungsmittel (Fast Food, Fleisch, Zucker, Wurst, Kaffee, Softdrinks) sowie Genussmittel (Alkohol und Nikotin) weglassen. Das gilt ebenso für die meisten Drogen und Medikamente, da diese säurebildend sind.

Im Gegensatz dazu sollte man sich vorwiegend von basenbildenden Lebensmitteln ernähren: Obst, Gemüse, Kartoffeln, Quark, Mineralwasser ohne Sprudel, Tee (Minze, Löwenzahn, Melisse, Buchu), Wasser mit einem Schuss Apfelobstessig. Jede gute Krebsdiät verfolgt dieses Prinzip.

Oft wird auch versucht, den pH-Wert mittels Basenpulver oder aber Natron auszugleichen. Dabei sollte man im Hinterkopf behalten, dass beide natürlich gute „Notmittel" sind, aber die Magensäure herabsetzen. Man sollte es also nicht unmittelbar vor oder nach der Mahlzeit einnehmen. Auch sollte basisches Wasser nicht innerhalb von zwei Stunden nach einer Mahlzeit getrunken werden. Auf Dauer wird die Magensäure verändert und es wird Probleme mit dem Magen geben. Bei Basenpulver wird ebenfalls die Magensäure herabgesetzt und es sind noch andere Zusätze dabei, die Sie eventuell nicht einnehmen wollen oder die mit anderen Medikamenten oder Nahrungsergänzungen zu Wechselwirkungen führen.

Es gibt auch die Idee, dem Krebs mit einer Mischung aus Natron und Melasse (Ahornsirup oder Zucker!) den Garaus zu machen. Diese Theorie hält sich hartnäckig, ist aber wohl eher als Experiment am eigenen Körper anzusehen. Die Idee, die dahintersteckt, ist die, dass die Krebszellen die Melasse gierig aufnehmen (da sie, wie gesagt, gerne Zucker mögen) und in dieser Melasse das Natron ist, das wiederum in der Krebszelle basisch wirkt, und sie so zum Absterben bringen soll. Die Melasse dient sozusagen als ‚Trojanisches Pferd'.

Damit sich die Melasse oder der Ahornsirup mit dem Natron verbindet, wird beides erwärmt und vermischt. Die Gegenargumentation ist allerdings die Frage, ob das Natron überhaupt in der Krebszelle ankommt - oder aber nur die Magensäure herabsetzt und niemals wirklich bis zur Krebszelle und deren Umgebung gelangt. Oder aber erfreut sich der Krebs nur am Zucker und überlässt das Neutralisieren des Natrons dem Magen?
Des Weiteren wird kritisiert, dass - wenn das Natron tatsächlich ankommt und auch den pH-Wert des Blutes verändert - der Körper automatisch in eine flachere Atmung übergeht, um den zu hohen pH-Wert auszugleichen. Mangelnder Sauerstoff wäre aber wiederum positiv für die Krebszelle.

Zusätzlich wird moniert, dass Ahornsirup oder Melasse wiederum den Krebs stärken. Daher empfehlen manche Heilpraktiker Natroninfusionen. Andere umspülen den Krebs mit Natron und manche spülen sogar den Tumor direkt, was voraussetzt, in den Tumor einzudringen - was die Gegner mit dem Argument der Streuung der Krebszellen ablehnen. Bei Natroninfusionen muss man sich wirklich sicher sein, dass sich der Therapeut sehr gut damit auskennt, denn wenn der pH-Wert des Blutes zu sehr in den basischen Bereich abfällt, kommt es zu einer Alkalose, die zu Hyperventilation, dauerndem Erbrechen und Herzrhythmusstörungen führen kann.

In der Onkologie gibt es auch den Grundgedanken der Verbindung von Natron und Chemotherapie, was sicherlich ein Buch für sich wäre. Hier ist das Argument, dass Bicarbonat dabei hilft, lebenswichtige Organe vor dem Gift der Chemotherapie zu schützen. Klar ist, dass man sich auf diesem Gebiet gut bilden muss, da sowohl die Studienlage als auch die Erfahrung begrenzt sind.

Zur kurzfristigen Verbesserung des pH-Werts ist Natron sicherlich empfehlenswert, allerdings nur dann, wenn man wirklich bemüht war, seinen pH-Wert durch Ernährung zu verändern, aber dies nicht schafft. Gemeint ist hier reines Natron im Sinne von reinem Natriumhydrogencarbonat (NaHCO3), nicht Backpulver. Herkömmliche Backpulver enthalten nämlich Zusätze wie phosphathaltige Säuerungsmittel und manchmal auch aluminiumhaltige Verbindungen, was beides nicht von gesundheitlichem Wert ist.

Insgesamt halte ich jedoch nichts von der „Jetzt mal eben den Schweinebraten und eine ordentliche Nachspeise... und dann schnell Natron hinterher"- Idee.

Um ihren pH-Wert zu kontrollieren, sollten Sie ein Tagesprofil Ihres Urins aufstellen. Sie können sich Urin-Teststreifen in der

Apotheke kaufen und auch eine Tabelle für ein Tagesprofil. Am Morgen sollte Ihr Urin im leicht sauren Bereich sein, den Rest des Tages aber im basischen Bereich um die 7,5. Manche Profile geben Werte von 4,5 bis 7,5 als normal an. Im Falle einer Krebserkrankung sollten Sie aber hohe basische Werte anstreben und nur morgens einen Wert unter 7,0 tolerieren. Ansonsten sollten die Werte zwischen 7-8 liegen.
Wenn Ihr Urin bereits morgens bei einem Wert um 7,0 liegt, und das über mehrere Tage, so könnte es sein, dass sie nachts nicht richtig entgiften können und ihr Körper Schlacken hat. In diesem Fall müssen Sie über eine Darmsanierung und auch Darmeinläufe nachdenken. Manche machen einfach nur Einläufe mit Wasser. Andere stellen sich ein Natronwasser her (1 Esslöffel auf 1 Liter Wasser). Manche nehmen leichtes Salzwasser und viele schwören auf Kaffeeeinläufe.
Empfehlenswert sind auch Basenbäder - zum Beispiel mit Natron (ohne Zusätze! Am besten aus dem Bioladen und lesen Sie die Zusammensetzung). Geben Sie 100 Gramm auf ein Vollbad. Hierbei sollten besonders die Körperteile vom Wasser bedeckt werden, die von Tumoren befallen sind. Auch kann man an diesen Körperteilen basische Wickel oder Wickel mit Sauerkrautsaft oder Kohlsaft über Nacht machen (Fenster auf und durch!).
Außerdem **sind hier Heilerde** oder **Zeolithpulver** eine gute Wahl. Zu beachten ist aber wieder, dass man die Heilerde, Bentonit oder Zeolith nicht unmittelbar vor oder nach einer Mahlzeit einnimmt. Da Bentonit z. B. Giftstoffe binden kann, um sie so auszuscheiden, entsteht natürlich die Frage, ob es auch Nährstoffe binden kann und man diese so verliert. Daher sollte man immer lange Abstände zwischen Nahrungsaufnahme und Heilerden (Zeolith, Bentonit, Heilerde) einhalten. Am besten 4 Stunden. Man kann Heilerden auch mit Flohsamen vermischen. Hier sollte man beachten, dass Bentonit z. B. quillt und ebenso die Flohsamen. Entweder weichen Sie beides vorher in Wasser ein

und trinken auch immer noch ein Glas Wasser oder Tee dazu oder Sie trinken noch mehr und weichen es nicht ein. Wenn Sie sich unwohl mit der Einnahme fühlen, müssen Sie mehr trinken. Viel zu trinken ist besonders wichtig, wenn man Giftstoffe ausschwemmen will und eine Darmsanierung machen möchte.

Basische Lebensmittel (empfohlen)		
Obst	Gemüse (außer Essiggurken, Knoblauch und Spargel)	Apfelsaft
Möhrensaft	Grapefruitsaft	Grüner Tee
Zitronensaft	Löwenzahn	Spinat
Trockenfeigen	Olivenöl	Brennnessel
Petersilie	Grünkohl	schwarzer Rettich
Gurken	Gräser	Rucola
Säurebildende Lebensmittel (diese sollten Sie meiden)		
gehärtete, raffinierte Fette, Öle	billige Salatöle	geschälte und polierte Getreide
Alkohol	polierter Reis	Fleisch, Wurstwaren, Schinken
alle Süßigkeiten	Teigwaren	Milchprodukte Quark, Joghurt, Kefir und Käse
Hülsenfrüchte, Spargel, Rosenkohl, Artischocken	Senf und Essig	Ei, Eiweiß
alle Weißmehlprodukte, auch graue Brötchen	kohlensäurehaltige Getränke (auch Mineralwässer)	Softdrinks wie Limonaden, Cola

13. Der Darm

„Der Darm ist der Vater aller Trübsal."

Der Darm ist nicht nur der Vater aller Trübsal,[203] sondern auch ein extrem spannendes Organ, das unsere Gesundheit um so viel mehr beeinflusst, als wir auch nur erahnen! Genau hier haben wir es in der eigenen Hand, unser Wohlbefinden zu fördern oder uns von Krankheiten zu trennen.

Stellen Sie sich vor, Sie breiten den Darm aus und legen sich darauf! Sie würden staunen, dass auch Sie etwa hundertmal (ja: 100 Mal!) da hineinpassen! Diese Größe sollte uns auch gleich ermahnen, denn hier kann sich einiges an Unrat verstecken! Obwohl er eine beeindruckende Größe und einen enormen Einfluss hat, so setzen wir uns dennoch nur selten mit ihm auseinander. Wer will sich schon um seinen Darm kümmern? Denn im Grunde ist es doch ganz simpel: Oben rein, unten raus! Mehr ist nicht relevant. Das stimmt - genau bis zu dem Tag, an dem wir eine Krankheit bekommen! Hautkrankheiten oder Asthma bringen wir aus reiner Unwissenheit nicht mit dem Darm in Zusammenhang. Bei chronischer Verstopfung oder Durchfällen wird es schon schwieriger, ihn zu ignorieren. Mit Krebs hat er bei den meisten Menschen nur dann etwas zu tun, wenn man Darmkrebs hat.

Ein kleines Beispiel soll Ihnen aber auch zeigen, an was wir gewöhnlich nicht denken, wenn es um unseren Darm geht:

Es geht um einen Versuch mit zwei Mäusen. Die eine Maus war sehr mutig und wählte auch gefährliche Wege, um an ihr Futter zu gelangen. Die andere war alles andere als mutig und verzichtete eher auf Nahrung, als einen gefährlichen Weg zu wählen.

---

203 Zitat von Hippokrates

Dann tauschte man bei beiden Mäusen den Darm aus. Die mutige Maus bekam den der feigen Maus - und die feige Maus den Darm der mutigen Maus.

Ahnen Sie, was passierte? Unglaublich, aber wahr: Die feige Maus nahm nun plötzlich gefährliche und schwierige Wege auf sich, um an ihr Futter zu gelangen!

Daran erkennen wir, dass der Darm nicht nur unser Denken verändert, sondern auch unsere Emotionen. Nicht grundlos nehmen Menschen, die sich der Meditation oder einem höheren geistigen Level und dem bewussten Umgang mit ihren Gedanken widmen, oft eine spezielle und sehr simple Nahrung zu sich oder werden zu Asketen.

Wenn wir empfindlich sind, so wissen wir, dass uns das ein oder andere auf den Magen schlägt. Und der Darm? Der kann es dann ausbaden!

Nun, werden Sie sich im Zweifel denken, ich esse ja so gesund, was soll da schon sein? Oder, wie mir meine Freundin heute schrieb: „Jetzt hast Du mir das Fleisch madig gemacht, mir die Multivitamintablette gestrichen, und nun fängst Du auch noch mit dem Darm an? Also ich esse jetzt so gesund und achte auf meinen pH-Wert, da erholt er sich von alleine! Und außerdem hatte ich nie Schwierigkeiten mit ihm. Ich will mich jetzt mit Freunden treffen und Spaß haben!"

Richtig, aber es geht nicht nur darum, was wir aufnehmen, sondern auch wie. Ich werde jetzt hier nicht tiefer einsteigen, sondern mich sehr kurzhalten, aber Ihnen dennoch eine kleine Idee der Problematik geben.

Sie haben also nun beschlossen gesund zu essen und meinen, damit hat sich alles erledigt. Da aber die Zeit knapp ist, reduzieren Sie das Kauen und spülen alles – gesund wie Sie sind - mit einem Kräutertee oder aber Basenwasser hinunter.
Nur, wer macht nun die Arbeit?

Der Magen hat keine Zähne und kann nicht für Sie einspringen. Eigentlich sollte bereits ein Brei im Magen ankommen! Dies liegt schon alleine daran, dass unsere Speiseröhre an Engstellen nur einen Durchmesser von 1,5 cm hat. Auch tut sich der Magen mit der ganzen Flüssigkeit schwer, die plötzlich seine Magensäure verdünnt hat. Die Magensäfte haben die Aufgabe, dafür zu sorgen, dass wir die Nahrung auch richtig aufnehmen können, und diese aufzuschlüsseln. Die Enzyme und auch die Salzsäure mit ihrem Amt der Desinfektion werden aktiv. Es folgt die Denaturierung der Eiweiße und die Aufspaltung der Kohlenhydrate, Fette und Eiweiße. Problematisch ist nun, dass wir einen halben bis dreiviertel Liter Flüssigkeit mit unserem Essen aufnehmen. Dadurch werden die Magensäure und alle Enzyme verdünnt und können auf diese Weise nicht mehr richtig funktionieren.

Die Salzsäure kann beispielsweise mögliche Würmer in unserem Sushi oder Tatar oder kleine Maden in unserem Salat nicht mehr desinfizieren, aber auch andere Erreger wie Bakterien und Viren nicht mehr abtöten. Daher sollten wir Essen und Trinken zeitlich versetzt tun. Eine halbe Stunde vor dem Essen kann man so viel trinken, wie man möchte - und dann wieder zwei Stunden nach dem Essen. Vor allem schwer verdauliche Produkte, wie Fleisch, benötigen im Magen allein über drei Stunden und brauchen die Hilfe der unverdünnten Salzsäure und die Aktivität der Enzyme. Wenn wir nun viel essen und viel trinken, dann wird der Magen so voll, dass, wenn er mit seiner Arbeit beginnt und sich - ähnlich wie bei einem Betonmischer – zu bewegen anfängt, zwei

Dinge passieren können: Entweder drängt sich das Zuviel an Nahrung und Flüssigkeit samt der Magensäfte nach oben in die Speiseröhre – was wir als das äußerst unangenehme Sodbrennen kennen - oder es geht nach unten in den Zwölffingerdarm, für den der Nahrungsbrei jedoch nicht richtig vorbereitet ist. Aufgrund der verdünnten Salzsäure hat der Magen dann auch noch begonnen, mehr Salzsäure zu produzieren, so dass das Volumen des Mageninhalts noch größer wird - genauso wie die Schmerzen in der Speiseröhre.

Wenn Sie nun - entweder um das Sodbrennen zu behandeln oder weil Sie mein Kapitel über den pH-Wert gelesen haben - die Basentabletten oder eventuell sogar das Natron (NICHT auf Dauer! Natron ist die schlechteste Variante!) vor dem Essen eingenommen haben, oder das Basenwasser zum Essen trinken - so wird noch mehr Magensäure produziert. Daher sollten Sie nichts, was den pH-Wert des Magens verändert, in einem Zeitraum von zwei Stunden vor oder nach einer Mahlzeit zu sich nehmen.

Die andere Möglichkeit ist, dass der Pförtner des Magens den Speisebrei, der noch nicht für den Zwölffingerdarm vorbereitet ist, trotzdem passieren lässt, da der Magen zu voll ist. Hier muss der saure Nahrungsbrei wiederum neutralisiert und für den Dünndarm vorbereitet werden. Das geschieht durch dem Gallensaft und über den Bauchspeicheldrüsensaft, damit die Enzyme, die nur im Basischen wirken, den Nahrungsbrei in kleinste Bau- und Nährstoffe zerlegen kann. Kommen hier aber zu große und unvorbereitete Brocken an, so wird verhindert, dass das basische Element wirken kann. Das heißt, die Eiweiße können nicht in Aminosäuren zerlegt werden, die Kohlenhydrate nicht in Glukosemonosaccharide, und die Fette nicht in Fettsäuren. Der Dünndarm, der diese feinen Nährstoffe aufnehmen soll, kann auf die falsche Vorverdauung dann nur noch so reagieren, dass er zu gären beginnt. Diese Gärung stellt allerdings wieder Säuren her, die wir gerade als Krebspatient nicht möchten. Der Dünndarm reagiert auf diese Säuren mit der Bildung von Glykoproteinen. Diese regen zu einer Art Schleimbildung an. Dieser Schleim soll den Dünndarm vor der Säure schützen, denn Schleim kann Säure neutralisieren. Der Schleim bleibt aber leider im Dünndarm und wird nicht ausgeschieden. Wenn wir also nur hin und wieder schlecht kauen, viel trinken und in Eile essen, so können wir damit gut leben. Wenn es aber ein Dauerzustand wird, so bildet sich immer mehr Schleim, und jede Schleimschicht lagert sich wiederum auf der vorherigen Schleimschicht ab.

Vom Dünndarm geht es dann in den Dickdarm, der die Aufgabe hat, Vitamine zu produzieren, Mineralstoffe aufzunehmen und den Kot zu bilden. Den letzten beißen die Hunde - und so entstehen auch meist im Dickdarm die Probleme. Meist fängt hier zum Beispiel der Darmkrebs an. Da der Dickdarm - als letzter in der Reihe - mit all den Problemen zu kämpfen hat, die zuvor nicht behoben wurden, kann er nur mit Fäulnis reagieren - und damit beginnt ein ganz großes Problem! Durch Fäulnisgase und -prozesse werden weitere Säuren gebildet und wir haben genau die Problematik, die jeder Patient hat. Da zu viele Säuren entstehen, können Nährstoffe, Mikronährstoffe und Vitamine weder gebildet noch aufgenommen werden. All das, was der Patient für seine Gesundheit tut, kann also an einem nicht sanierten Darm scheitern. Wenn man keinerlei Probleme hat, nicht krank ist und sich fit und gesund fühlt, dann ist es ausreichend, sich gut zu ernähren, gut zu kauen, und nichts während der Mahlzeiten zu trinken. Wenn man aber ein Krebspatient ist, bei dem es bereits zu chronischen Entzündungsprozessen gekommen ist, so kommt man nicht umhin, seinen Darm zu reinigen und ihm wieder die Möglichkeit zu geben, die Stoffe, die man bewusst isst, um sich von seiner Erkrankung zu heilen, auch aufnehmen zu können, und die Vitamine, die der Körper benötigt, auch bilden zu können. Durch ein jahrelanges Fehlverhalten kann es auch zu einer derart starken Belastung des Darms kommen, dass sich kleine Löcher bilden (leaky gut). Diese lassen Giftstoffe durch den Darm und belasten den Körper.

Aus genau diesem Grund gehören zu den Diäten von Budwig und Gerson auch die Einläufe und die Darmsanierung, da beide Wissenschaftler erkannt haben, dass eine ausreichende Nährstoff- und Vitaminaufnahme im Darm gewährleistet werden muss.

Der Schleim aber, der sich als Säureschutz im Darm gebildet hat, ist auch gleichzeitig Nährboden für Krankheitserreger, Parasiten und Würmer. Das schwächt unseren Körper und unser Immunsystem. Es wird also Zeit aufzuräumen! Wir müssen das Problem beheben und nicht weiter Symptome bekämpfen. Durch diese Prozesse, die ständig in unserem Darm ablaufen, vergiften wir uns kontinuierlich und übersäuern. Über die Wichtigkeit eines ausgeglichenen pH-Werts auf die Krebszelle - und das von ihr bevorzugte saure Milieu - habe ich schon geschrieben.

Die Nährstoffe, die Sie vielleicht sogar bewusst einnehmen, um Ihre Zellen zu stärken, zu schützen, oder die Krebszellen zur Apoptose zu bewegen, können aber nur dann vom Körper aufgenommen werden, wenn der Darm für die Leber eine gute Vorarbeit leisten kann. Wenn nicht, sind Ihre Bemühungen schön, aber lange nicht so erfolgreich, wie Sie es sich wünschen. Denn statt der Nährstoffe nimmt die Leber nun auch die Fäulnisgase und Säuren auf und vergiftet dadurch den Körper.

Was nun? Und schon wieder spreche ich von Arbeit, denn nun ist es Ihre Aufgabe, all die Schleimschichten wieder abzubauen.

Dies erfolgt über eine Darmwäsche oder Darmeinläufe. Man kann eine professionelle Colon-Hydro-Therapie machen, die etwa sieben Tage dauert, oder man macht selbst Darmeinläufe und nimmt Zusatzstoffe, wie zum Beispiel **Zeolith, Bentonit, Ocupaca D3** oder **Leinsamen** mit **Kefir**. **Grapefruitsaft** und **Zitrone** sind auch vorteilhaft. Bei einer professionellen Darmsanierung können zwischen einem bis fünf Kilogramm Schleim und alte Materialablagerungen herausgeholt werden. Es sind jedoch genau diese Ablagerungen, die viele gute Therapien blockieren! Durch eine Darmsanierung sorgen Sie für eine bessere Durchblutung Ihres Darmes und somit auch für einen Abbau von Schadstoffen und die Aufnahme von Nährstoffen. Eine bessere Durchblutung erreichen Sie durch **Vitamin C** oder **OPC**. Probiotische Kräuter bauen Ihre Darmflora wieder auf. Eine Fastenkur mit Darmspülungen reinigt auch Ihren Darm.

Auch wenn es wieder Arbeit bedeutet, so lohnt es sich, denn der Darm stellt 80% unseres Immunsystems dar.

Eine Darmreinigung kann nicht nur aufgrund von falschen Essgewohnheiten und zu viel Zucker und Kohlenhydraten nötig sein, sondern es kann auch zu einer Verschiebung des gesunden Darmmilieus aufgrund von Medikamenten - wie Antibiotika oder Chemotherapie - kommen. Pilze können entstehen und gesunde Bakterien verdrängt werden. Auch Parasiten können uns belasten. Aber wie reinigt man nun den Darm?

- Fasten mit Glaubersatz, Heilerde und Flohsamen;
- Heilerdekapseln kombiniert mit Papayakernen - oder Papayakerne alleine;
- Oregano als Kräuter- oder Oreganoöl ist stark reinigend;
- Einläufe, auch mit Bauchmassage;
- Leinsamen mit Kefir oder

- Heidelberger's 7 Kräuterstern Pulver (Bertrand Heidelberger stellte aus sieben bitteren Kräutern: Wermut, Schafgarbe, Wacholder, Fenchel, Anis, Kümmel und Bibernelle ein schleimlösendes und schleimausscheidendes Pulver zusammen.);
- Vita Biosa (Anis, Süßholzwurzel, Fenchel, Basilikum, Römische Hundskamille, Kerbel, Dill, Schwarzer Holunder, Bockshornkleesamen, Ingwerwurzel, Echter Engelwurz, Wacholder, Brennnessel,
- Oregano, Petersilie, Pfefferminze, Rosmarin, Salbei und Thymian).

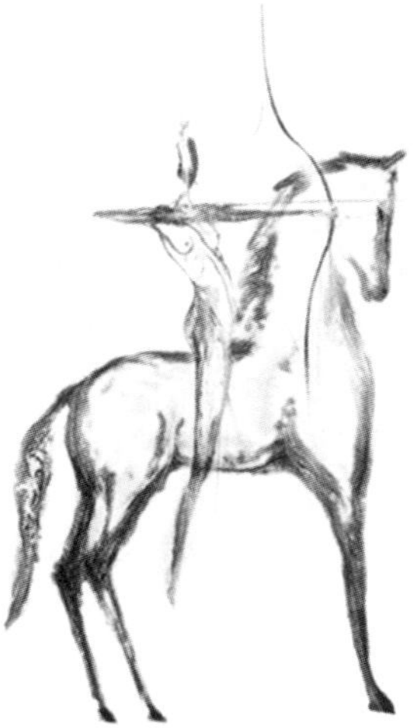

14. Sport

Sicherlich werden Sie sich denken, was soll der Sport mit meiner Heilung zu tun haben? Doch schon der griechische Arzt Hippokrates (460-463 v. Chr.) wusste vor 2.500 Jahren: „Wenn wir jedem Individuum das richtige Maß an Nahrung und Bewegung zukommen lassen könnten, hätten wir den sichersten Weg zur Gesundung gefunden".[204] Und: Studien haben ergeben, dass 50% der Menschen von chronischen Krankheiten heilen, wenn sie täglich eine Stunde ‚Noordig walking' machen. Daher: Tun sie was!

Einleitend etwas ganz Einfaches:
Je dicker Sie sind, desto höher wird Ihr Krebsrisiko.[205]
Je dicker Sie sind, desto leichter können sich Gifte in Ihrem Bauchfett anlagern.
Je dicker Sie sind, desto schlechter wird im Zweifel Ihr Bindegewebe sein und Krebszellen haben es leichter zu wandern.

Bei Menschen mit mittlerer oder hoher Muskelkraft ist die Gefahr einer Krebserkrankung um dreißig Prozent niedriger als bei Menschen mit geringer Muskelkraft.

Sport kann einen Schutz vor Krebs bieten, zum einen durch ein besseres Bindegewebe und zum anderen durch festere Muskeln und durch die Stärkung des Immunsystems.
Durch regelmäßiges Schwitzen und vermehrtes Atmen beim Sport entgiften Sie besser als ohne Sport.

Verschiedene Studien haben gezeigt, dass Sport die Nebenwirkungen einer medikamentösen Therapie verringern. Auch senken

---

204 www.zitate.eu/author/hippokrates
205 www.zeit.de/2012/31/Uebergewicht-Krebs; www.krebsinformationsdienst.de/grundlagen/krebsstatistiken.php

Sie Ihr Krebsrisiko durch regelmäßigen Sport.
Als tumorspezifische Effekte kommen zudem der Einfluss auf Sexualhormone, antioxidative Wirkungen oder eine Verbesserung von DNA-Reparaturmechanismen in Frage, ebenso die Verringerung von Insulin und körpereigenen Botenstoffen (z. B. IGF, Interleukin, TNF). Dazu kommen weitere Mechanismen, die für bestimmte Krebsarten entscheidend sind: Durch die Anregung des Stoffwechsels wird beispielsweise die Kontaktzeit möglicher krebserregender Stoffe in Magen und Darm verkürzt. Bei Frauen mit hormonabhängig wachsendem Brustkrebs senkt Sport den Östrogenspiegel in Blut und Gewebe – ebenso wie eine medikamentöse Therapie.
Es gibt also keinen Grund nicht Sport zu treiben.

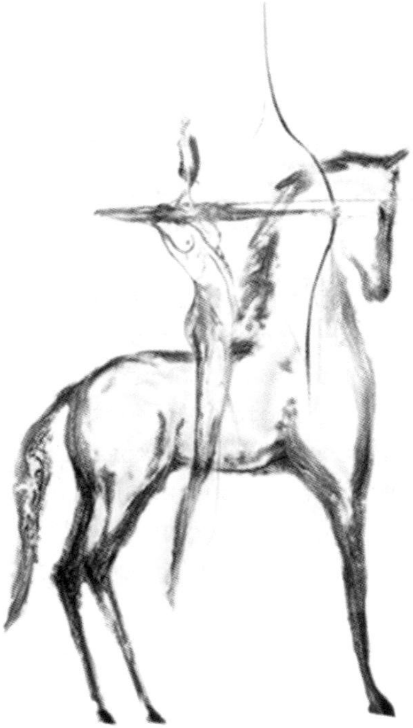

15. Unsere Psyche

Wie könnte unsere Psyche auf unsere Erkrankung keinen Einfluss haben? Selbst wenn wir vor der Diagnose ein fröhliches, ausgeglichenes, glückliches und absolut problemloses Kerlchen waren, so wird sich das spätestens nach der Diagnose ändern. Natürlich ist es erstrebenswert, wenn man - nachdem man sich von dem ungemeinen „Diagnoseschock" erholt hat - die Ärmel hochkrempelt und tut, was man tun kann. Aber auch wenn wir versuchen stark zu sein, so wird uns die ein oder andere Krise begegnen. Wir werden Ängste haben. Wir werden auch nicht immer den Tod als unseren besten Freund ansehen und mancher Arztbesuch wird zur Zitterpartie. Ich glaube, das ist ganz normal, denn niemand ist immer ‚Superman'. Wichtig aber ist, dass wir nach einem Weg suchen, um mit dieser Belastung zurechtzukommen.

Patienten, die eine derartig schockierende Diagnose erhalten haben, unterteilen sich meist in zwei Gruppen: Die einen verzagen - die anderen kämpfen und gehen gegen die Krankheit vor. Auch wenn sie noch nicht wissen ‚wie', so wissen sie auf jeden Fall ‚dass'.
Ich habe einmal die schöne Geschichte gelesen, dass ein Arzt einem Patienten eine finale Krebsdiagnose gestellt hat, verbunden mit einer Zeitspanne, die er maximal noch zu leben hatte. Der Patient stand auf und sagte: „Mich interessiert Ihre Diagnose, aber nicht Ihre persönliche Prognose. Ich werde noch auf Ihr Grab pissen!" Nicht galant ausgedrückt, aber definitiv ein Anfang und ganz bestimmt das Gegenteil von Verzagen! Er heilte sich und tat, was er angedroht hatte, denn der Arzt war inzwischen gestorben.
Ich habe natürlich nicht das Grab meines 8-Wochen-Onkologen besucht, falls Sie das nun denken. Ich habe mir vielleicht

Ähnliches gedacht, aber ich denke, unter den damaligen Umständen war das nur menschlich und jedem verständlich!

Viele gehen bei der psychischen Komponente auch noch weiter und behaupten, dass der Ursprung der Krebserkrankung in unserer Psyche liege. Einer der bekanntesten Vertreter dieser Ansicht - und der Begründer der germanischen Medizin - ist Dr. med. Geerd Hamer. Natürlich habe ich mich damals auch mit der Hamerschen Theorie auseinandergesetzt, der zufolge alle Krebserkrankungen auf Konflikte zurückzuführen sind. In anderen Worten: Zu jeder Krebserkrankung gibt es einen speziellen Konflikt. Nach der Hamerschen Theorie hat ein Hodgkin Patient einen ‚Selbstwerteinbruchkonflikt'. Patienten mit Brustkrebs haben oft einen ‚Beziehungskonflikt' mit ihrem Partner oder einen ‚Mutter-Kind-Konflikt'. Bei Lungenkrebs- oder Bronchialkarzinompatienten geht es oft um eine zugrundeliegende ‚Revierangst'. Geerd Hamer selbst hatte seinen Sohn auf tragische Weise verloren und war der Meinung, dass dies bei ihm Hodenkrebs ausgelöst hatte.

Ob das nun so ist oder nicht, muss, glaube ich, jeder für sich selbst entscheiden. Auch wenn man einen solchen Konflikt hat oder hatte, stellt sich natürlich die Frage, ob man deshalb einen Krebs entwickeln muss. Was etwas gegen die Theorie von Dr. Hamer spricht, ist das israelische Volk. Es hat die meisten Kriege und somit die meisten Konflikte – aber dennoch weniger Krebsfälle als z. B. Deutschland. Und dass, obwohl man in Israel durchschnittlich mehr raucht als in Deutschland. Vielleicht muss man aber auch nicht gleich von einem Konflikt sprechen, sondern eher von einer Unstimmigkeit oder aber Stress.

Unabhängig davon, ob man daran glaubt oder nicht - meiner Meinung nach ist es wichtig, dass man in seinem Leben etwas ändert.

Wenn tatsächlich ein Konflikt vorhanden ist, so sollte man natürlich daran arbeiten, diesen aufzulösen - und das möglichst schnell. Es macht sicherlich Sinn, sich darüber klar zu werden, was man in seinem Leben verändern möchte. Ob das nun immer gleich einen psychischen Konflikt oder ein Problem darstellen muss, sei dahingestellt. Und ob es tatsächlich kompliziert ist, den Konflikt oder das Problem zu lösen, muss auch jeder für sich selbst entscheiden. Bei manchen Menschen reicht es, dies überhaupt zu erkennen, und das Problem dann einfach loszulassen. Falsch ist, die Flinte zu schnell ins Korn zu werfen und an sich selbst zu zweifeln – nach dem bequemen Motto: „Meine Kindheit war bereits ein Desaster und nun habe ich auch noch Krebs!" Wer sich dann noch in den Sessel setzt und sich dem Selbstmitleid hingibt, der hat meiner Meinung nach, einen harten Weg vor sich.

Wenn einen etwas zwickt, so sollte man daran arbeiten und sich eine Möglichkeit suchen, das Problem zu beseitigen. Es gibt Methoden wie Sand am Meer. Allerdings würde ich persönlich mir entweder etwas aussuchen, das ich selbst machen kann, oder etwas, das nicht zu lange dauert. Im Falle einer Erkrankung macht es sicherlich keinen Sinn, mit einer Analyse über sieben Jahre zu beginnen!

Wichtig ist auch, dass man seine eigenen Überzeugungen überprüft. Dies halte ich für deutlich wichtiger, als einen Konflikt zu suchen oder zu finden. Bin ich der Meinung, dass ich früh sterbe, so habe ich ein Problem, wenn ich leben möchte. Glaube ich, dass ich besonders viel Aufmerksamkeit von meinem Umfeld bekomme, wenn ich krank bin, so wird es mir schwerfallen, gesund zu werden. Meine geistige und seelische Verfassung ist mit Sicherheit ein entscheidendes Kriterium bei der Heilung einer Krankheit.

Wenn ich Gesundheit erlangen möchte, so muss ich mich um Stimmigkeit in meinem Leben bemühen. Grundsätzlich tendiert der Mensch in Richtung Gesundheit, wenn er ein stimmiges Leben lebt - und in Richtung Krankheit, wenn das nicht der Fall ist. Eine Unstimmigkeit muss keine psychische Erkrankung oder ein wirkliches psychisches Problem sein, es muss auch kein Konflikt oder eine Neurose sein. Es reicht aus, wenn wir zum Beispiel mit dem Stress, den unsere Arbeit, Familie, unsere eigenen Ansprüche, Ideen oder Forderungen an uns selbst oder auch Dritte auslösen, fertig werden müssen. Dieser Stress stellt eine Unstimmigkeit dar und kann uns krank machen. Stress kann man im geistigen, seelischen und körperlichen Bereich haben und erzeugen. Im körperlichen Bereich ist es beispielsweise ganz einfach die falsche Ernährung, die unserem Körper nicht bekommt. Oder wenn wir zu viel Alkohol trinken, rauchen oder Drogen zu uns nehmen. Wenn man Dinge denkt, die einem nicht bekommen, so erzeugt man Stress.

Man muss sein Leben in ruhige und ausgeglichene Bahnen lenken, um so eine Basis für eine Heilung zu schaffen.
Wichtig ist dabei, dass man lernt, dass man selbst die Zentralfigur im eigenen Leben ist und man selbst bestimmt, in welche Richtung man geht. Kein Arzt und kein Partner sollte diese Autonomie übernehmen. Kein Kranker sollte diese Autonomie abgeben. Ärzte, Partner und Freunde sind Berater, die Entscheidung aber bleibt bei dem Kranken selbst. Unser Umfeld begleitet und trägt uns, der Kranke aber muss tun, was er selbst für richtig hält und für ihn stimmig ist.

Dabei muss es aber auch zu diesem TUN kommen! Eigeninitiative und Bewegung verändern unsere Psyche und verbessern unser Befinden enorm. Wenn man mit seinen Gedanken nicht klarkommt, kann es sehr hilfreich sein, einen Plan zu machen. Sport ist dabei eine Möglichkeit. Wer ins Grübeln gerät, sollte direkt reagieren: Laufen, Joggen, Yoga - was auch immer einen ablenkt, oder dazu bringt, den eigenen Fokus zu verändern. Wenn man dem oft vernichtenden Ansturm der eigenen Gedanken konsequent mit einer Aktion begegnet, so erlernt man, diese zu beherrschen.

Die Meditation ist eine weitere, sehr heilsame Möglichkeit. Hier kann man sich entweder auf seinen Atem konzentrieren oder auch sich einfach nur hinlegen, um in die Gefühle, die einen belasten, zu spüren. Ziel ist, diese entweder zu vertreiben, indem man sich wechselweise auf das Gefühl und dann auf den Atem konzentriert, oder man fühlt das Gefühl, versucht zu erkennen, wo die Grenzen der Empfindung sind und lässt das Ganze dann auflösen.
Erzeugen Personen in Ihnen Gefühle, die Sie nicht wünschen, so legen Sie sich in Ruhe hin und spüren Sie einmal in dieses Gefühl! Schauen Sie sich Ihre Wut, Ihre Angst oder das ganze Unbehagen an und atmen Sie bewusst durch das Gefühl. Sie werden sich wundern! Mit etwas Übung werden Sie einen großen Spaß daran bekommen, Dinge loszulassen! Dinge sind nicht immer das, was wir meinen. Manches, das wir vor Jahren als ein großes Problem angesehen haben, ist später keines mehr. Das ein oder andere verstehen wir vielleicht Jahre später gar nicht mehr, obwohl es ja noch das gleiche Problem ist. Es ist also alles relativ. Auch geschieht alles in einem großen Ganzen und vielleicht sollten wir auch Vertrauen entwickeln. Vertrauen in uns, in unsere Heilkräfte und Möglichkeiten, in unsere Partner, Berater und Ärzte, und auch in das große Ganze, das so viele Menschen trägt. Warum nicht auch uns?
Wann immer ich in Angst geriet, habe ich sofort damit begonnen, ‚meinen Körper zu kehren'. Dabei habe ich mich zuerst auf meinen Atem konzentriert und mir dann, rein gedanklich, einen

Besen vorgestellt, mit dem ich zu ‚kehren' begann. Gefühle wurden weggekehrt. Krebszellen wurden weggekehrt. Andere wiederum visualisieren, indem sie ‚schießen' und ‚alles mit dem Panzer überrollen'. Das ist Geschmacksache. Die Hausfrau in mir ‚kehrte' halt gerne! Mir hat das Visualisieren auf diese Weise sehr geholfen, vor allem dann, wenn ich in jene teuflischen Gedankenkreise geriet, die mich nicht weiterbrachten, sondern mitunter eher in Panik gerieten ließen. Wie wahrscheinlich jede andere Mutter – zumal die Mutter kleiner Kinder - konnte ich stundenlang darüber nachdenken, was aus meinen Kindern werden sollte, wenn ich stürbe. Um jedoch aus dieser entsetzlichen Spirale ständig wachsender Ängste herauszukommen – die niemandem halfen und schon gar nicht mir, schließlich wusste ich nicht, was aus mir oder meinen kleinen Kindern würde, falls ich denn doch stürbe - begann ich zu ‚kehren'. Ich kehrte und kehrte! Denn wenn es doch geschehen sollte, konnte ich es ja nicht ändern, indem ich stundenlang darüber nachdachte und danach noch eine Stunde weinte. Ich konnte aber ‚kehren' oder spazieren gehen - und einen Plan machen! Ich konnte in Aktion treten! Und genau das können auch Sie!

Ian Gawler[206] hielt auf einem psycho-onkologischen Kongress einmal einen Vortrag. Er war eine kleine Berühmtheit, denn der australische Tierarzt hatte sich - entgegen der ärztlichen Prognosen - von einem metastasierten Sarkom geheilt und zahlreiche Bücher geschrieben, unter anderem auch das Buch ‚Krebs – Signal der Seele'.
Der Raum war mit über 500 Besuchern brechend voll und der Vortrag wurde gespannt erwartet. Ian Gawler trat ans Mikrofon. Er begrüßte die Zuhörer und begann gleich damit, dass alle

206 Ian Gawler: 'You Can Conquer Cancer: A New Way of Living'; 'Die Mitte finden. Meditation leicht gemacht.'

sicherlich wissen wollten, wie er sich vom Krebs geheilt habe und wieder gesund geworden sei. Er wollte es ihnen gerne erklären: durch Meditation. Um dies selbst zu erlernen, müssten nun alle die Augen schließen, einen tiefen Atemzug tun, und sich auf den Atem konzentrieren. In 45 Minuten würde er seinen Zuhörern Bescheid geben. Obwohl einige den Saal verließen, folgten die meisten seiner Aufforderung und konzentrierten sich. Nach 45 Minuten verabschiedete sich Ian Gawler mit den Worten, dass nun alle wüssten, wie er sich geheilt habe, und verließ den Saal. Er hinterließ ein verdutztes, aber deutlich entspannteres Publikum!

Krebs ist keine Krankheit, die nur in eine Richtung geht. Es ist bekannt, dass sich Krebszellen auch zurückentwickeln können. Beide Richtungen sind möglich. Es ist auch bekannt, dass Menschen, die ihre Erkrankung auf rein mentaler Ebene geklärt haben, wieder gesund wurden. Wir sollten also den Einfluss unseres Geistes nicht unterschätzen.

Japanische und auch amerikanische Forschungen zur Spontanheilung bei Krebs haben ergeben, dass bei den Menschen, bei denen eine Spontanheilung eintrat, kurz zuvor immer ein Bewusstseinswandel erfolgt ist.
Ein Bewusstseinswandel setzt aber voraus, dass wir uns mit unserem Bewusstsein überhaupt erst einmal auseinandersetzen und lernen, mit unserem Geist und unseren Gedanken umzugehen.

Im Talmud Mishra 15b steht ein schöner Spruch:
„Einen Tag vor Deinem Tode, kehre um!".
Die Schüler fragten den Rabbi: „Wenn ich doch nicht weiß, wann ich sterbe, wie soll ich dann umkehren?"

„Eben", sagte der Rabbi, „darum kehre sicherheitshalber heute um!"

Wenn wir jeden Tag so leben würden, als wäre es unser letzter, so würden manche großen Probleme wieder zu kleinen oder manche Elefanten wieder zu Mücken.

Ich habe Menschen an relativ undramatischen Krankheiten sterben sehen. Ich habe Geschichten erzählt bekommen, in denen Menschen von ihrem Sterbebett aufgestanden und gesund nach Hause gegangen sind. Der Unterschied? Die Ausgangslage war dieselbe, aber im letzteren Fall hat sich der Mensch seinem Problem gestellt.
Ein Problem, dessen Ursache nicht gesehen wird, bleibt ein Problem.
Eine Krankheit, deren Ursache nicht beseitigt wird, bleibt eine Krankheit.

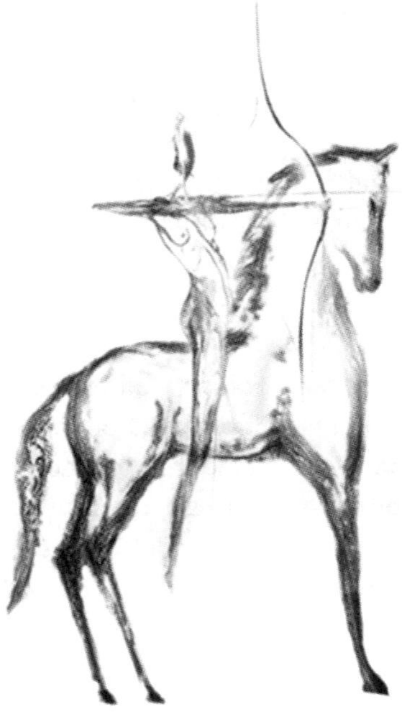

IV. Resumée

Krebs ist eine multifaktoriale Erkrankung. Er macht es uns mit Sicherheit nicht einfach, aber es ist auch nicht unmöglich, ihn zu besiegen.
Leider, leider erfordert ein Sieg viel Arbeit und Disziplin! Während all der Jahre, die ich nun über Krebs lese, hatte ich immer gehofft, ein einfaches und schnelles Hilfsmittel zu finden, das bei jedermann wirkt. Bedauernder Weise war das bis heute nicht der Fall. Im Gegenzug habe ich aber viele Geschichten von Heilungen gelesen, die mir zeigten, dass es durchaus möglich ist, sich zu heilen - und zwar auf ganz unterschiedliche Art und Weise. Da es auch kostengünstige Heilmethoden gibt, ist dies von den eigenen finanziellen Umständen unabhängig. Eines aber ist immer erforderlich: Der Wille und eine eiserne Disziplin, den eigenen Plan auszuführen.
Was aber würde ich heute tun, wenn ich noch einmal dieselbe Diagnose bekäme?
Im Grunde wäre mein Weg ziemlich der gleiche. Ich habe damals genau das Richtige getan, ohne die Hintergründe zu kennen. Heute würde ich das ein oder andere noch verfeinern und Dinge mit einbringen, die damals in ihrem Umfang noch nicht erkannt waren und von der Allgemeinheit abgelehnt wurden, wie zum Beispiel das Vitamin D.

Ich würde wie damals...

- mit einem **18-Tage-Fasten** beginnen, allerdings nicht mit einem reinen Teefasten, sondern in Form des Saftfastens. Ich würde so viele Säfte trinken, wie ich möchte, jedoch mindestens zwei Liter. Die Säfte sollten frisch aus Bio-Obst und Bio-Gemüse herstellt sein, wobei mein Schwerpunkt bei Gemüse läge.
- Folgendes wäre in jedem Fall dabei: Ananas und Papaya (nur im Mixer, nicht im Entsafter), Grapefruit, Kurkuma (als Wurzel),

Ingwer, Löwenzahn, Gerstengras, Gurke, Zitrone, grüner Apfel, Chlorella.
In meine Säfte würde ich einen Schuss frisches Bio-**Leinöl** geben, sodass ich auf **3 Esslöffel täglich** käme. Oder ich würde das Leinöl zusammen mit Leinsamen und der Papaya gut in Demeter-Magerquark vermischen, und das zu meinem Frühstück machen (nur eine kleine Portion: 2-3 Löffel Demeter-Magerquark - nicht eine ganze Packung!).

- Morgens und abends ein Glas **Sauerkrautsaft** (Bioladen) trinken.
- **Leinsamen** oder **Flohsamen** würde ich zu meinen Säften geben oder mit dem Quark essen.
- **10.000 IE Vitamin D3** täglich beginnen mit Vitamin K2 und Magnesium.
- **Zeolith oder Heilerde** zur Entgiftung nehmen und zur Darmsanierung Einläufe machen.
- Mir **Vitamin-C-Infusionen** mit 50 gr. geben lassen, 3 in der Woche. (Differenziert bei Problemen mit der Niere)
- Jeden Tag eine Stunde Sport machen oder stramm laufen.
- Täglich **meditieren,** um meine Gedanken zu ordnen und die Fähigkeit zu erreichen, mich auf eine Heilung konzentrieren zu können.
- **In den 18 Tagen würde ich mir überlegen**, welche Diät ich als nächstes machen möchte. Für mich wäre es meine Kohl-Diät, kombiniert mit grünen Säften.

- **Nach vier Wochen würde ich ein Blutbild erstellen lassen** und auch mein Vitamin D kontrollieren. Mein Zielwert läge zwischen 80 und 130 ngr/l. (nmol : 2,5 = ngr) Um diesen zu erreichen, würde ich folgende Dosierung wählen:

  40 x (Sollwert - Istwert nmol/l) x kg
- **Ich würde Vitaminmängel ausgleichen**, aber keine weiteren zusätzlichen Vitamine einnehmen (außer D und C).

- **Nach sechs Wochen würde ich schauen, wo ich stehe** und ob ich schon einen Erfolg verzeichnen kann. Im Rahmen dieser sechs Wochen hätte ich mich auch entweder zu einer Therapieart entschieden oder würde bei meiner Diät und Meditation bleiben.
- **Ein weiterer Schwerpunkt wären Geist und Psyche**. Neben der Meditation würde ich mein Leben aufräumen und mir Ziele setzen. Genau dabei hilft mir das Meditieren.
- **Die Überzeugungen, die ich nicht als förderlich empfinde**, notiere ich. Dann trenne ich mich von ihnen - oder ich ändere sie so, dass sie von Nutzen für mich sind.
- **Ich glaube an mich!** Egal, was ich dafür tun muss.

Es ist der Arzt in uns selbst, der eine innere Reise antritt, um ein Verständnis über die Grenzen unseres physischen Körpers hinaus zu erlangen und in den Kern einer tieferen Wirklichkeit vorzudringen, wo die Ursache unserer Krankheit – und deren Lösung – zu finden ist.

Der Arzt in uns selbst muss die Rätsel zwischen Leben und Tod lösen. Ist Ihr Arzt nicht in der Lage, Ihnen auf dieser Ebene zu helfen, so wünsche ich Ihnen von Herzen, dass der Arzt, den auch Sie in sich tragen, diese Aufgabe löst!

Ein Vaidya ist ein unbesiegbarer Kämpfer, denn er bekämpft das Element des Todes. Seien auch Sie ein Vaidya!

V. Eine Geschichte, die mich motiviert hat.

Rob war Mitte vierzig und sein Leben lief, wie man so schön sagt, nicht ganz rund.
Er war in der Forschung tätig und von einem Projekt sehr fasziniert, nur leider entschied sich seine Firma, dieses einzustellen, und die folgende Arbeit interessierte ihn gar nicht. Auch brachte ihn diese mit Arbeitskollegen zusammen, mit denen er sich nicht in seiner Freizeit getroffen hätte. Sein Job veränderte sich also von ‚faszinierend' zu ‚uninteressant', kombiniert mit Stress unter den Kollegen.

Seine Ehe vollzog eine ähnliche Entwicklung. Aus der einst großen Liebe war ein liebloses Miteinander geworden, begleitet von zwei Söhnen (Josh und Phil). Mit der steigenden Intensität seiner Arbeit, die ihn nicht mehr mit Freude erfüllte, sondern ausschließlich Anstrengung bereitete, verlor er das Interesse an seiner Familie. An den Wochenenden hatte er keine Kraft, sich mit seinen Kindern und seiner einstigen Liebe auseinanderzusetzen. Seine Frau wurde sehr verbittert und reichte die Scheidung ein. Dann begann der Kampf um die gemeinsamen Kinder. Da er keinen weiteren Unfrieden in die Familie bringen wollte und sich in seiner Freizeit auch zu schwach fühlte, um sich mit seinen Söhnen zu beschäftigen, ließ er sie den Kampf gewinnen und erhoffte sich so Ruhe und mehr Zufriedenheit.
Doch er fand diese nicht.

Stattdessen bekam er immer öfter Schmerzen und Verstopfung und war andauernd müde. Er verlor Gewicht, was ihn nicht weiter störte, da er einige Kilos zu verlieren hatte. Im Zuge der Scheidung, hatte er sich ein kleines Schutzschild angelegt und den ein oder anderen Frust mit Schokolade bekämpft. Die dauernde Müdigkeit machte ihm jedoch zu schaffen. So nahm er das

Angebot seiner Firma an, den jährlichen Check-up mitzumachen und einen Tag in eine Klinik zu gehen, in der alle wesentlichen Gesundheitsrisiken abgeklärt werden sollten.
Er war froh, einen Tag von seinen Kollegen und dem Projekt getrennt zu sein. So wurde er auf Herz und Nieren untersucht, machte ein Belastungs-EKG, Lungen CT, eine Blutuntersuchung und, seinem Alter entsprechend, die erste Darmspiegelung. Die Besprechung der Ergebnisse war für einen Tag später angesetzt.

Der verlorene Tag setzte ihn in der Firma jedoch unter Druck und so rief er in der Klinik an und bat die Sekretärin seine Ergebnisse per Post zu senden. Ein paar Stunden später meldete sich diese jedoch zurück: Er müsste kurz mit dem Arzt sprechen und doch vorbeikommen. So nahm er sich missmutig die Zeit, wartete genervt im überfüllten Wartezimmer, um auf einen Arzt zu treffen, der genauso gestresst war, wie er.

Dieser begann ohne Umschweife: „Herr Bennet, die gestrige Biopsie hat unseren Verdacht nach der Darmspiegelung auf ein Adenokarzinom im Bereich des Colon descendens leider bestätigt."

Im Zimmer konnte man nun eine Stecknadel fallen hören und Rob fragte sich, ob er richtig gehört und was er davon verstanden hatte. „Wie bitte?"
„Darmkrebs!" Dann klingelte das Telefon. Der Arzt machte ein entschuldigendes Gesicht und nahm den Hörer ab. Er teilte dem Anrufer mit, dass er gerade in einem Gespräch sei und in fünf Minuten vorbeikäme.

Rob stellte sich die Frage, ob der Arzt ihm tatsächlich in fünf Minuten seine Krebsdiagnose erklären wollte. Und noch bevor er

sich seine erste Frage: „Warum gerade ich?" stellen konnte, begann der Arzt auch schon: „Herr Bennett, es handelt sich um eine aggressive Form. Ich schließe eine Operation vorläufig aus. Wir beginnen mit einer Chemo und hoffen, den Tumor dadurch so weit eindämmen zu können, um ihnen dann einen Teil des Darms zu entnehmen. Eventuell bedeutet das auch einen künstlichen Darmausgang. Danach werden wir weiterhin eine palliative Chemotherapie machen."
„Aus welchem Grunde palliativ? Und warum dann immer noch?"
„Wir müssen noch genaue Untersuchungen machen, aber die Aufnahmen ihrer Lunge haben gezeigt, dass der Tumor bereits metastasiert hat. Daher denken wir, dass eine palliative Chemotherapie unterstützend sein kann und ihre Lebensqualität verbessern wird."
„Sie haben mir nicht beantwortet: warum palliativ?"
„Sie sind nicht heilbar. Es handelt sich um Stadium vier. Das bedeutet das Endstadium."
„Wie lange?"
„Sechs bis maximal zwölf Monate. Maximal. Genaueres kann ich ihnen sagen, wenn ich die weitere Auswertung der Gewebeproben und Blutuntersuchung habe. Ich werde ihren Fall in der Konferenz besprechen, das geeignete Chemotherapie-Schema heraussuchen, und dann starten wir sobald wie möglich. Meine Sekretärin ruft sie an. Ich darf mich verabschieden."

Rob Bennett verließ das Zimmer des Arztes, der ihn schnell überholte und in eine andere Richtung davonlief. Beide Männer waren froh, dass ihre Begegnung beendet war. Einer der beiden war sich gewiss, dass er noch hunderte Male in eine solche Lage geraten würde; der andere stellte sich die Frage, ob es das nun war, das Leben?
Rob setzte sich zunächst einmal auf eine Bank und versuchte zu funktionieren. Daher schrieb er eine E-Mail an seinen Betrieb,

dass er die nächsten Tage nicht kommen könnte. Diese wurde ihm unmittelbar mit der Bitte um eine Krankmeldung beantwortet. Als er sich auf den Weg zur Sekretärin der Klinik machte, um sich diese zu holen, wurde ihm bewusst, dass ihm gar nicht klar war, wie es weitergehen sollte. Nicht nur, dass er insgesamt nicht wusste, wie sein Leben weitergehen sollte; er wusste noch nicht einmal, wie die nächsten Tage aussehen sollten.

Die Sekretärin sah ihm seine Unschlüssigkeit an und schrieb ihm eine Krankmeldung. Sie versorgte ihn mit allen Papieren, die er für seine Firma benötigen würde. Sie klärte ihn auch gleich auf, dass sie nicht davon ausging, dass er neben der Chemo arbeiten könnte. Seine Therapie würde ein halbes Jahr dauern und von den Behandlungsplänen abhängig sein. Es könnte aber natürlich auch vorkommen, dass man mehr Zyklen als geplant macht. Das hinge auch davon ab, wie lange er überleben würde. Wie lange er jeweils in der Klinik und an den Infusionen sei, hänge vom Protokoll ab und würde der Arzt dann erklären. Im Allgemeinen würden sich die Patienten in seinem Stadium aber nicht so gut fühlen, dass sie arbeiten könnten. Daher könne sie ihm auch gleich die Papiere für den Arbeitgeber mitgeben. Sie denke eine Freistellung für sechs Monate wäre erst einmal angebracht.

Rob fotografierte die Krankmeldung und war erfreut, dass sie ohne Diagnose ausgestellt war. Er schickte diese direkt los und stellte sein Handy ab.

Als er auf der Straße stand, wurde ihm klar, dass er noch nicht einmal wusste, wo er hingehen sollte. Daher lief er einfach die Straße hinunter, setze sich in das nächstbeste Café und versuchte, die letzte Stunde zu verstehen.
Abgesehen davon, dass er vor dem größten Scherbenhaufen seines Lebens stand, stellte er sich die Frage, warum er seine

letzten sechs Monate - oder vielleicht acht oder gar zwölf - mit einer Chemotherapie verbringen sollte?

Warum sollte er nicht in der verbleibenden Zeit etwas tun, was ihm wichtig war?

Er fand sehr schnell die Antwort. Zum einen wusste er nicht, was er tun sollte, das ihm wichtig war. Zum anderen machte man wohl die Chemotherapie, um zu überleben. Andererseits sprach der Arzt – von dem er noch nicht einmal den Namen kannte - von ‚palliativ' und von ‚sechs bis maximal zwölf Monaten'.

Während er in seinem Kaffee rührte, fragte er sich, was er anstatt einer Chemo machen wollte, und was überhaupt wichtig war? Er hätte gerne mal ein paar Monate in New York verbracht, das war einmal der Plan mit seiner Frau. Doch was wollte er mit Krebs allein in New York? Ein Abenteuerwochenende mit seinen Söhnen? Aber wozu? Um noch einmal etwas Schönes zu tun mit dem Wissen, dass es bald vorbei ist? Mit Schmerzen im Zelt liegend? Abgemagert zum Surfen?

Nein, das schied aus und ließ die Beziehung zu seiner Frau nicht zu. Auch wusste er nicht, ob er ihr die Diagnose mitteilen wollte. Sicherlich war es besser, alles so zu belassen, wie es war. Ein Telefonat einmal die Woche und irgendwann würden sie dann von seinem Tod erfahren. Was ihn etwas kränkte war, dass er seinen Söhnen gar nicht zeigen konnte, dass er mehr war als der streitende Ehemann. Sie waren zwölf und fünfzehn und die Ehe sicherlich seit fünf Jahren keine Ehe mehr. Ob sie sich an die Zeit davor überhaupt erinnerten? Es würde ihn befriedigen zu wissen, dass sie auf etwas von ihm stolz sein könnten.
Er bezahlte und ging nach Hause. Er legte sich ins Bett und verließ dieses erst wieder, als der Hunger ihn zum Aufstehen

antrieb. Als er in der Küche stand, bemerkte er, dass alles genauso war, wie zu dem Zeitpunkt, als er ins Bett gegangen war. Nichts hatte sich geändert. Der Krebs war noch da. Er stellte auch fest, dass gar nichts etwas ändern würde und der Krebs da wäre, bis er nicht mehr da wäre. Sie würden also gemeinsam gehen. Normalerweise hätte er gesagt, dass man sich wohl nun mit der Situation anfreunden musste. Normalerweise.

Normalerweise würde er auch ein Problem - wie dieses - mit seiner Frau besprechen, die er nun nicht mehr hatte. Ihm fiel auf, dass er nie ein richtiges Problem hatte, das er mit seiner Frau besprechen musste, und jetzt, wo es eines gab, hatte er keine Frau mehr. Da er sich im Kreis drehte, musste er wohl mit jemandem sprechen, der bei Sinnen war. Ihm war nur nicht klar mit wem und wie. Sollte er jemanden anrufen und dann sagen: „Du, ich habe Krebs und werde spätestens in einem Jahr sterben?".

Da ihm keine bessere Idee einfiel, rief er seine Tante an, die einzige Person, von der er glaubte, sie sei stabil genug, um ihm zu helfen. Er dachte noch kurz darüber nach, dass es traurig war, dass er niemanden anrufen konnte und, dass man so etwas eigentlich ändern sollte, wenn man nun nicht sterben würde.

Aufgrund seiner vollkommenen Überforderung begann er das Gespräch genauso, wie er dachte, dass man es nicht beginnen sollte, nämlich mit den Worten: „Du, ich habe Krebs und werde spätestens in einem Jahr sterben."
Er hörte, wie seine Tante tief durchatmete und fragte: „Wer sagt das?"
„Der Arzt."
„Gut, und du gehst davon aus, dass es so sein wird?"

„Ich habe keine Ahnung, wovon ich ausgehe. Er sagte ich habe Darmkrebs und er gibt mir noch sechs bis zwölf Monate. Ich denke, er wird sich überlegt haben, was er sagt."
„Und was möchtest du jetzt machen?", fragte seine Tante.
Was für eine blöde Frage, dachte er. Woher solle er so genau wissen, was er nun machen sollte? Früher hätte er seine Frau gefragt. Das konnte er nun nicht mehr. Und selbst wusste er es auch nicht. „Was machen Menschen, wenn sie sterben?" fragte er zurück.
„Nun, entweder was ihnen wichtig ist oder sie versuchen sich zu heilen."
„Wie soll ich mich heilen, wenn ich todkrank bin? Es sind schon Hunderttausende vor mir an Krebs gestorben und es werden noch Hunderttausende nach mir tun."
„Richtig und was ist dir wichtig?"
„Ich weiß es nicht. Ich glaube ich hätte gerne, dass meine Kinder stolz auf mich sind. Und das Projekt in meiner Firma war mir wichtig, aber das wurde nun eingestellt."
„Kannst du es nicht vollenden?"
„Das Patent?"
„Was auch immer das Projekt war."
„Nun, es wurde eingestellt, aber ich könnte. Es war mein Projekt. Ich brauche niemanden anderen."
„Erinnerst du dich an die Farm, auf der wir früher immer Urlaub gemacht haben? Mit den kleinen Cottages?"
„Die Bio-Farm?"
„Ja, diese. Warum gehst du dort nicht ein paar Monate hin und machst dein Projekt fertig?"
„Ja. Vielleicht. Ich weiß ja eh nicht, was ich tun soll."
„Gut, ich buche. Pack all deine Dinge und ich bringe dich hin sobald ich ein Cottage habe."
„Ja, aber..."
„Geh packen. Ich melde mich!"

Da stand er und war aus irgendeinem Grund zufrieden. Er wusste nicht warum, aber zum ersten Mal seit langem war er zufrieden. Jemand hatte ihm gesagt, was er tun sollte, und er musste nicht weiter darüber nachdenken.
Rob ging in die Firma und holte sich seinen Laptop sowie alle Dinge, die er benötigte, und sagte nichts weiter, als dass er eine schwere Krankheit habe. Er überlegte noch, ob er gleich kündigen sollte, doch dann dachte er, es wäre jetzt zu viel Aufwand. So packte er, was er benötigte, machte seinen wöchentlichen Anruf bei seinen Kindern, und wartete auf seine Tante. Diese rief noch am gleichen Tag an und brachte ihn am nächsten Tag auf die Farm, wo er zuletzt als Kind gewesen war.
Dann stellte sie in der Küche einen großen Korb und zwei Dinge ab. Als er sie anschaute, sagte sie nur: „Ich erwarte nur eines: Zehn frische Säfte am Tag. Hier ist ein Korb mit Zitronen, Ingwer und Kurkuma und sie stellen dir Gemüse vor die Tür. Mach was du willst - aber trinke diese zehn Säfte!" Dann ging sie.

Er fühlte sich unheimlich leer. Das Einzige, was ihn antrieb, war die Idee des Patents. Er stellte seinen Koffer im Schlafzimmer ab, lief einmal durch das Cottage, um seinen Arbeitsplatz zu finden, und schob einen Tisch vor ein Fenster in einem Erker.

Kaum war er fertig, klopfte es und vor der Tür stand ein großer Korb mit *Möhren*! Er hatte etwas mehr erwartet, doch tat er wie ihm geheißen und machte sich ein Glas Saft. Neben dem Entsafter fand er einen Zettel, auf dem eine große Flasche Öl stand. Ein Schuss davon musste also in seinen Saft. Er tat wie ihm geheißen, machte seinen Computer an, und versank in seinem Patent.
Er arbeitete die ganze Nacht durch und war seit langem wieder zufrieden. Rob schlief ein paar Stunden und, als er aufwachte,

dachte er an nichts anderes als an seine Arbeit, die ihn immer mehr faszinierte. Er folgte den Anweisungen seiner Tante und, um sich Arbeit zu ersparen und nicht noch essen zu müssen, kaute er an der ein oder anderen Möhre. Wenn er Glück hatte, lag auch einmal ein Apfel im Korb.

So verging die Zeit und bald wusste er nicht einmal mehr so genau, wie viele Tage er schon hier war, denn er tat nichts anderes als zu arbeiten und mehrmals am Tag in die Küche zu gehen und sich einen Saft zu pressen, wobei er auch da in Gedanken weiterhin bei seiner Arbeit war.

Er stellte sein Telefon nur einmal am Tag an und als er einmal bewusst darauf sah, wurde ihm klar, dass er bereits seit zwei Wochen auf der Farm war und nichts anderes getan hatte, als an seinem Patent zu arbeiten! Es wurde Zeit mit seinen Söhnen zu telefonieren. Er hatte Glück und war direkt mit seinem älteren Sohn Phil verbunden, da seine Ex-Frau mit dem Kleinen unterwegs war. Da er möglichst nicht über sich sprechen wollte und sein Kind nicht bezüglich seiner Gesundheit anlügen wollte, erzählte er ihm einfach von seinem Patent. Eine halbe Stunde später legte er auf. Er wusste nicht, wann er zuletzt so lange mit Phil gesprochen hatte! Zwei Stunden später erhielt er eine Nachricht mit einer Frage seines Sohnes. Auch das war neu! Phil rief ihn sogar von selbst an und fragte ihn nach seiner Arbeit! Sie sprachen ausschließlich darüber und er versuchte seinem Sohn so einfach wie möglich zu erklären, was er tat. Nach jedem Gespräch verstand er seine Arbeit selbst besser.

Ein paar Tage später hatte er zum ersten Mal das Bedürfnis sich zu bewegen und Menschen zu sehen. So lief er in den nahe-gelegenen Ort, kaufte sich dort Laufschuhe und besuchte ein Café. Eigentlich dachte er, er würde nach all den Gemüsewochen

mal etwas Ordentliches essen wollen, doch interessierte ihn erstaunlicherweise nur ein Salat! Auf dem Rückweg zog er seine neuen Schuhe an und joggte nach Hause!
Es erstaunte ihn so sehr, dass er dazu überhaupt die Kraft hatte, dass er das erste Mal seit Längerem wieder über seine Krankheit nachdachte. Bisher war er nur darauf versessen gewesen, seine Erfindung fertigzustellen und noch vor seinem Tod einzureichen. Heute dachte er aber darüber nach, wie es ihm tatsächlich ging - und er musste feststellen, dass es nicht schlecht war!

Er begann das Laufen in seinen Tag zu integrieren, der nun aus Laufen, Arbeiten, Safttrinken und wieder Laufen bestand. Nach einigen Wochen wurde ihm klar, dass er sich schon lange nicht mehr so wohl gefühlt hatte! Das Laufen gab ihm das Gefühl von Kraft und Leben.
Er beschloss dem Arzt, der ihm mittlerweile seine genaue Diagnose und das Schema der Chemotherapie gesendet hatte, zu schreiben, dass er erst in drei bis vier Monaten wiederkommen würde, da er seine Arbeit beenden müsste. Dieser antwortete ihm, dass es dann zu spät sein könnte, was Rob wiederum damit beantwortete, dass seine Arbeit im Moment Vorrang hätte und er käme, wenn er fertig wäre, denn, da er ja so oder so nicht mehr soviel Zeit hätte, müsste er nun Prioritäten setzen.

Nachdem er die Mail abgeschickt hatte, fragte er sich, aus welchem Grunde er plötzlich Prioritäten setzen konnte? Er telefonierte noch einmal mit seinem Sohn, unterhielt sich ausschließlich über technische Probleme, und wusste am Ende des Gesprächs, dass er sein Patent auf jeden Fall noch einreichen musste, da es dann etwas geben würde, worauf sein Sohn stolz wäre, wenn er tot sei.

Sein Leben wurde extrem rhythmisch und einfach strukturiert. Er stand auf, machte sich einen Saft und ging dann laufen. Nach dem Laufen machte er sich den nächsten Saft, aß einen Apfel - oder was sonst im Korb vor der Türe war - und ging an die Arbeit. Meist kam er beim Laufen irgendeiner Sache seiner Arbeit näher und er konnte sich direkt hinsetzen und arbeiten. Hin und wieder stand er wieder auf, um Gemüse in den Entsafter zu werfen und in Ruhe nachzudenken, um dann wieder an seinen Computer zu gehen... und am Abend noch einmal zu laufen.

Nach einiger Zeit bemerkte er, dass er keine Schmerzen mehr hatte und auch nicht müde war. Er fragte sich, ob der Tod plötzlich kam oder mit Ankündigung. Er beschloss aber nicht zu googeln, wie er sterben würde. Er hatte Bedenken, dass eine Antwort seinen Arbeitsprozess zerstören würde.

Nach genau einem Monat stand seine Tante vor der Tür. Sie lachte und sagte: „Du bist ja nicht mehr weiß, sondern gelborange!"
„Nun, das liegt wohl daran, dass sie mir fast ausschließlich Karotten vor die Tür stellen."
Sie verbrachten einen schönen Nachmittag zusammen und seine Tante verabschiedete sich mit den Worten: „So gefällst du mir wieder! Es ist seit Jahren das erste Mal!"

Rob machte wochenlang so weiter. Sein einziger Kontakt zu anderen Menschen bestand darin, dass er drei- oder viermal die Woche in den Ort lief, um dort einen Salat oder eine Gemüsesuppe zu essen, und die sehr regelmäßigen Gespräche mit seinem älteren Sohn. Da dieser nun immer anrief, hatte er auch keinen Kontakt mehr zu seiner Exfrau. Während er lief, dachte er über viele Dinge nach, und je mehr er lief, desto mehr verlor er die Wut auf seine Frau und auch auf seine Arbeit. Mittlerweile war

er der Firma sogar dankbar, das Projekt abgelegt zu haben, denn so hatte er etwas gefunden, das ihn wirklich faszinierte und das, sollte er dann noch leben, ihm oder seinen Söhnen eines Tages eine große finanzielle Unterstützung sein würde.
Vier Monate später war er soweit, dass er die ersten Unterlagen zum Patent einreichen konnte und seine Tante fuhr ihn nach Hause. Er wollte noch weitere Papiere besorgen und auch zum Arzt gehen, um zu erfahren, wie lange er noch Zeit hatte. Wenn er Pech hatte, dann würden ihm nur noch zwei Monate bleiben und der Abschluss seiner Arbeit war in Gefahr. Oder vielleicht noch weniger? Schließlich hatte er sich nicht behandeln lassen. Der Arzt war sehr ungehalten und sagte ihm zuallererst, dass die Chemotherapie die wichtigste Therapieform seiner Krankheit sei und er nun viel wertvolle Zeit vergeudet hätte. Rob reagierte darauf nicht, sondern fragte den Arzt, wie er seine letzten Monate verbringen würde. Dieser antwortete nicht, sondern schickte ihn zum Lungen-CT, um zu sehen, wie weit die Metastasen gewachsen waren. Nach dem CT wartete Rob im Wartezimmer des Radiologen, der ihm direkt den Befund mitteilen würde.
„Ihre Lungen sehen gut aus, nur hier sehe ich noch leichte Schatten. Das kann am Bild liegen oder hatten sie einmal Tuberkulose?"
„Nein", antwortete Rob.
„Und wie war die Fragestellung?"
„Wie bitte?"
„Welche Beschwerden sie hatten? Ich habe hier nur einen Vermerk mit der Bitte um Lungen-CT."
„Es geht um meine Lungenmetastasen und um wie viel diese sich vergrößert haben."
Seit er die Klinik betreten hatte, fühlte er sich das erste Mal wieder schlecht. Rob dachte, dass es Zeit würde, wieder zu gehen und so weiterzumachen, wie die letzten Monate, die erstaunlicherweise wirklich gute waren. Er hatte unheimliches

Glück gehabt, dass er seine letzte Zeit so zufrieden mit sich und seiner Arbeit verbringen konnte. Was immer nun heute heraus kam, er konnte sagen, seine letzten Monate waren gut. Sein Großvater hatte sich genau das immer gewünscht. „Wenn ich sterbe, Junge, dann will ich davor gut gelebt haben und nichts bereuen", hatte er immer gesagt und heute verstand er diesen Satz zum ersten Mal.

„Da ist nichts."

„Wie bitte?"

„Es sind keine Metastasen da. Sind sie sich sicher, dass sie in der Lunge waren? Was ist ihr Primärtumor?"

„Darmkrebs"

„Oh. Also sie sind sich sicher mit der Lunge? Haben sie schon ihre Tumormarker nehmen lassen? Bluttests?"

„Vorhin."

„Gut, dann warten sie doch noch kurz draußen und ich spreche mit dem Kollegen. Ich rufe sie dann wieder rein."

„Also es ist erstaunlich", begann der Arzt. Wir benötigen noch ein paar Untersuchungen und rufen dann morgen an. Ich habe sie schon in der Radiologie angemeldet."

Rob wurde noch ein bisschen hin- und hergeschickt und am Nachmittag war er wieder in seiner Wohnung, die ihm jetzt sehr fremd vorkam. Er organisierte noch ein paar Dinge für sein Projekt und ging, mangels Gemüse, essen. Zum ersten Mal fühlte er sich unwohl nach dem Essen und er dachte darüber nach, ob seine Ernährungsweise irgendeinen Einfluss auf sein Wohlbefinden haben könnte?

Am nächsten Morgen hatte er wieder einen Termin im Krankenhaus. Der Arzt erklärte ihm kurz angebunden, dass sich sein Tumor im Darm verkleinert hätte, und sie nun gleich operieren

könnten, was mit Sicherheit zu einem künstlichen Darmausgang führen würde.
„Wie lange können wir denn warten, da ich gerade zu tun habe?", fragte Rob.
„Nun ja, ich denke ihr Krankheitsverlauf ist etwas anders als üblich, aber Sie sollten schon nächste Woche einen Termin machen."
„Ich komme in drei Monaten, die brauche ich", war seine spontane und sehr ehrliche Antwort.
„Davon halte ich nichts. Was haben sie eigentlich gemacht?"
„Wie meinen sie das?"
„Wie haben sie Ihre Tumore behandelt? Bei einem anderen Arzt?"
„Gar nicht."
„Was haben sie denn getan die letzten Monate?"
„Gearbeitet."
„Das ist Unfug, das haben sie vorher auch getan", entgegnete der Arzt ungehalten.
„Richtig, allerdings hat es mir jetzt Spaß gemacht."
„Das ist keine Tumorbehandlung. Und sonst? Medikamente, Bestrahlung?"
„Ich bin gelaufen, habe Möhrensaft getrunken und habe gearbeitet. Ausschließlich. Keine Tabletten. Nichts."
„Ach so einer sind sie!"
„Was für einer?"
„Ein Alternativer! Ein Vitaminanhänger!"
„Ich denke ich bin gar nichts, nur krebskrank, wie sie sagten."
Rob verließ unschlüssig das Krankenhaus und rief seine Tante an, um ihr zu sagen, dass er selbst auf die Farm fahren würde. Seine Tante fragte ihn nach dem Ergebnis und war sehr, sehr zufrieden. „Das dachte ich mir!"
„Was?"

„Dass es dir besser gehen würde, wenn du dich an meine Säfte hältst."
„Was war das mit Vitaminen?"
„Fahr auf die Farm, ich schick dir was!"

Rob machte da weiter, wo er aufgehört hatte. Er lief, er arbeitete, er holte den Korb mit Möhren am Morgen vor seiner Tür herein und stellte den leeren Korb am Abend wieder raus, um ihn am nächsten Morgen wieder gefüllt vorzufinden. Seine Tante war eine Meisterin in stiller Organisation. Seine Arbeit machte ihm weiterhin großen Spaß. Phil telefonierte mit ihm, und hin und wieder erzählte ihm sein kleiner Sohn, was er so tat. Rob schlief besser und bemerkte, wie groß seine Angst gewesen war.
Plötzlich wusste er, dass er einen Plan verfolgte, von dem er gar nichts wusste, den aber seine Tante sehr geschickt eingefädelt hatte. Sie versorgte ihn nun auch noch mit Literatur und er war sich nun sicher, dass er auf dem richtigen Weg war.

Nach einem halben Jahr auf der Farm war seine Arbeit fertig. Er reichte sein Patent vollends ein und wurde bald zum erfolgreichen Patentinhaber. Eines nachts hatte er sogar eine weitere Idee und daher kündigte er seiner Firma, zu der er dank seiner Krankschreibung nicht zurückgekehrt war. Er wusste, dass er auf dem richtigen Weg war und tat nun alles aus eigener Überzeugung.

Er mietete das Cottage dauerhaft und pendelte zwischen Stadt und Land hin und her, ohne seinen Lebensstil, sein Laufen und den Saft zu verändern. Nur eines kam noch hinzu, der regelmäßige Besuch seiner Kinder. Er erweiterte seine ‚Behandlung' noch um das ein oder andere, dass er sich angelesen hatte und war nach einem Jahr bereit, wieder in die Klinik zu gehen – wo er erfuhr, dass er gesund war!

...und so ging es weiter mit der Erfüllung meiner Wunschliste...

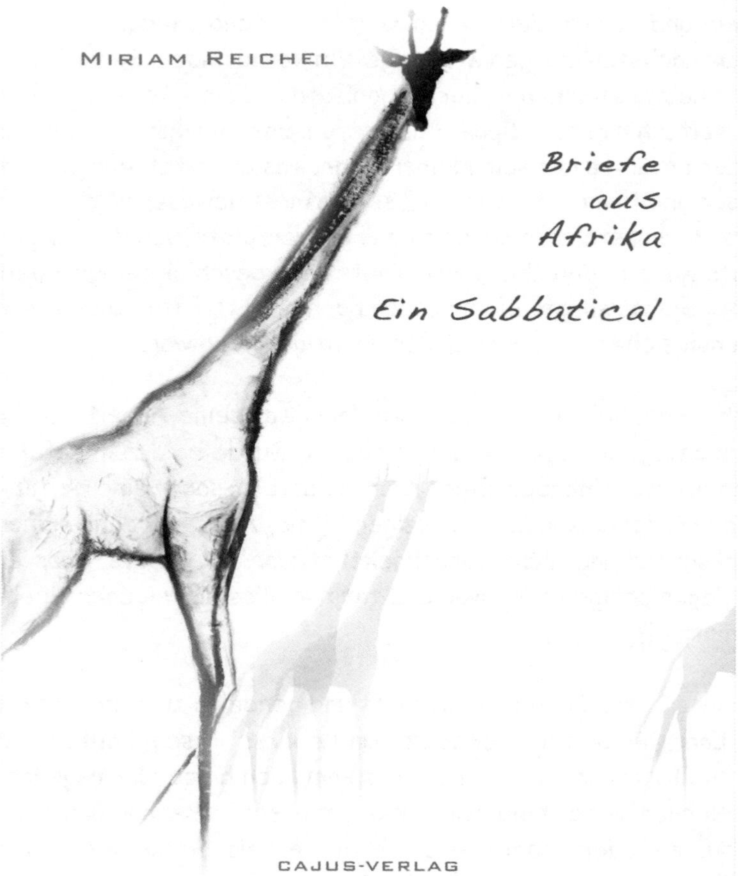

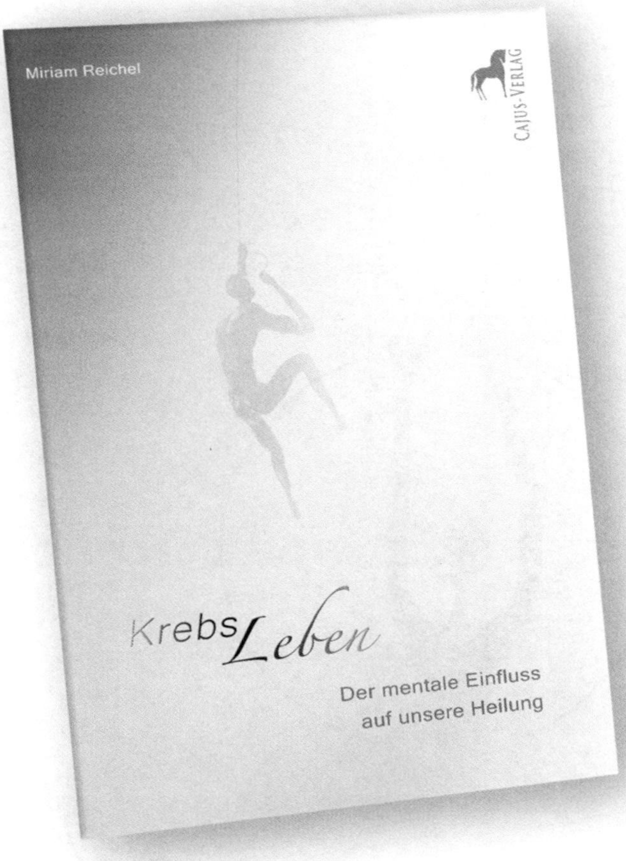
Miriam Reichel
CAJUS-VERLAG
KrebsLeben
Der mentale Einfluss
auf unsere Heilung

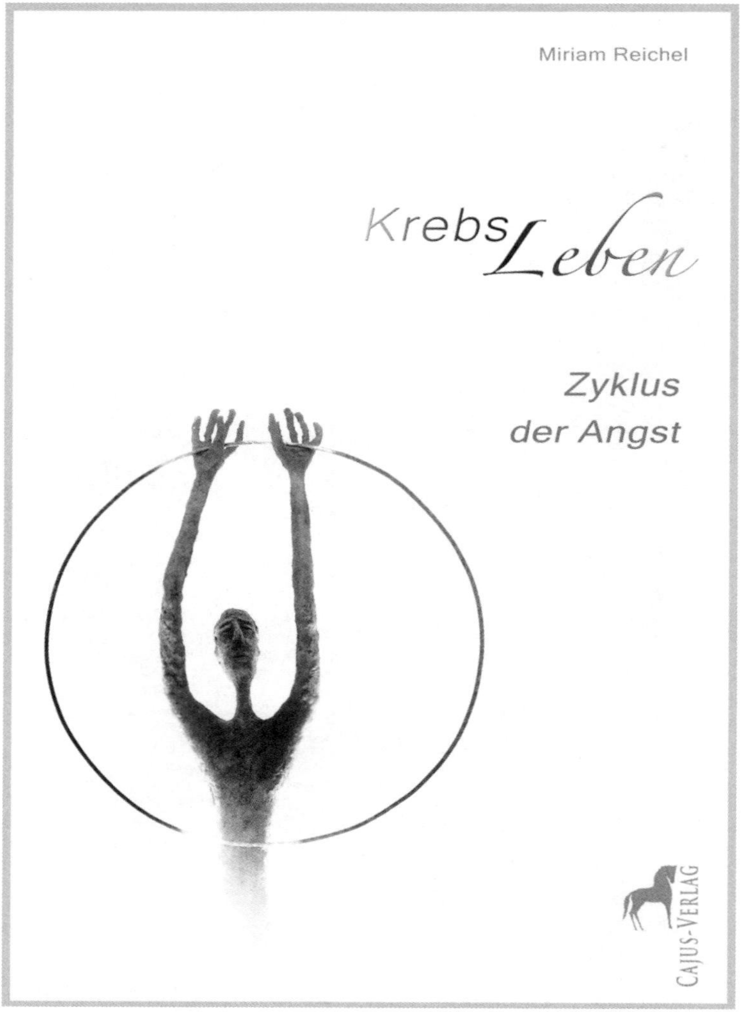
Miriam Reichel
KrebsLeben
Zyklus
der Angst
CAJUS-VERLAG

Sie finden zahlreiche Interviews von mir auf YouTube oder unter www. miriam-reichel.com.

Auf Facebook sind wir unter der **Krebsschere-Miriam Reichel** zu finden.
Auf Instagram unter: **Miriam.Reichel**

Ich biete regelmäßig online Begleitungen einzeln oder in Gruppen an und ebenso ‚Retreats' (in Person) von 5 - 10 Tagen.